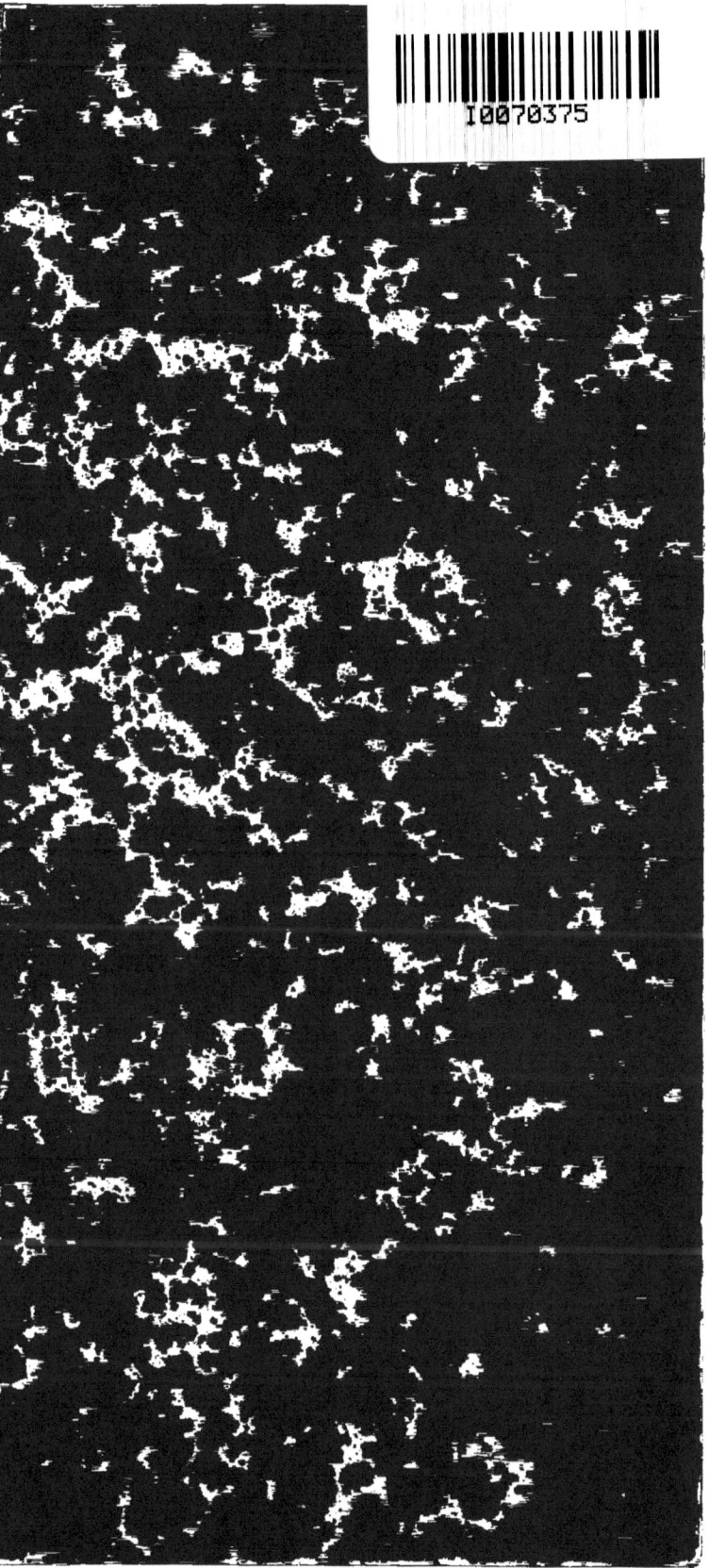

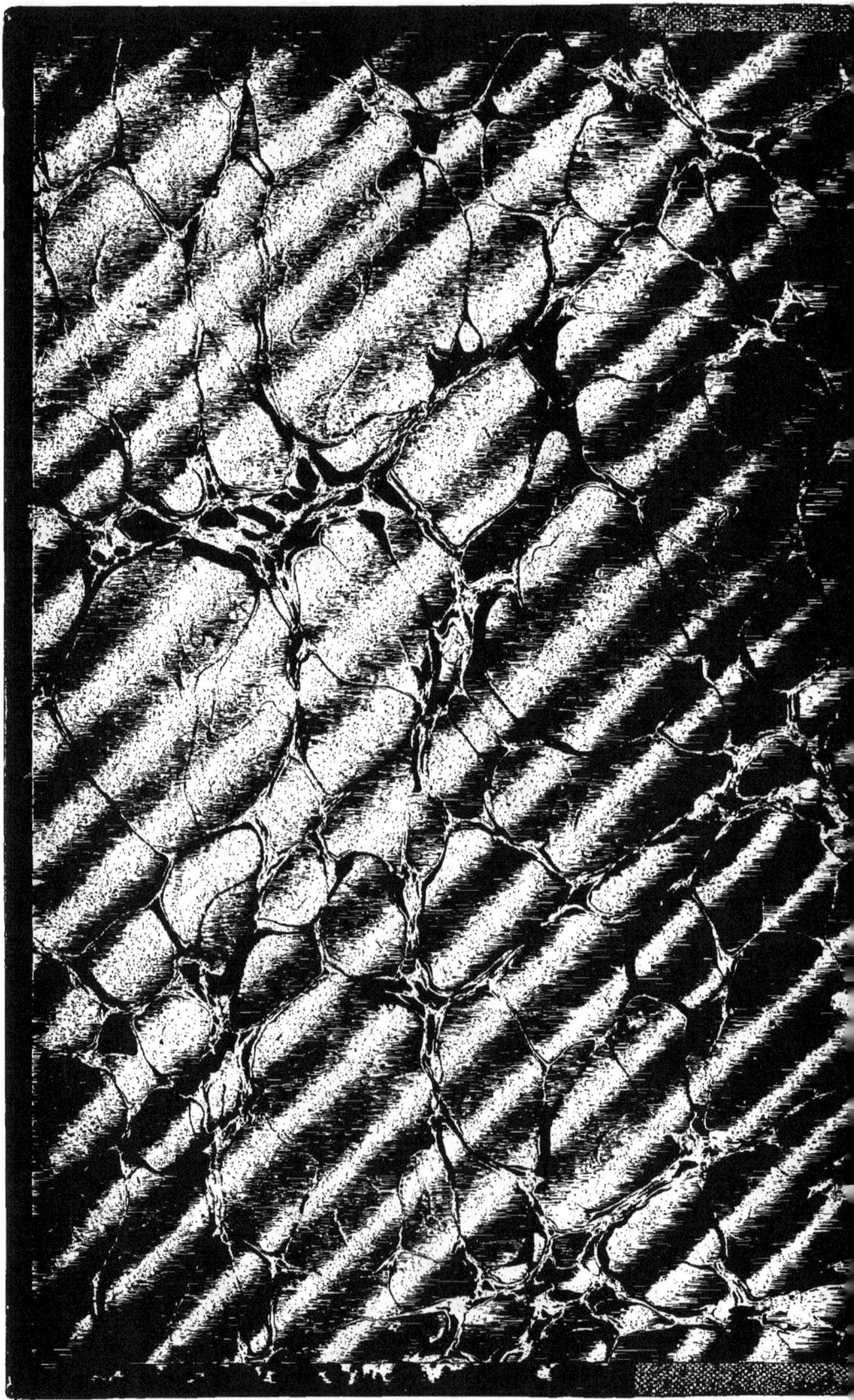

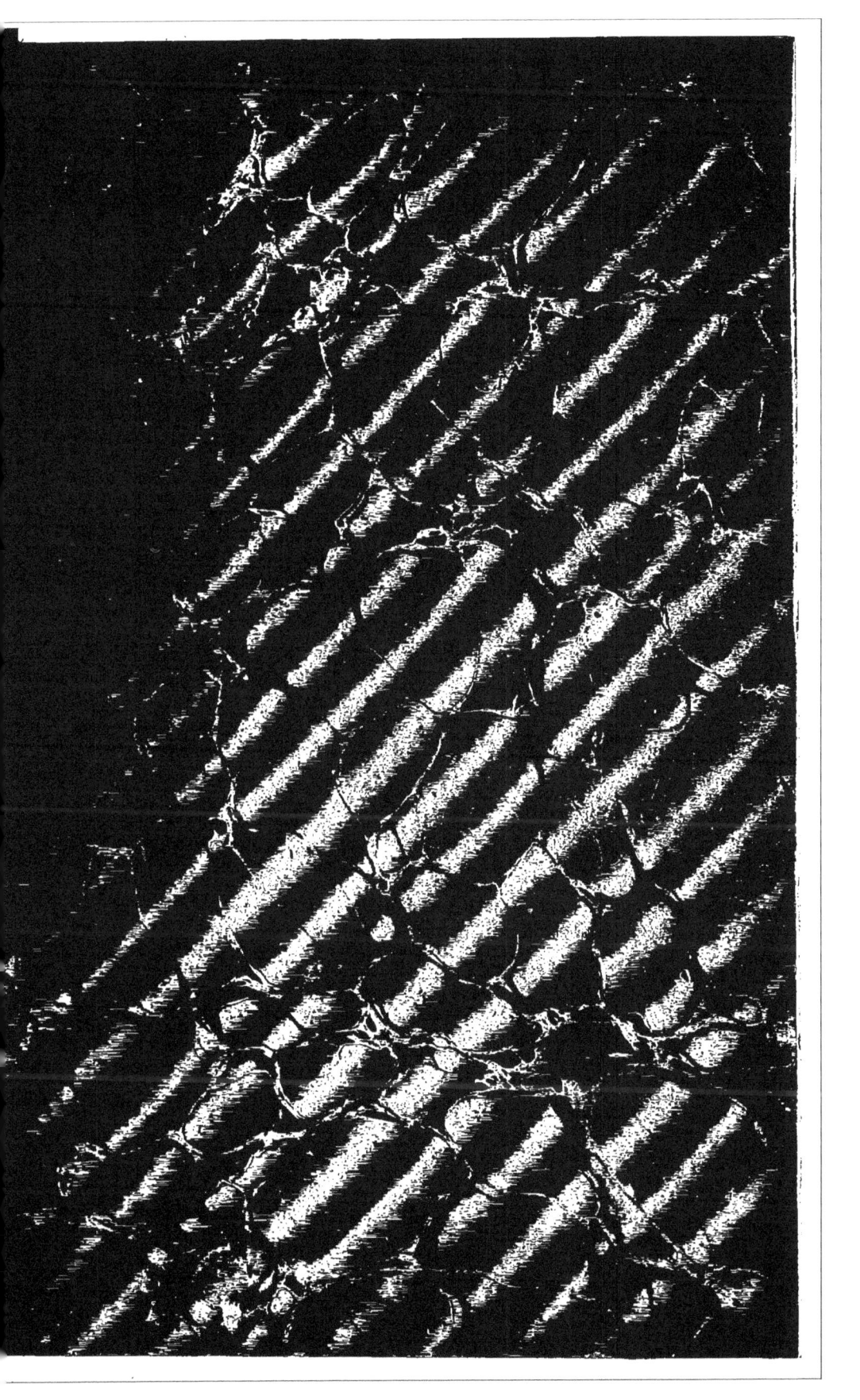

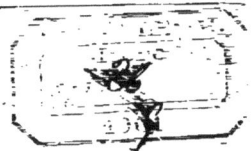

B

Jean CHATEAU

(Caserne de Chaumettes)

Un Danger

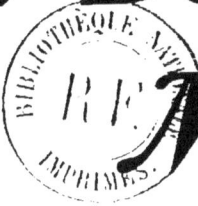

Menaçant

POUR

la Santé Publique

LES ERREURS	LE REMÈDE
ET	DANS
LES PRÉJUGÉS POPULAIRES	LES PRINCIPALES
QU'IL FAUT COMBATTRE	COLLECTIVITÉS SOCIALES

GRENOBLE

TYPOGRAPHIE ET LITHOGRAPHIE GABRIEL DUPONT

Rue des Remparts.

1905

UN DANGER MENAÇANT

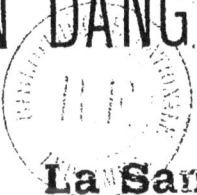

POUR

La Santé Publique.

DU MÊME AUTEUR

Dictionnaire Dentaire, à l'usage des Etudiants, des Médecins et des Praticiens. J.-B. Baillière et fils, Edit. 1903.

Considération sur les Anesthésiques locaux du Commerce.

Quelques Conseils utiles.

Communications à l'Association Française pour l'Avancement des Sciences

Les Saints guérisseurs du Moyen-Age.

La Persuation en Chirurgie Dentaire.

La lutte contre la Carie dentaire dans les Écoles et dans l'Armée.

La situation du Chirurgien-Dentiste au point de vue social.

Les Charlatans anciens et modernes.

Les Erreurs et les Préjugés populaires sur les dents.

Affiche contre la Carie Dentaire destinée à être placardée dans les Écoles, les Casernes ou par les soins des Municipalités.

Jean CHATEAU

Chirurgien-Dentiste de la Faculté de Médecine de Paris,
Ancien Chef de Clinique a l'École Dentaire Française,
Secrétaire Général de la Société Dauphinoise d'Odontologie,
Membre du Conseil d'Administration de l'Association Générale des Dentistes
de France.

Un Danger 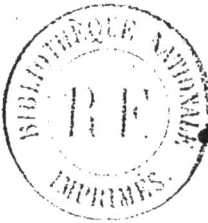 *Menaçant*

POUR

la Santé Publique

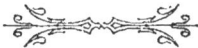

LES ERREURS	LE REMÈDE
ET	DANS
LES PRÉJUGÉS POPULAIRES	LES PRINCIPALES
QU'IL FAUT COMBATTRE	COLLECTIVITÉS SOCIALES

GRENOBLE

TYPOGRAPHIE ET LITHOGRAPHIE GABRIEL DUPONT
Rue des Remparts.

—

1905

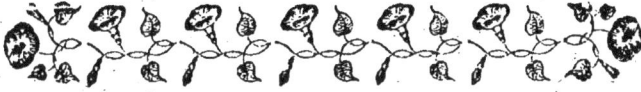

AVERTISSEMENT

Ce livre est écrit par un homme qui a beaucoup observé les souffrances humaines, et, à ce titre, il mériterait peut-être quelque attention, si, en revanche, il n'était simplement le fruit des veilles d'un praticien après la journée laborieuse. C'est assez dire que l'ouvrage n'a aucune prétention littéraire ni scientifique, et que, par conséquent, le lecteur devra être indulgent. Il ne devra s'arrêter ni à la forme, ni au style; mais ne considérer que le fond, qui est évidemment sérieux, le but qui est incontestablement utile, puisqu'il s'agit de la santé publique menacée par un mal d'autant plus dangereux qu'il est plus perfide et surtout plus méconnu.

Or ce livre vient précisément vous montrer ce mal, vous dénoncer ce péril; et, alors seulement, vous pourrez vous défendre, vous individu, vous Société.

Depuis longtemps on observe un affaiblissement notable de la santé publique qui n'est pas sans inquiéter les véritables Français. On a tout essayé sans résultat notable. Quelques courageux citoyens essaient en ce moment de soulever l'opinion publique contre une catastrophe qui menace la race et la patrie, contre l'abâtardissement physique de la France. Ils veulent des hommes régénérés, capables de résister à l'athmosphère pathogène, à la tuberculose,

Ils ont raison, ils font de la bonne besogne; mais, lorsqu'ils auront lu ce livre, ils verront que cela ne suffit pas.

Que se passe-t-il, en effet, dans notre pays?

Pleine de bonne volonté, prête à faire tous les sacrifices, à solliciter tous les concours, à provoquer toutes les expositions d'hygiène, la France n'oublie qu'une chose : de réfléchir, de regarder autour d'elle. Elle ne comprend pas qu'au lieu de s'épuiser à se défendre contre les effets terribles d'une maladie, il vaudrait mieux en combattre tout d'abord la cause, l'anéantir, puisqu'on n'aura pas à combattre ce qu'on a su prévenir. Voici ce que nous expliquerons en détail au cours de cet ouvrage.

On verra que les autres nations, après des essais convaincants, ont résolument engagé la lutte nationale contre le mal que nous dénonçons. Qu'a-t-on fait en France? Rien ou presque rien. Pendant ce temps, les enfants souffrent et les hommes meurent.

Voici la vérité telle que vous la trouverez dans ce livre qui est l'histoire lamentable des tout petits, des adolescents, de ceux qui ne vieilliront pas ou qui ne vivront que pour être de véritables rebuts de l'humanité.

Vous verrez aussi comment il suffirait d'un peu de bonne volonté pour détruire le mal dans l'œuf. Car, en vérité, la Société assistera-t-elle insconsciente, insouciante au développement d'une maladie qui, par ses complications, coûte annuellement à la France plus qu'une bataille?

Grâce à vous, il n'en sera pas ainsi.

Nous nous adressons donc au bon sens populaire souvent plus aiguisé que la science transcendante des savants. Nous voulons que le pays soit averti et mis en garde contre le danger qui le menace. Sous la pression irrésistible de l'opinion publique, il faut absolument que l'on prenne des mesures de défense sociale contre le mal qui menace nos enfants, notre patrie. Ces mesures sont d'une simplicité telle que les législateurs encourraient une grosse responsabilité, s'ils hésitaient à les établir.

Voici ce que ce livre vient apprendre à celui qui voudra bien le lire jusqu'au bout.

Le lecteur rencontrera quelques pages assez arides ; mais elles sont indispensables à la compréhension nette de la question. En revanche, pour compenser ces pages, et aussi pour donner à l'ouvrage une allure intéressante, nous avons fait certaines recherches historiques curieuses sur les croyances, les préjugés populaires, les charlatans des campagnes et des villes, toutes erreurs dont il importe de purger la Société moderne si l'on veut lui enseigner utilement les vérités de l'hygiène préventive.

En résumé, nous avons voulu faire un bon livre et une bonne œuvre.

Nous croyons que, malgré ses défauts, malgré ses répétitions quelquefois voulues, ce livre est profondément utile parce qu'il expose la vérité en toute franchise. Ce n'est pas en la masquant ni en flattant les hommes que l'on rend service à son pays. C'est au contraire en dénonçant le péril qui existe, lourd de menaces pour la santé publique.

Quoi que puissent en penser les sceptiques ou les esprits superficiels, il en est ainsi dans les campagnes de France, et les campagnes forment l'immense majorité de la population.

Quel que soit l'accueil réservé à cet ouvrage, quelle que soit la récompense de nuits de labeur, nous aurons du moins la conscience intime d'avoir fait, non seulement notre devoir de médecin, mais aussi et surtout notre devoir de Français.

Grenoble, 5, rue Félix-Poulat.

Jean CHATEAU.

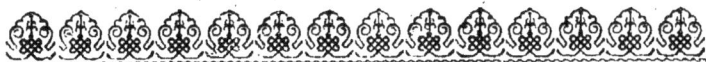

BUT DE L'OUVRAGE

Ce livre ne peut être compris que par les esprits sérieux et éclairés, par ceux que passionne et inquiète la vie sociale, par ceux surtout qui, délibérément, veulent marcher vers le bien, vers le progrès de l'humanité.

Existe-t-il un bien préférable à la santé publique, fondement sur lequel repose le bonheur du peuple? Dès lors, n'accomplit-il pas une œuvre bonne et utile, celui qui, assemblant toutes ses forces, veut montrer à ses semblables qu'un danger menace la santé publique, celui qui vient leur dire que pour conjurer ce danger, pour l'anéantir, il suffirait simplement d'un peu de bonne volonté ?

Ceci semble, en réalité, bien étrange : et cependant, c'est l'expression sincère de la vérité.

Bien des choses, en effet, sont ignorées de l'opinion publique, de cette foule qui s'agite et passe indifférente, sans même jeter un coup d'œil sur le malheureux dont elle vient causer la mort. Cependant le médecin observe en silence; et lorsqu'il a constaté le danger, il s'efforce de jeter le cri d'alarme, semblable à la vigie qui signale l'écueil sur lequel le navire viendrait se briser.

En ce qui concerne l'hygiène, bien des tentatives ont été faites, bien des progrès ont été accomplis. Au point de vue social, on a décrété la vaccination obligatoire, on a créé les bureaux d'hygiène, le contrôle des marchés, les inspecteurs du travail ; on a décidé le tout à l'égoût, favorisé la création des colonies scolaires, des sanatoria, des maisons ouvrières.

Quant à l'hygiène privée, elle est tellement à l'ordre du jour qu'elle a des adeptes peut-être trop fervents que la peur du microbe rend malades par avance.

Nous n'en parlerons pas, car nous avons conscience de rester sur un terrain exclusivement médical, en dehors de toute exagération, de tout parti-pris

Raisonnons donc sérieusement. Supposons un individu absolument normal tant au point de vue physique qu'au point de vue intellectuel. Cet homme, soucieux à juste titre de sa santé, s'ingénie à la préserver des mille ennemis qui l'entourent, de la maladie qui la guette. Il est sobre, il fait un exercice modéré, il pratique les ablutions et les bains. Tout est parfait, paraît-il.

Non pas, dirons-nous. Cet homme s'attache à se préserver des agents pathogènes qui l'entourent, il s'ingénie à faire de son corps une forteresse capable de résister à l'envahisseur. et cependant il oublie que des milliers d'ennemis *sont déjà dans la maison* qu'ils sont en train de miner. Cet homme oublie qu'avant tout, il aurait dû se débarrasser des milliers de microbes *qu'il porte en lui même*, à l'antichambre de l'organisme, *dans sa bouche.*

C'est par cette pratique d'hygiène qu'il aurait dû commencer, car sans elle, tout peut devenir vain, inutile.

La bouche est, en effet, un merveilleux terrain de culture qu'on a pu appeler avec raison le *paradis des microbes.* Par suite de la communication presque constante avec l'extérieur, par suite de la fermentation produite par les particules alimentaires, la bouche recèle une foule innombrable d'agents pathogènes *qui n'attendent qu'un état de moindre résistance de l'organisme pour l'envahir, pour l'infecter.*

Une maladie souvent très grave, quelquefois mortelle se trouve ainsi amenée, *alors que l'hygiène buccale aurait certainement suffi à l'empêcher*, supprimant l'agent spécifique qui devait lui donner naissance.

Ceci est un fait indéniable. Voici une vérité qu'il faut proclamer hautement à travers la barrière des préjugés, à travers les obstacles de toute sorte qui se dressent devant nous.

Il y a mieux encore. Non seulement l'hygiène buccale vient préserver l'organisme, arrêter la maladie avant qu'elle n'ait tué ; mais elle vient aussi sauvegarder les seules armes avec lesquelles le corps pourra se défendre, prendre de nouvelles forces, réparer ses pertes par la nourriture substantielle. Nous voulons parler des dents.

Sans les dents, en effet, pas de mastication ni de digestion normale, pas de nutrition, pas d'assimilation, pas de santé, pas de vie.

De même qu'une machine dans laquelle on ne met plus de charbon ralentit peu à peu sa marche et finit par s'arrêter, de même un organisme humain frappé dans sa nutrition, principe de sa vie, devient malade et meurt peu à peu.

Or, les dents sont les agents indispensables à la mastication sans laquelle il n'y a pas de nutrition possible.

Il se trouve précisément que les dents, ces organes si importants, sont menacées sérieusement dans leur existence. Une maladie spéciale, *la carie dentaire*, fait en France depuis quelques années des progrès si considérables et alarmants qu'on a pu dire avec raison, qu'après la tuberculose, l'alcoolisme, la syphilis, la carie dentaire pouvait figurer dignement comme maladie sociale.

En effet, la statistique accuse de 75 °/₀ à 98 °/₀ suivant

les départements. Sur 100 enfants des écoles, il y en a à 98 ayant dans la bouche des caries **multiples**. Ce chiffre est véritablement effrayant si l'on songe qu'il s'agit de *caries au début qui ne feront que s'aggraver ensuite* et pourront amener de **graves complications** du côté de l'état général.

Considérons maintenant ces enfants devenus jeunes gens. Examinons leur système dentaire dans les lycées, les collèges, les pensionnats. Nous verrons la moyenne s'élever ou se maintenir tout au moins pendant que des extractions auront déjà supprimé des dents, véritables soldats de la résistance organique. Nous verrons des jeunes filles de 16 ou 17 ans qui sur 28 dents, chiffre normal à cet âge, n'ont plus que les 6 dents antérieures du bas, les autres étant représentées par des chicots plus ou moins infectés.

A côté de cet exemple qu'un esprit non prévenu peut considérer comme exceptionnel, je citerai des jeunes filles de 17 à 18 ans qui ont 33 caries dans la bouche. C'est le stade qui précède immédiatement l'effondrement des dents.

Mais continuons notre examen.

Plus tard, nous verrons des conscrits refusés au conseil de révision parce qu'ils n'ont plus de dents. *Combien d'autres qui devraient être réformés en bonne justice, ne le sont pas!* Combien en ai-je vus au cours de mes conférences dans l'armée, au cours de mes périodes militaires, dont la *seule maladie* consistait en principe dans l'impossibilité d'une mastication normale!

Mais n'insistons pas sur ce point; nous y reviendrons, du reste, au cours de cet ouvrage. Continuons plutôt notre ascension lamentable dans le processus pathologique de la carie dentaire et de ses complications.

Voyez ces individus qui, par l'âge, sont des jeunes gens, et qui, au point de vue physiologique, sont néanmoins de véritables vieillards. Ce sont des anémiés, des émaciés, des spectres ambulants, de véritables loques humaines.

Voyez aussi cette femme dont les yeux brillent étrangement au milieu du visage pâle, des traits tirés. Elle serre sur son sein un petit enfant qu'elle est obligée d'élever au biberon. Ses mamelles sont vides par bonheur, car l'enfant sucerait la mort.

Interrogez cette femme, cette tuberculeuse. Elle vous dira que toute jeune, elle pleurait sur les bancs de l'école, elle mangeait mal, elle dormait mal, *elle souffrait des dents*. Puis cependant les douleurs devinrent moins fréquentes : ses dents disparaissaient peu à peu, faisant place à des chicots, jusqu'au jour où des fluxions et des abcès à répétition vinrent secouer l'organisme anémié de la jeune fille.

La femme mariée jeune, comme cela se fait habituellement dans les campagnes, eût des grossesses répétées : ce fût le coup de grâce. Plus de dents, mais en revanche des abcès, des nécroses, des névralgies terribles. L'estomac surmené depuis longtemps se révoltait. C'était l'assaut général contre cet organisme miné depuis longtemps, incapable de se défendre, incapable d'assimiler la nourriture qui aurait pu la sauver.

C'était une victime offerte à la tuberculose : la tuberculose l'a prise.

Et maintenant, allez-vous me vanter les effets curatifs de la suralimentation ? Ironie cruelle ! Cette femme ne peut même pas s'alimenter. Elle paraît avoir plus de 40 ans ; elle en a 25, mais depuis cinq années, elle a faim.

Pourquoi va-t-elle mourir ? Pourquoi ne l'a-t-on pas soignée à temps ? Un appareil bien fait aurait pu permettre l'alimentation. Mais le médecin de campagne est loin. Le docteur, puis ensuite un appareil chez le dentiste : tout cela coûte cher. En outre, les préjugés sont là qui veillent. Quand le mari s'est enfin ému, le médecin en examinant la malade, a eu un imperceptible hochement

de tête, il a écrit une ordonnance pour la forme, et voilà
tout.

En effet, c'est tout. Voici une créature qui, robuste
mère de famille, aurait pû donner à la nation de solides
et beaux gars ; elle s'en va au cimetière laissant ses petits
enfants qui peut-être la suivront bientôt.

Eh bien ! pourquoi meurt-elle ?

Remontons le cours des responsabilités.

L'organisme n'a pas pu résister à l'infection par ce que
ni la nutrition ni l'assimilation ne lui apportaient de
vigoureux éléments de lutte.

Pourquoi ? Parce que la mastication était frappée dans
son principe même : les dents.

L'auteur responsable, **c'est la carie dentaire**. C'est
elle la grande coupable, la grande pourvoyeuse de débi-
lité, d'affaiblissement, de moindre résistance. C'est elle
qui vient offrir à la tuberculose son contingent annuel
de candidats ; et celle-ci les embrasse avec joie, car ils
sont ses préférés, ses fiancés, ses prédestinés.

Pères et mères de famille. Instituteurs, vous tous qui
lirez ces lignes, réfléchissez donc à la responsabilité
immense qui vous incombe.

J'ai dit que l'auteur de tout ce mal, c'est la carie dentaire.

Je me reprends et je dis : Les auteurs, vous les
connaissez. C'est vous tous qui devant la société avez
assumé le grand rôle de l'éducation de l'enfant. L'hygiène
n'est-elle pas un des facteurs les plus importants de
l'éducation ? N'est-ce pas elle qui doit donner à nos
enfants la santé du corps sans laquelle il ne saurait
exister d'éducation morale parfaite ? Or, l'hygiène
préventive aurait empêché tous ces désastres ; elle aurait
sauvé la vie à un être humain, et vous n'avez jamais fait
pratiquer à l'enfant le principe même de l'hygiène générale, c'est-à-dire l'**hygiène buccale**.

Non-seulement vous ne lui avez pas donné des armes

pour se défendre, *mais vous ne lui avez même pas dit qu'il y avait un péril.* Vous êtes donc coupables.

Que dis-je ? Vous aussi, vous êtes des victimes, comme vos enfants seront des victimes innocentes si votre sollicitude ne vient écarter le danger. Le coupable, le vrai coupable, celui qu'il faut démasquer, qu'il faut combattre et qu'il importe surtout de vaincre, c'est l'**ignorance populaire**.

Vient ensuite l'**indifférence** mille fois plus odieuse et coupable. *Un paysan qui va vendre son cheval ou sa vache au marché, sait très bien que s'il leur manque des dents, la valeur marchande baissera considérablement. Cela ne lui est pas égal, sûrement. Mais si vous lui parlez de faire soigner les dents de sa femme ou de sa fille, il vous rira au nez. Cela lui est bien égal.*

Faisant cortège à l'ignorance, à l'indifférence, à l'inertie, voici la hideuse troupe des *préjugés*, des *dictons*, des *recettes*, des *commérages* qui depuis des siècles viennent déformer l'esprit du peuple, lui inculquer des idées fausses sur l'hygiène.

Lorsque le médecin veut s'efforcer de secouer ces intelligences, lorsqu'il vient montrer le péril, pousser le cri d'alarme, il trouve devant lui des esprits qui, au lieu de l'accueillir simplement, sont *déjà en défiance,* en état de défense contre lui. Il faut alors qu'il engage une telle lutte de patience, de persévérance, de ténacité que plus d'un renonce au combat.

Ceci semblera peut-être exagéré. C'est malheureusement la stricte vérité, surtout en ce qui concerne les campagnes. On ne peut s'imaginer le nombre de préjugés sur les dents qui ont encore cours en France, dans notre siècle, qu'on se plaît à dénommer siècle de Lumière.

Sans vouloir insister, puisque les préjugés seront étudiés plus loin, je donnerai simplement quelques exemples.

J'ai vu des gens, fort intelligents d'ailleurs et de la meilleure société, me parler très sérieusement du ver qui

ronge les dents, de la nécessité du tartre pour la conservation des dents.

Bien des mères de famille croient qu'il est dangereux
pour la santé des enfants de faire soigner les dents de
lait. En revanche, elles n'hésitent pas à les faire extraire
sous un prétexte futile, entre deux commissions au marché. Cela fera pousser les autres, disent-elles,

Lorsque, dans leur entourage, survient un abcès ou une
fluxion, c'est alors le triomphe des recettes de famille.

On n'épargne rien au pauvre misérable qui souffre : les
cataplasmes, l'absinthe, l'eau sédative, l'encens, l'ail, tout
est essayé successivement, puisque rien ne réussit. On
lui verse dans l'oreille divers caustiques et même de
l'huile presque bouillante. On occasionne des brûlures
de la langue, des joues, des lèvres. En un mot, de ce
malade, on fait un martyr, et ceci avec le meilleur cœur
et les intentions les plus charitables qui soient au monde.

Quelques principes raisonnables d'hygiène auraient
vite fait de battre en brèche ces croyances, dignes en
vérité d'un autre âge.

En ce qui concerne le public des villes, le médecin a
évidemment moins de préjugés à combattre ; mais il doit
lutter contre l'*indifférence des parents* qui est alors plus
coupable que l'ignorance seule, résultat du manque
d'éducation.

Dans les rares villes où il est existe un service dentaire
des écoles, il faut, pour ainsi dire, solliciter humblement
des parents l'autorisation de soigner les dents de leurs
enfants. « Cela leur est bien égal. Ils ont autre chose à
penser. Quand l'enfant aura une dent malade, on l'arrachera, voilà tout ».

Pourquoi cet état d'esprit, absolument habituel dans les
classes ouvrières ?

*Parce que l'attention n'a jamais été attirée sérieuse-
ment sur cette question de l'hygiène buccale et dentaire,*

et surtout sur la gravité possible des complications issues
d'un mal en apparence si négligeable.

Le peuple est un grand enfant qui ne s'attache qu'au
superficiel, au clinquant, sans pénétrer le fond des choses.
Mais, en revanche, il suffit, qu'une bonne fois pour
toutes, il ait bien compris l'importance et l'utilité de ce
qu'on lui demande, pour qu'il apporte à la bonne cause
la même opiniâtreté qu'il montrait jadis dans ses erreurs.

Eh bien donc, il faut faire à l'hygiène buccale la part
primordiale qui lui revient de droit dans toute hygiène
générale vraiment rationnelle. Il importe de proclamer
que sans elle, tout est vain, parce que, avant de combattre les ennemis qui voudraient s'emparer de la citadelle,
il faut commencer par détruire ceux qui, en ayant déjà
forcé les portes, se disposent à l'envahir.

Nous verrons, en leur place, les moyens les plus pratiques pour vulgariser cette vérité si méconnue.

D'une façon générale, la Société doit encourager et organiser les soins dentaires dans les diverses collectivités :
armée, lycées, collèges et surtout dans les *écoles primaires*. C'est plus particulièrement de cette dernière condition que dépendra le succès.

En effet, seuls les soins dentaires *chez l'enfant* permettront d'atteindre *à son principe même* ou au cours de
son stade de début immédiat, le mal qui par son développement progressif, amènerait, non seulement des
souffrances extrêmes, mais encore des accidents redoutables et l'affaiblissement de l'organisme, ouvrirait la
porte à de graves complications.

*Il faut éteindre l'incendie à son début, avant qu'il n'ait
accompli son œuvre de destruction. Il faut étouffer la
voie d'eau avant que le navire ne sombre.* De même il
faut arrêter la carie alors qu'elle est révélée par un point
imperceptible, avant que son développement insidieux ou
très rapide n'ait compliqué la situation.

Ce raisonnement est si simple, si naturel, il tombe tellement sous le bon sens qu'il semble inconcevable et presque ridicule que tant d'efforts soient nécessaires pour le faire comprendre au peuple.

On devrait pourtant se souvenir de ces bons proverbes, issus de la sagesse des nations :

« Sans bonnes dents, pas de santé ».
« Mieux vaut une dent qu'un diamant ».
« Ce qui est bien mâché est à moitié digéré ».
« Le morceau qui longuement se mâche, est demi cuit,
[et l'estomac ne fâche ».

Le peuple devrait aussi et surtout se souvenir de ce dicton qui est la définition même de l'hygiène : « Il vaut mieux prévenir que guérir », que les Anglais rendent d'une façon si pittoresque en l'amplifiant : « Mieux vaut une once de préservation qu'une livre de soins ».

Un américain me disait un jour : « Chez nous, le temps est de l'argent », c'est bien entendu. *Mais la santé surtout est de l'argent.* Comme sans bonnes dents, il n'y a pas de santé possible, nous avons soin de les faire examiner périodiquement, et aussi d'aller chez le dentiste à la moindre alerte. Voici pourquoi le souci de nos dents qui peut paraître exagéré à un esprit superficiel, n'est en somme qu'un acte de bonne administration, de sage prévoyance, *parce qu'il a pour but l'intégrité de notre santé, et par suite, de notre fortune* ».

Il ne faut pas avoir de fausse honte. Il faut avouer que la France n'est guère en avance au point de vue des soins dentaires.

A l'étranger, on a mieux compris l'importance de la question.

En Allemagne, en Suède et Norvège, en Belgique, en Russie, il y a des Cliniques officielles où les dents des enfants des Ecoles sont soignées. L'Assistance publique a aussi des dentistes agréés et rémunérés. Aux Etats-

Unis, en Angleterre, en Allemagne, le Gouvernement a organisé un corps de Chirurgiens-Dentistes militaires dont les services sont inappréciables, comme on le verra au cours de cet ouvrage.

En France, rien de tout ceci n'existe. Les différentes tentatives faites en ce sens ont échoué, ou ne fonctionnent qu'en apparence, en théorie.

N'est-il pas temps, en vérité, que l'opinion publique soit enfin éclairée ? Il faut qu'en présence de la simplicité — je dirais volontiers de la bêtise — du remède de tant de maux, elle n'hésite plus. Il faut qu'elle fasse appel à toutes les bonnes volontés éparses dans le corps des Dentistes, et tout ceci se trouvera organisé sans efforts, pour ainsi dire sans dépenses. Ils se chargeront, en effet, d'organiser et d'assurer provisoirement ces services publics jusqu'à ce que, l'œuvre étant jugée par ses résultats, les indemnités soient transformées en traitements annuels, le provisoire en définitif.

Nos confrères, pénétrés de l'urgence extrême de ces mesures qu'ils réclament depuis longtemps, sauront sacrifier, en cette occasion, leur intérêt personnel à une cause éminemment utile.

Ils auront à cœur de montrer ce que peuvent, lorsqu'ils le veulent, ces dentistes, si méconnus autrefois, et qui, à force de patience, de persévérance et d'efforts soutenus, ont fini par transformer complètement leur vieille profession en la renouvelant dans le creuset des sciences médicales.

Ils sauront donc, nous en sommes sûrs, se montrer dignes de la tâche qui leur incombera. *Il s'agit simplement de donner un coup d'épaule pour sortir de l'ornière la lourde machine de l'opinion publique* qui glissera ensuite tout naturellement sur la pente de l'hygiène. Qu'on prenne exemple à l'étranger! il n'y a pas d'amour propre national sur le terrain de la science et de l'humanité. Qu'on fasse des essais ! Ils seront tellement concluants qu'on les consacrera bientôt officiellement.

On nous accusera probablement d'exagération. Nous répondrons simplement ceci :

Nous n'avons songé au remède qu'après avoir douloureusement constaté le mal qui ronge la Société.

Un de nos confrères qui, depuis plus de quarante ans, exerce fort honorablement dans une petite ville de province et auquel je demandais son avis sur la question, me répondit ceci : « *Mon cher ami, je suis effrayé des progrès de la carie dans les campagnes. Je vois des spectacles tellement lamentables et cela me fait parfois tellement pitié que je voudrais pouvoir soigner pour rien tous ces pauvres gens. C'est à se demander réellement s'il n'y a pas là un véritable péril national pour la santé publique* ».

Nous estimons que ce péril national existe et c'est pourquoi nous voudrions le crier à tous les échos. Quelle que soit l'issue de cette tentative, nous aurons du moins la conscience d'avoir fait notre devoir.

Mais il y a mieux. Avant de conseiller le remède, nous l'avons longuement expérimenté. Une homme sérieux n'avance rien, en effet, qu'il ne puisse prouver.

Nous avons voulu lutter hardiment contre le développement de la carie dentaire dans les deux principales collectivités sociales : l'Ecole et l'Armée.

Après bien des démarches, bien des obstacles, nous avons, en effet, réussi à faire un grand nombre de conférences soit aux Instituteurs, dans différents cantons du département de l'Isère, soit dans l'Armée, cette citadelle réputée jusqu'ici inviolable.

Aux Instituteurs, nous avons montré tout d'abord les dangers véritables de la carie dentaire et la gravité de ses diverses complications ; puis nous leur avons indiqué les principes de l'hygiène buccale, pour qu'ils les répandent autour d'eux. Nous avons également fait des causeries aux enfants. En ce qui concerne l'Armée, nous avons fait des conférences aux officiers, aux sous-officiers et aux soldats, nous avons fait des théories pratiques accompagnées de projections lumineuses pour mieux frapper leur esprit.

Nous croira-t-on ? Nous avons eu la satisfaction intime et rare de voir nos efforts couronnés de succès.

Les instituteurs sont avec nous parce qu'ils ont vu des enfants pleurer silencieusement en classe après avoir souffert des dents toute la nuit. Ils ont compris l'utilité de notre propagande parce qu'ils s'étaient souvent surpris à déplorer le mal lâche qui torture les petits.

Chose en apparence plus surprenante : les soldats nous ont compris également parce que leurs souffrances passées leur revenaient à la mémoire. Ils sentaient que celui qui leur parlait venait 'à eux en ami, en médecin simplement désireux de les préserver du mal, de leur épargner des douleurs, des nuits d'insomnie.

Un capitaine me disait dernièrement : « Vous savez que nos hommes sont enchantés! Ils lisent votre petit ouvrage sur l'hygiène buccale. Ils discutent dans les chambrées. Dans ma compagnie, il y a déjà une vingtaine d'hommes qui ont acheté une brosse à dent. »

Vingt hommes de gagnés sur cent, c'est un résultat merveilleux et que n'espérait sûrement pas celui qui écrit ces lignes

Qu'on ne vienne pas dire maintenant que la lutte contre la carie dentaire est impossible, qu'il s'agit d'un rêve. d'une utopie. *Il y a maintenant commencement d'exécution.* Ce que nous avons fait, d'autres peuvent le faire. Que, dans chaque département, il en soit ainsi et l'hygiène aura fait un grand pas.

Résumons-nous donc. Je dis qu'il est grandement temps que l'opinion publique soit éclairée et qu'elle s'émeuve. Personne ne se rend compte qu'un peu de prévoyance aurait évité ces souffrances et le délabrement consécutif de l'organisme. Mais tout ceci échappe au public! Eh bien, il suffira peut-être de quelques bonnes volontés pour que cela change, pour qu'on réfléchisse et qu'on comprenne enfin l'importance de la question au point de vue social.

Si vous voyiez un homme, sur le bord d'un précipice, prêt à faire le faux pas qui va le précipiter dans l'abîme, vous n'hésiteriez sûrement pas à pousser le cri qui le ferait reculer. Eh bien donc, lisez ce livre. Ne faites attention ni à la forme, ni au style, soyez indulgents. Mais considérez le fond, voyez les vérités qu'il dénonce. Par lui-même, l'auteur n'est rien et ne peut rien. Sentinelle perdue au milieu de la foule, il se borne à signaler l'ennemi : il faut maintenant que la foule s'amasse et qu'elle écrase l'ennemi dans un élan irrésistible.

Vous tous qui lisez ces lignes, n'êtes-vous pas accessibles à la pitié? Ne sentirez-vous pas alors que ce livre est écrit par esprit de pitié pour la souffrance humaine, pour les malheureux qui cherchent en vain un soulagement à leurs maux.

Tous ce processus déplorable de la carie dentaire et de ses complications pourrait être arrêté dès le début, tué dans l'œuf. *Il suffirait d'un geste et la Société ne le fait pas.* Le médecin se révolte alors et, dans son indignation, il veut renverser les préjugés maudits, lutter contre la force d'inertie qui stérilise les initiatives les plus généreuses. Il veut proclamer la nécessité sociale de l'hygiène préventive.

Vous, mères de famille, qui voyez pleurer et gémir vos enfants sans pouvoir les soulager, vous vous révoltez aussi contre la souffrance humaine; vous me comprendrez par conséquent. Eh bien, vous pouvez lutter pour la bonne cause dans votre famille, dans le cercle de vos relations, dans les sociétés charitables dont vous faites partie.

Vous, Mesdames les Institutrices, dont j'ai pu appré-

ciér le dévouement et l'abnégation. — Vous, les Direc-
trices d'écoles maternelles, secondes mères de l'enfance,
vous pouvez jouer un rôle considérable dans cette campagne pacifique. Aux enfants qu'on vous confie, apprenez les principes de l'hygiène buccale, montrez-leur en
l'importance. Donnez aussi des conseils aux mères de
famille avec qui vous êtes en relations quotidiennes. Je
sais par expérience que vous serez les bonnes combat-
tantes du bon combat, et je vous remercie.

Vous, Messieurs les Directeurs de lycées, de collèges,
d'écoles de l'Etat ou d'institutions privées; vous, Messieurs les Instituteurs avec qui j'ai vécu les premières
heures si rudes de mon apostolat, vous êtes les éducateurs du peuple, vous serez aussi les ouvriers de la
bonne besogne. J'ai pénétré votre esprit réfléchi, sage,
toujours avide de connaissances nouvelles, toujours en
quête de choses utiles à enseigner. Vous avez parfois
quelque tristesse en voyant votre rôle social un peu
méconnu; mais en revanche, vous êtes toujours prêts,
faisant abstraction de votre personne, à vous tenir constamment sur la brèche, en sentinelles avancées du Progrès et du Bien. Je sais que vous m'avez compris et je
compte sur vous.

Vous aussi, les inconnus qui serez peut-être les amis
de demain, parce que vous aurez l'intuition qu'une bonne
œuvre pourrait s'accomplir, il faut que vous vous fassiez
les avocats de notre cause. Aidez-nous à sortir de l'ornière le lourd charriot des préjugés et de l'ignorance
populaire. *S'il est trop tard pour vous, que vos souffrances
passées ne soient pas vaines; épargnez-en à vos semblables.*
Usez, je vous en prie, de tous les moyens dont vous
pouvez disposer pour répandre les principes de l'hygiène
buccale.

Journalistes, faites servir à un peu de bien la puissance énorme dont vous disposez, et vous n'aurez pas perdu votre journée : vous aurez fait une bonne action. Directeurs d'usines, de maisons de commerce, de Compagnies de chemins de fer, faites à vos ouvriers, à vos employés l'aumône d'un bienfait en placardant sur les murs de vos ateliers l'affiche contre la carie dentaire.

Que personne ne dise : « Je ne peux rien faire pour cela ! » Ce mot n'est pas français.

Une œuvre magnifique, la mutualité est en train de régénérer la vieille France, elle assemble les hommes dans une sympathie et un effort communs. — Profitez donc des réunions mutualistes, vous les médecins, les dentistes, qui êtes placés aux portes de la société pour la défendre contre ce mal redoutable. Vous aurez alors la conscience intime d'avoir fait une action vraiment utile.

Vous enfin, vous tous à qui est réservée la lourde tâche de conduire vos semblables, soit en discutant les lois qui les régissent, soit en les faisant appliquer, Ministres, Sénateurs, Députés, Préfets, Conseillers généraux, Maires, Membres des Conseils d'Hygiène, vous pouvez tout si vous le voulez. Il suffit, pour cela, que vous songiez que, si votre situation est enviable, elle est, en revanche, remplie de responsabilités envers la Société, envers vous mêmes.

Lisez ce livre, Messieurs, lisez-le jusqu'au bout, malgré l'aridité probable des pages qui vont suivre. Ceci n'est pas un roman, mais la triste et lamentable réalité. C'est un livre de souffrances et de larmes. Vous prêterez l'oreille aux gémissements des petits enfants qui ne dorment plus, qui ne mangent plus, que la fièvre consume et qui, plus tard, ne deviendront pas des hommes, des soldats.

Votre pitié s'éveillera à la vue de ces jeunes gens, spectres ambulants, victimes offertes à la maladie lente, à l'hôpital, à la salle de dissection.

Vous verrez aussi leurs sœurs en misère, ces malheureuses femmes qui, jeunes par l'âge, sont très vieilles déjà, parce qu'elles ne peuvent ni mâcher, ni digérer, ni assimiler leurs aliments, parce que la tuberculose les guette, les prend et les délivre.

Et alors, Messieurs, vous laisserez parler votre cœur et votre conscience. Vous vous révolterez, vous aussi, lorsque vous aurez compris qu'une hygiène préventive simple et facile aurait suffi à empêcher tous ces désastres, à arrêter la maladie, et qu'au lieu de ce troupeau de misérables voués à la mort, elle aurait pû donner à la Patrie des citoyens utiles, de robustes mères de famille.

Vous comprendrez alors que la Société a vraiment le **devoir** de se protéger elle-même d'une façon efficace, *en instituant la lutte contre la carie dentaire* dans les Ecoles, dans l'Armée, partout enfin où son action, sa surveillance s'exercent. Vous comprendrez qu'il faut éclairer et guider le peuple, et que pour le sauver, vous avez le devoir d'élever entre le mal et lui la barrière de l'hygiène, cette science incomparable qui consacre toutes ses forces à protéger la santé de l'humanité.

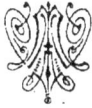

2.

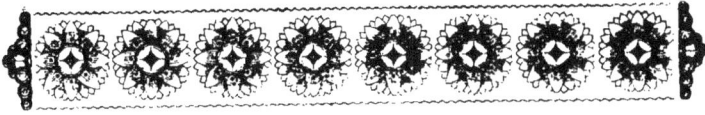

CHAPITRE PREMIER

LE MAL

Il est indispensable d'asseoir son raisonnement sur une base sérieuse. On ne peut avoir d'opinion nette que sur ce que l'on connaît.

Or, comment le lecteur pourrait-il comprendre la question si complexe de la carie dentaire, s'il ne connaît auparavant le terrain d'évolution de la carie, c'est-à-dire **la Dent***.*

Voici pourquoi, dans les pages qui vont suivre, nous avons cru devoir esquisser quelques éléments d'anatomie et d'histologie dentaire.

Alors seulement, de même que sur une carte d'état-major, il est facile de suivre la marche d'une armée envahissante, le lecteur pourra suivre pas à pas le processus destructif de la carie, le processus infectieux qu'elle engendre, assister successivement à toutes ces évolutions pathologiques, à toutes ces complications redoutables et trop souvent mortelles.

LES DENTS

Définition

Les dents sont des organes durs, d'apparence osseuse, implantés dans l'épaisseur des arcades maxillaires, à l'orifice du canal alimentaire, et destinés spécialement à la mastication.

Les dents mâchent les aliments qui se rendent ensuite dans l'estomac pour y être digérés, puis dans l'intestin pour y être assimilés.

Mastication, digestion, assimilation sont donc trois fonctions successives, **solidaires.** Si une de ces fonctions est défectueuse, tout est défectueux.

Or, la mastication étant l'acte primitif, inévitable de cette trilogie physiologique, on comprend dès à présent l'importance énorme d'une dentition complète et saine, au point de vue de l'estomac qui, sans la mastication préalable, est plus ou moins surmené, devient fatalement malade.

Contrairement à un préjugé, la dent n'est pas un os. (V. plus loin *Histologie*).

Structure

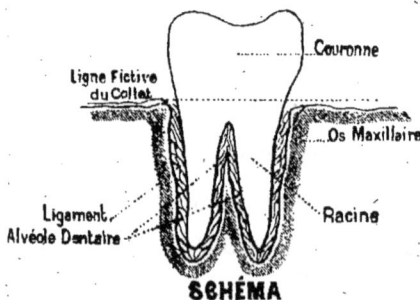

Ligne Fictive du Collet
Couronne
Os Maxillaire
Ligament Alvéole Dentaire
Racine
SCHÉMA

La dent est fixée dans une dépression du maxillaire appelée *alvéole* (alveolus, petite auge). La dent n'est pas en contact direct avec l'avéole, mais y est enserrée, suspendue au moyen d'un ligament qui, reliant l'alvéole à la dent, a reçu le nom de *Ligament alvéolo dentaire.*

Toute dent se compose d'une partie libre la *couronne*, et d'une partie implantée dans l'alvéole, la *racine* terminée par *l'apex.* La partie intermédiaire entre la couronne et la racine, correspondant au niveau normal de la gencive, s'appelle le *collet.*

Division

Les *incisives* servent à couper (incisives centrales, latérales).

Les *canines* servent à percer, à déchirer.

Les *molaires* servent à moudre, à broyer (petites molaires ou prémolaires, grosses molaires).

Les molaires sont donc les dents les plus précieuses pour la mastication.

Les incisives et canines supérieures et inférieures, les petites molaires inférieures ont une seule racine. La deuxième petite molaire supérieure à une ou deux racines. La première petite molaire supérieure, et les grosses molaires inférieures ont deux racines.

Les première et deuxième grosses molaires supérieures ont trois racines.

Les troisièmes grosses molaires ou dents de sagesse ont une, deux, trois ou quatre racines.

Première dentition

Dents de lait. — Ce sont les dents des enfants.

Chaque maxillaire comprend 4 incisives, 2 canines, 4 petites molaires, soit 10 dents par maxillaire, c'est-à-dire 20 dents, en tout.

Ordre dans lequel se fait approximativement l'éruption des dents de lait

DENTS		AGE	NOMBRE
Incisives centrales	inf.........	du 6ᵉ au 7ᵉ mois	2
— —	sup........	au 10ᵉ mois	2
— —	inf.........	au 16ᵉ mois	2
Incisives latérales,	sup........	au 20ᵉ mois	2
1ʳᵉ molaire	inf.........	au 24ᵉ mois	2
—	sup........	au 26ᵉ mois	2
2ᵐᵉ molaire	inf.........	au 30ᵉ mois	2
—	sup........	au 36ᵉ mois	2
Canines	inf.........	au 30ᵉ mois	2
—	sup........	au 33ᵉ mois	2

TOTAL 20 dents

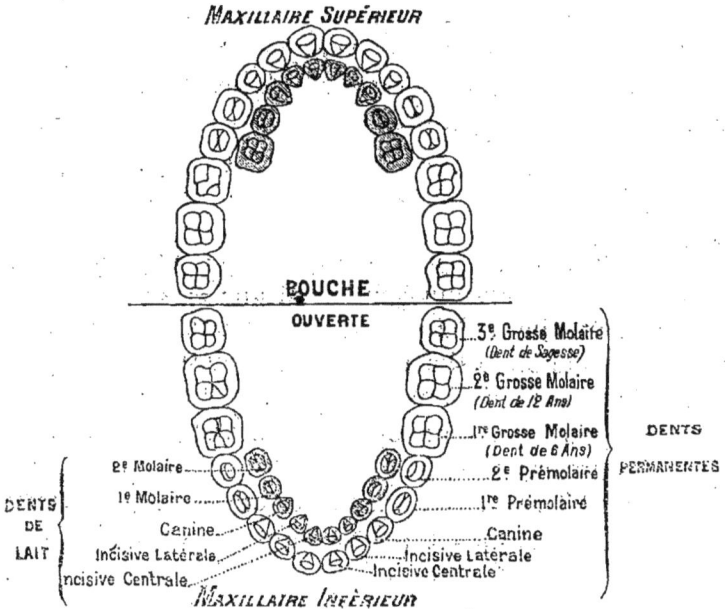

MAXILLAIRE SUPÉRIEUR

BOUCHE OUVERTE

3ᵉ Grosse Molaire *(Dent de Sagesse)*
2ᵉ Grosse Molaire *(Dent de 12 Ans)*
1ʳᵉ Grosse Molaire *(Dent de 6 Ans)* — DENTS PERMANENTES
2ᵉ Prémolaire
1ʳᵉ Prémolaire
Canine
Incisive Latérale
Incisive Centrale

DENTS DE LAIT

2ᵉ Molaire
1ᵉ Molaire
Canine
Incisive Latérale
Incisive Centrale

MAXILLAIRE INFÉRIEUR

LES DENTS OMBRÉES sont les dents de lait ;
LES DENTS CLAIRES sont les dents permanentes issues de chaque dent de lait.

Deuxième dentition

Poussée de quatre grosses molaires.
La deuxième dentition s'effectue de la façon suivante :

vers 6 ans (de 5 ans et demie à 6 ans et demie), pousse en arrière de la dernière molaire de lait, une grosse dent.

C'est la première grosse molaire. Il y en a deux en bas, deux en haut, soit quatre dents.

Une erreur très répandue consiste à croire que cette dent est une dent de lait.

Cette dent n'est pas une dent de lait, mais une dent destinée à rester toute la vie.

La dent de 6 ans a une prédisposition remarquable à la carie. Lorsqu'elle est cariée, les parents pensent : « Comme cette dent va être remplacée, ce n'est pas la peine de la faire soigner ». Double erreur. D'abord, les dents de lait doivent être soignées avec autant de sollicitude que les dents permanentes. D'autre part, la première grosse molaire *n'est pas une dent de lait. Elle ne sera jamais remplacée.*

Remplacement des dents de lait par les dents permanentes

Les quatre premières grosses molaires ayant fait leur éruption, toutes les dents de lait tombent successivement et son remplacées par des dents permanentes, qui doivent durer toute la vie.

Lorsque toutes les dents de lait sont remplacées, c'est-à-dire vers l'âge de 12 ans, quatre secondes grosses molaires poussent en arrière des premières (celles de 6 ans). Donc, de même que les premières, ces grosses molaires n'ont jamais eu de dents de lait.

Enfin, plus tard, de 18 à 25 ans, pousse en arrière de ces dernières, quatre troisièmes grosses molaires appelées dents de sagesse.

Ordre dans lequel se fait approximativement l'éruption des dents permanentes

DENTS		AGE	NOMBRE
1res grosses molaires, (Dents de 6 ans)	inf., sup.	de 5 à 6 ans 1/2	4
Incisives centrales..	inf., sup.	de 6 à 7 ans	4
Incisives latérales...	inf., sup.	de 7 à 8 ans	4
1res prémolaires.....	inf., sup.	de 8 à 9 ans	4
2mes prémolaires.....	inf., sup.	de 9 à 10 ans	4
Canines..........	inf., sup.	de 10 à 11 ans	4
2mes grosses molaires (Dents de 12 ans).	inf., sup.	de 11 à 12 ans	4
3mes grosses molaires (Dents de sagesse)	inf., sup.	de 18 à 25 ans	4

TOTAL 32 dents

HISTOLOGIE DE LA DENT

Pour étudier les divers tissus qui composent une dent, supposons que cette dent soit coupée en deux dans le sens de la hauteur. Dans toute dent, *sans aucune exception*, nous trouverons les tissus suivants.

Pulpe

Au milieu de la dent, un organe mou, rouge, saignant, d'une sensibilité telle qu'on l'appelle improprement le

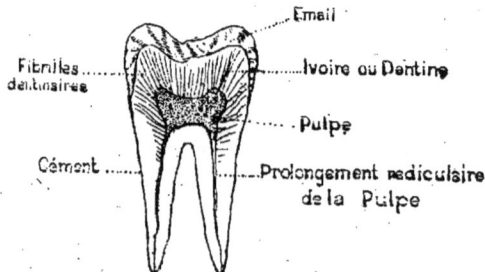

COUPE SCHÉMATIQUE D'UNE DENT

nerf. La pulpe donne à la dent sa sensibilité spéciale et générale.

La pulpe se compose de cellules spéciales (odontoblastes) embrassant dans leurs mailles les artères, les veines et les nerfs qui mettent la dent en relation avec le système général. Cette relation est réalisée au moyen du *prolongement radiculaire*, prolongement de la pulpe dans chacune des racines de la dent.

C'est ce prolongement qui a donné naissance au préjugé du ver des dents.

Ivoire ou dentine

Immédiatement au-dessus de la pulpe, et coiffant cette dernière, est situé l'ivoire ou dentine qui (sauf la racine) constitue la substance même de la dent.

La dentine se compose :

1° D'une matière inorganique et de sels minéraux :

Phosphate de chaux et traces de Fluorure de calcium... 66, 72
Carbonate de chaux........ .... 3, 36
Phosphate de Magnésie.......... .... 1, 08
Sels solubes.. 0, 83

2° D'une matière organique : le *Cartilage de l'Ivoire* et de graisses.

Cartilage de l'Ivoire........ { Osséine. ..} 27.61
                                   { Elastine....} 6.40

La dentine est parcourue du centre à la périphérie par une infinité de canalicules microscopiques contenant des *fibrilles dentinaires* qui sont des prolongements de la pulpe. C'est ce qui explique que certaines dents, dont la dentine seule est cariée, soient sensibles au chaud, au froid, à la percussion, occasionnent des douleurs.

C'est, en somme, la pulpe qui ressent l'impression qui lui est transmise par l'intermédiaire des fibrilles dentinaires.

Émail

Situé au-dessus de la dentine qu'il coiffe, l'émail forme la couronne de la dent jusqu'au collet. L'émail, corps le plus dur de l'organisme, se compose de petits prismes de 5 ou 6 pans accolés les uns aux autres, sans interposition d'aucune substance les unissant.

Ces prismes sont disposés perpendiculairement à la surface de la dent. On conçoit donc que l'habitude de se curer les dents avec une aiguille ou une épingle est nuisible, parce qu'une pression relativement faible peut faire sauter un petit prisme d'émail et offrir ainsi une porte d'entrée à la carie dentaire.

L'émail se compose :

1° D'une matière inorganique :

Phosphate de Chaux et traces de Fluorure de Cal-
cium 89.08
Carbonate de Chaux 4.37
Phosphate de Magnésie 1.34
Sels solubles 0.88

2° D'une matière organique :

Graisse.................................. 3.59

Cément

C'est la partie constituante de la *racine* de la dent. Chaque racine est creusée d'un *canal* servant au passage du prolongement radiculaire qui relie la pulpe aux vaisseaux du maxillaire.

Le cément qui se rapproche beaucoup de l'os, se compose :

1° D'une matière inorganique :

Phosphate de Chaux et traces de Fluorure de Cal-
cium.................................... 48.73
Carbonate de Chaux 7.22
Phosphate de Magnésie 0.99
Sels solubles 0.82

2° D'une matière organique.

Graisse 0.93

CARIE DENTAIRE

Maintenant que nous avons étudié le terrain sur lequel la carie doit évoluer, maintenant que nous avons indiqué les divers tissus que doit attaquer et détruire la carie dentaire, il faut que nous sachions avec quel ennemi nous allons lutter. Il faut apprendre à le connaître.

Définition. — La carie dentaire est, par excellence, la maladie de la dent. Elle est caractérisée par sa nature infectieuse, sa marche de la périphérie vers le centre. Elle détruit lentement, progressivement les tissus durs de la dents et aboutit à sa désagrégation plus ou moins complète.

Sauf pour la carie du collet où la carie commence par le cément (*V. fig.* p. 33, C), la carie dentaire commence donc toujours *par l'émail* qu'elle attaque en un point, puis détruit successivement la dentine, la pulpe et les prolongements radiculaires de la pulpe.

Voici le processus destructif normal pour une dent qui est abandonnée à la carie. Cependant notons dès à présent que si la dent est soignée avant que la carie n'ait atteint la pulpe *(V. fig.* p. 33, B), on évite la destruction de la pulpe qui ne s'effectuerait qu'au prix de souffrances épouvantables pour le malade. (Rage de dent).

Sans préjuger de ce que nous verrons plus tard, nous pouvons donc émettre le principe suivant. Il faut faire soigner une dent *le plutôt possible*, et surtout avant que la carie n'ait atteint la pulpe, vulgairement le nerf.

Quelles sont les causes de la Carie Dentaire?

Causes prédisposantes générales. — Etat général affaibli, croissance rapide, grossesses pendant lesquelles il y a une déminéralisation intense des dents destinée à apporter des phosphates au fœtus. Un vieux proverbe prétend que chaque enfant coûte une dent à sa mère.

Race. — Plus la race est restée Celtique pure, plus les dents offrent de résistance à la carie.

Alimentation. — Eau. — La structure des dents est d'autant meilleure que l'eau potable est plus dure et que le sol est plus riche en chaux et en magnésie. Au contraire, cette structure est d'autant plus défectueuse que l'eau potable est plus douce et le sol plus pauvre en chaux et magnésie.

Cette théorie ne doit pas toutefois être considérée comme absolue, car les éléments minéraux contribuant à la formation du squelette ne proviennent pas seulement de l'eau, mais aussi des aliments solides qui constituent la nourriture habituelle.

Pain. — Dans le pain moderne, les éléments de minéralisation n'existent plus. Le pain obtenu avec la farine moulue aux meules métalliques est 49 0/0 plus acide que l'ancien pain de farine de meules en pierre. La ptyaline de la salive ayant transformé l'amidon en glucose, les ferments de la bouche agissent sur ce sucre et le transforment en acide lactique qui attaque les dents et provoque la carie.

D'autre part, *et voici pourquoi nos dents sont plus mauvaises que celles de nos pères,* on mange généralement le pain moins rassis, plus mou qu'autrefois où le pain dur effectuait, dans une certaine mesure, le nettoyage des dents.

De même, on mange beaucoup plus de *sucreries* qu'autrefois : pipes en sucre, caramels, bonbons divers, chocolats, friandises, gâteaux. Chacun sait que le sucre est très mauvais pour les dents. Cela est si vrai que les confiseurs, qui se tiennent en permanence au-dessus de marmites de sucre bouillant, et qui le goûtent constamment pour se rendre compte du degré de cuisson, ont presque tous, et de très bonne heure, une dentition extrêmement défectueuse.

En outre, on mange beaucoup plus de *viande* qu'avant. Non-seulement la consommation individuelle a augmenté, mais surtout, les villageois qui, il y a cinquante ans, mangeaient de la viande une fois par semaine, en consomment aujourd'hui une fois par jour ou même deux fois.

Qu'arrive-t-il en somme? Pour les détritus d'aliments carnés, les fermentations sont beaucoup plus intenses et beaucoup plus rapides que pour les aliments végétaux. Or, les fermentations buccales sont une cause primordiale de la carie dentaire.

Il faut remarquer, en outre, que l'on mange les aliments plus cuits, plus mous et aussi plus épicés (vinaigre, poivre, vin, cidre).

Dans ces conditions, et étant donné que les dents de nos contemporains ont une tendance bien caractérisée à la carie, il semble que l'on devrait prendre des soins d'hygiène buccale. Le nettoyage des dents restreindrait ainsi considéblement la fréquence de la carie d'origine alimentaire.

Or le peuple *ne se nettoie pas les dents*. Voici une cause énorme, peut-être la cause la plus directe de la fréquence moderne de la carie dentaire. Il en résulte, surtout dans certaines familles, un état spécial de moindre résistance des tissus dentaires contre la carie. C'est ce qu'on peut appeler l'hérédité pathologique dentaire.

Causes prédisposantes locales

Les *érosions* dentaires, les sillons profonds des faces triturantes les espaces interdentaires échappant à l'action de la brosse constituent des anfractuosités qui retiennent évidemment le tartre et les particules alimentaires. Les fermentations ultérieures provoquent la carie.

Changements brusques de température de la bouche, usage des *glaces* et des carafes frappées pendant l'été, usage consistant à boire un verre d'eau fraiche avant et surtout après une soupe chaude. Ces différentes causes produisent des craquelures de l'émail, portes d'entrée de la carie.

Une articulation défectueuse des dents. Ceci se produit surtout lorsque, un certain nombre de molaires n'étant plus en contact, tout le poids de l'articulation et de la mastication se reporte sur les dents de devant. Il en résulte une véritable usure mécanique de ces dents qui sont vouées à la carie, même si un appareil remplaçant les dents du fond, vient supprimer le contact, cause de l'usure.

L'acidité excessive de la salive est une cause de carie dentaire

Le tartre, qui est un dépôt de la salive composé de phosphates et de carbonates de chaux, agit, au point de vue de la carie dentaire, de deux façons :

1. — D'une façon mécanique, en s'accumulant entre la dent et la gencive qu'il distend, créant une gingivite, pénétrant entre la dent et la parcelle alvéolaire qu'il fait éclater, amenant ainsi la rétraction alvéolaire progressive ou *déchaussement* des dents, qui met à nu le cément, tissu offrant très peu de résistance à la carie.

2. — D'une façon infectieuse par les *microbes de la carie* qu'il emprisonne dans ses dépôts, et qu'il met ensuite en contact avec la dent.

Causes occasionnelles

Ce sont celles qui ouvrent une porte d'entrée aux microbes de la carie. On peut y comprendre également le tartre qui déchausse les dents, les changements brusques de température qui produisent des craquelures de l'émail.

Les chocs, violences, traumatismes. Toutes les manœuvres pouvant amener des craquelures de l'émail.

Les manies, les mauvaises habitudes, dont voici quelques-unes :

Les écoliers qui, par passe-temps, s'amusent, pendant la classe, à introduire entre leurs dents des épingles ou des plumes métalliques.

Mauvaise habitude des femmes qui, en se coiffant, mettent des épingles dans leur bouche.

Chocs au moyen de crayons portés à la bouche avec une certaine vivacité (écoliers, dessinateurs).

Mouvement de *rotation* d'un crayon pendant la réflexion (écrivains, artistes, architectes).

Les couturières qui sectionnent le fil avec leurs dents et arrivent à constituer ainsi une véritable petite brèche sur le bord libre des incisives.

Les fumeurs qui tiennent toujours au même endroit leur pipe ou leur porte-cigarette.

Les personnes qui ont la manie de soulever des objets avec la mâchoire, ou la mauvaise habitude de déboucher les bouteilles avec les dents.

Les crochets d'appareils qui usent les dents.

Les *gingivites* ou *stomatites,* toutes inflammations des gencives ou de la bouche qui déchaussent les dents dont le collet se trouve ainsi exposé à l'action novice des divers *acides buccaux.*

Ceux-ci se différencient suivant qu'ils attaquent l'ensemble des tissus dentaires (acides lactique, butyrique, malque, citrique, carbonique, les sucres, l'albumine).

L'émail seul (alun, acide oxalique et oxalates).

La dentine et le cément (tannin, acide tartrique, acétique, tartrades acides.

Cause efficiente

Certains microbes. — Il n'y a pas de microbe spécifique de la carie dentaire. La carie est due à une association microbienne, bien que le Leptothrix racemosa paraisse être l'agent destructeur de l'émail ; mais lorsque l'émail est détruit, il laisse la place à certains microbes de la carie de l'ivoire ou bien se transforme pour se joindre à eux. Quoi qu'il en soit, les microbes attaquent alors la dentine. Leur nombre et leur volume diminuent à mesure que le processus infectieux avance de la périphérie vers le centre. Une association microbienne modifiée préside ensuite à l'infection de la pulpe et des prolongements radiculaires de la pulpe.

Les principaux microbes de la bouche qui ont une action spéciale sur la carie dentaire, paraissent être au nombre de cinquante environ.

MARCHE DE LA CARIE

Nous avons vu précédemment la description de la dent, nous avons étudié d'autre part les divers tissus qui la composent.

Nous venons d'examiner la carie, maladie essentielle de la dent, et de voir les différentes causes qui la provoquent. Nous allons maintenant assister, sur ce champ de bataille que nous avons étudié en détail, à la marche progressive de l'armée envahissante, à la destruction progressive des tissus dentaires et aux phénomènes pathologiques qu'elle provoque.

Division

Carie superficielle
- 1er degré. L'émail seul est atteint.
- 2e degré. L'émail et la dentine atteints.

Carie pénétrante
- 3e degré. La pulpe est atteinte.
- 4e degré. La pulpe, les prolongements radiculaires sont atteints et infectés.

On voit par ce résumé que la carie dentaire est dite *superficielle* ou *non pénétrante* lorsque la pulpe n'est pas encore atteinte, *profonde* ou *pénétrante*, à partir du moment où la pulpe est atteinte.

PREMIER DEGRÉ. — La carie est constituée par une craquelure de l'émail. (Fig. A).

En théorie, c'est ce point qu'il faudrait traiter pour éviter tout le processus suivant. C'est l'allumette qu'il faudrait éteindre pour éviter l'incendie.

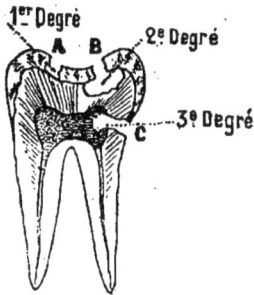

Mais, en pratique, on ne s'aperçoit pas de cette petite craquelure, et il suffit amplement de soigner une dent au début de la phase suivante.

DEUXIÈME DEGRÉ. — La dentine est atteinte ; la marche de la carie va être beaucoup plus rapide dans ce tissu moins résistant que l'émail. La carie affecte la forme d'une grotte laissant surplomber l'émail (fig. B) qui, tout d'un coup, s'effronde, découvrant la cavité. C'est ce phénomène qui fait croire à certaines personnes que leur dent s'est cariée, du jour où ils remarquent cette cavité, le point initial de l'émail ayant échappé à leur recherche, surtout s'il siège dans un interstice.

Au début de la carie du deuxième degré, les douleurs apparaissent provoquées par le froid, la chaleur, les chocs.

Elles sont dues aux prolongements microscopiques de la pulpe qui, cheminant au travers de la dentine, viennent s'épanouir dans une zone sous jacente à l'émail.

Du reste, plus la carie approche de la pulpe, plus les douleurs sont violentes et fréquentes.

Thérapeutique. Aller chez le dentiste aussitôt qu'une dent fait le moindre mal. Lorsque la carie est encore superficielle comme ci-dessus, le dentiste peut soigner et obturer définitivement la dent en une seule séance. La dent est sauvée, l'organisme est préservé d'un sérieux danger ultérieur.

Voici le point exact où seraient soignées et sauvées presque toutes les dents de nos enfants, dans la famille ou dans les écoles. On conçoit quel immense service on leur rendrait en arrêtant à leur origine toutes les souffrances,

3.

toutes les complications organiques auxquelles vont donner lieu ces caries.

Pères et mères de famille, Instituteurs, vous tous qui avez un rôle dans l'éducation physique de l'enfant, dans sa vie future, pensez à la responsabilité réelle que vous encourez. Pensez que, plus tard, cet enfant devenu homme pourra vous reprocher ses souffrances et sa déchéance physique que vous auriez pu éviter. Il vous suffirait d'un peu de bonne volonté pour que vos enfants soient vigoureux et sains ; et vous refusez de faire le geste qui leur assurerait une digestion normale, une santé vigoureuse.

TROISIÈME DEGRÉ. — Malheureusement la négligence de certains parents, l'ignorance des autres, — et ceux-ci ne sont pas coupables — fait que la carie continue et atteint la pulpe. Elle est alors *pénétrante.*

Les douleurs, de provoquées qu'elles étaient, deviennent *spontanées.* A un moment quelconque de la journée, souvent pendant la nuit, le patient est réveillé par une douleur atroce : la *rage de dents.* Le facies est congestionné. La peau est rouge, brûlante. Il semble au patient qu'il a la tête en feu. Il lui semble aussi qu'on lui donne des coups de marteau dans la tête. Sa souffrance est encore exacerbée par les battements artériels.

Par surcroît, ces douleurs spontanées n'excluent pas les douleurs provoquées par le froid, le chaud, la succion, un mouvement brusque ou la simple émotion : de sorte que le malade n'ose plus bouger de peur de voir apparaître cette douleur épouvantable. Il ne mange ni ne boit plus, il ne vit plus pour ainsi dire.

Dans ces conditions, que fera le malade ?

S'il est à la campagne, loin de tout dentiste ou de tout médecin, il souffrira d'autant plus que, sous le charitable prétexte de soulager ses souffrances, toutes les commères de l'endroit essaieront sur lui les remèdes de bonnes femmes. On lui brûlera peu à peu les joues, la langue et les lèvres.

Si par bonheur, le médecin n'est pas trop loin du village, il procédera à l'extraction et notre individu sera soulagé. Mais il n'en est pas moins vrai que *l'hygiène buccale préventive eût évité la disparition d'une grosse dent* précieuse pour la mastication, et que son malheureux propriétaire regrettera sûrement plus tard. En outre, chez un individu, il y a toujours quatre ou cinq dents dont la carie évolue à peu près parallèlement, chacune de ces dents pouvant donner lieu à des rages qui peuvent provoquer l'extraction. Ce sera donc quatre ou cinq dents qui disparaîtront ainsi, faute d'hygiène buccale.

Si l'on veut bien me permettre une comparaison typique tirée de mes conférences dans l'armée, je dirai : *Ce sont quatre ou cinq compagnies qui disparaissent dans une brigade.* Au jour de l'assaut, ce sont peut-être précisément ces compagnies qui auraient remporté la victoire.

De même, ce sont les grosses dents, les molaires qui, par leur rôle précieux de mastication, permettent la nutrition de l'individu, assurent la résistance de l'organisme, sa victoire.

Dans ces conditions, qu'aurait dû faire notre homme ?

Il n'aurait pas dû attendre que la pulpe fût attaquée. Cependant, même actuellement, sa dent n'est pas perdue irrémédiablement, le dentiste peut encore la guérir. Mais alors, au lieu de voir, en une seule séance, sa dent soignée définitivement, notre malade sera obligé de venir plusieurs fois, et en outre, il ne conservera plus qu'une dent dont la pulpe et les prolongements auront été enlevés, une dent *morte*. Le résultat sera à peu près identique, mais il sera acquis au prix de plus de souffrances, de plus de temps perdu. Le patient commencera déjà à regretter de ne pas être venu plus tôt.

Nous venons de considérer la rage de dents et la carie

pénétrante chez l'adulte. Mais il ne faut pas oublier que les dents de lait sont très souvent atteintes et que, par conséquent, *le malade est un enfant*. Or, si l'organisme d'un homme fait peut résister, celui de l'enfant est fragile, délicat, en cours d'évolution.

Combien d'enfants ai-je vus, au cours de mes visites scolaires, la mine fatiguée, pâles, les yeux cernés, qui, depuis plusieurs jours souffraient des dents, et qui, de plus, n'osaient presque plus manger à leur faim, de peur de voir réapparaître ces douleurs épouvantables. Or, étant donné que plusieurs dents suivent un processus de carie notablement parallèle, on conçoit que, si cet état se prolonge un peu, l'organisme ne tarde pas à être frappé, à être en état de moindre résistance.

Comment voulez-vous que ces enfants deviennent bien portants quand cette situation pathologique dure, sauf rares interruptions, presque toute l'année ; et surtout lorsqu'elle va se transmettre de l'enfant à l'adulte ?

Ceci semble exagéré, mais ne l'est malheureusement en aucune façon, car tant que la pulpe et les prolongements radiculaires subsistent, les douleurs si atroces de la carie se font sentir plus ou moins fréquemment. Donc le malade de la campagne, l'enfant de la campagne — nous nous plaçons dans le cas le plus général — souffriront généralement, avec quelques intermittences, pendant de longs mois. Nous allons voir qu'ils ne font que commencer leur calvaire.

QUATRIÈME DEGRÉ — La pulpe n'existe plus. Les prolongements radiculaires infectés, mortifiés, plus ou moins désagrégés sont encore dans les canaux radiculaires. En somme, la dent est morte, sa coloration est ordinairement noirâtre. Elle dégage une odeur qui, pour être caractéristique, n'en est pas moins infecte. L'haleine est fétide.

Le malade échappe bien maintenant aux douleurs d'origine pulpaire ; mais, tombant de Charybde en Scylla, il entre immédiatement dans la série noire et lamentable des complications de la carie.

Nous allons le suivre dans ce processus lent et sûr de l'infection, dans cette marche à la souffrance et peut-être à la mort.

REMARQUE

Dans une étude d'ensemble destinée à donner au public une idée aussi exacte que possible de certaines choses qu'il ignore malheureusement, il importe de considérer la question dans sa plus large acception.

Le public des villes n'échappe guère aux premières complications de la carie que nous allons décrire ; mais, dans les classes aisées tout au moins, les nécroses et les adénites sont soignées ou opérées. Souvent même la complication s'arrête à l'abcès parce que le malade a reçu les soins d'un dentiste de la ville ou de l'hôpital.

En revanche, le public des campagnes, qui est certainement la grosse majorité de la population française, est beaucoup bien moins partagé.

Les seules jeunes filles qui puissent échapper aux complications de la carie sont celles qui vont se placer à la ville comme domestiques ou comme nourrices. Comme elles souffrent constamment des dents, leurs patrons les envoient à un dentiste qui fait la part du feu, et sauve les quelques dents qui peuvent encore être soignées. Mais ces jeunes filles, ces jeunes femmes constituent *l'exception*, ne l'oublions pas.

Et maintenant, le long des routes que vous parcourez, dans les villages que vous traversez, ayez la curiosité de remarquer si les dents sont bonnes. Dans beaucoup de départements, vous constaterez que la plupart des femmes que vous rencontrerez ont des caries sur les faces inters-

ticielles des dents de devant. Or, quand les incisives sont
atteintes, il est à peu près certain que les grosses molaires n'existent plus ou ne sont représentées que par des
racines.

En réalité, que voit le patricien dans les campagnes ?
des bouches où les molaires (les seules dents qui servent
à mâcher les aliments) sont devenues des chicots plus ou
moins infectés, aux pointes aiguës causant des écorchures
de la langue et des joues.

Les incisives et les canines sont en voie de disparition,
les deux caries intersticielles tendant à se rejoindre et à
sectionner la couronne au ras des gencives. Au surplus
ces dents sont le siège de caries du collet formées par suite
du dépôt de tartre à ce niveau, caries caractérisées par
leur sensibilité douloureuse et constante au moindre contact, au froid, au chaud, aux acides.

En somme, il ne reste plus que les incisives inférieures
qui soient saines. Chez une femme de trente ans, *la
bouche est un champ de bataille où la carie a semé les
morts et les blessés*. C'est aussi un merveilleux champ
de culture tout prêt pour l'infection dont nous allons
maintenant passer en revue les différentes manifestations.

Pour simplifier les choses, nous supposerons que ces
complications sont provoquées par une seule dent. *Mais
il ne faut pas perdre de vue que, dans la triste réalité, il
s'agit toujours de plusieurs dents pouvant donner lieu
successivement ou en même temps à un ou plusieurs des
phénomènes pathologiques que nous allons décrire.*

COMPLICATIONS

de la Carie Dentaire.

Périodontite

Nous ne parlerons que pour mémoire de la périodontite (improprement appelée périostite) qui est due à l'inflammation du ligament alvéolo dentaire. La gencive est rouge, congestionnée. La dent est un peu mobile dans l'alvéole, elle semble plus longue que les autres. Le moindre contact est multiplié, ressenti d'une façon intense.

Abcès, Fluxion

La dent ou le chicot devient le siège d'une inflammation : puis, rapidement, apparaît une douleur constante qui devient bientôt insupportable. Le malade ressent des élancements très douloureux, localisés surtout sur la gencive au niveau de l'extrémité de la racine. *On dit que l'abcès se forme.*

En même temps apparaît la *fluxion*, œdème produit par la réaction inflammatoire du tissus sus jacent au ligalement alvéolo dentaire. Cette fluxion atteint quelquefois une dimension considérable et même effrayante, produisant de l'asymétrie de la face.

Pendant ce temps, le processus de l'abcès continue et aboutit à une formation de pus dans la région de l'extrémité de la racine.

Il y a donc collection de pus dans une cavité close. Cela ne va pas sans des souffrances terribles surtout pendant la nuit où le malade ressent des élancements si douloureux qu'il lui semble recevoir des coups de marteau dans la tête. Il a la fièvre. Cet état dure un jour ou deux. Il lui est impossible de dormir, et presque de manger.

Cependant voici l'abcès constitué. Que va-t-il advenir ? Il faudrait évidemment qu'une incision libératrice vint ouvrir la poche de l'abcès. Mais, à la campagne, le plus souvent, il n'en est rien. Au bout d'un certain temps, l'abcès s'ouvre spontanément.

S'il s'ouvre dans l'intérieur de la bouche, tout est pour le mieux *jusqu'à ce que l'abcès recommence*. En effet, la plupart de ces dents donnent lieu à des abcès à répétition qui, chez les femmes, coïncident souvent avec l'époque menstruelle, d'une façon plus ou moins régulière,

En nous plaçant toujours au point de vue des campagnes, il arrive le plus souvent que, sollicité par toutes les commères de l'endroit, ne sachant plus à quel saint se vouer, le malade place un cataplasme sur sa joue. Qu'arrive-t-il dans ce cas ? l'abcès perce sur la peau, à l'extérieur. *Voici une cicatrice indélébile constituée de ce fait*. Joli résultat, en réalité et profondément *regrettable* chez les jeunes filles qui, dépourvues de barbe comme il convient au sexe aimable, n'auront pas la consolation de pouvoir masquer cette marque *qui paraîtra toujours*.

Et cela est dû à ce petit point de carie du début qui aurait pu être soigné en dix minutes. Voici le résultat bien fâcheux d'une si petite cause. Voici une punition bien grosse pour la négligence du début.

Fistule

Il n'est malheureusement pas rare de voir des jeunes gens, des adultes présentant au niveau de la mâchoire une cicatrice en forme d'entonnoir d'où suinte constamment un pus fétide qui se forme en croûtes. Il s'agit de fistules, orifices de sortie d'un canal anormal formé peu à peu par l'abcès que nous avons décrit plus haut.

Outre ces fistules de la peau qui rendent repoussants les malheureux qui en sont affligés, on constate le plus souvent de petites fistules qui s'ouvrent sur la gencive au niveau de la racine d'une dent, par une sorte de petit bouton blanc. Ces fistules gingivales n'ont par elles-mêmes aucune gravité ; mais leur présence indique généralement l'existence d'une *nécrose* plus ou moins caractérisée.

Que nous sommes déjà loin du petit point initial de la carie dentaire !

Nécrose

Le pus formé par les abcès à répétition finit par attaquer l'os lui-même, le maxillaire. *Nous entrons ici dans une phase plus inquiétante des complications de la carie.*

En effet, si le malade vient, par bonheur, consulter un Chirurgien-Dentiste, celui-ci s'empressera de faire la part du feu et de limiter les désastres en curetant largement l'os nécrosé. Tout sera donc ainsi terminé.

Mais si le malade demeure à la campagne, il en sera tout autrement. La négligence aidant, les choses iront de mal en pis à l'insu du patient : car la nécrose est généralement insidieuse, sans manifestations brutales ni effrayantes pour le malade, l'incitant à aller consulter un Chirurgien.

Néanmoins, au bout de plusieurs mois, quelquefois même de plusieurs années, des névralgies terribles le forceront à aller consulter un Chirurgien. Celui-ci sera obligé de procéder à l'ablation partielle ou étendue de l'os, quelquefois même à l'ablation totale du maxillaire.

On observe même des cas de mort dus à une *septicémie généralisée* consécutive à la nécrose maxillaire.

Point de départ de tous ces désastres fort graves, la petite carie dentaire du début.

Sinusite. — Empyème du Sinus maxillaire

Toute dent, quelle qu'elle soit, peut provoquer des accidents de nécrose que nous venons de décrire. Mais si la dent atteinte est la 2ᵉ petite molaire ou la 1ʳᵉ grosse molaire supérieures (et dans toutes les bouches, au moins une de ces dents est constamment cariée) un accident peut survenir, fréquemment, très fréquemment. Il n'est pas un Chirurgien-Dentiste qui n'en ait vu plusieurs exemples.

Il s'agit, en effet, de l'inflammation infectieuse du sinus maxillaire, cavité de la face comprise entre l'orbite, les fosses nasales et le maxillaire supérieur de chaque moitié de la face. Il y a donc deux sinus maxillaires; et rien ne s'oppose ainsi à ce que l'on observe deux empyèmes du sinus chez le même individu.

Cet accident se produit de la façon suivante : Les racines des dents indiquées plus haut peuvent être en rapport immédiat avec la muqueuse qui tapisse le sinus. Quelquefois même, une racine fait saillie dans cette cavité. De toute façon, la racine étant infectée à la suite d'une *carie pénétrante* transmet l'infection à la muqueuse du sinus, soit directement, soit par ostéite. Un accident grave se trouve ainsi constitué : la muqueuse suppure.

Le malade a des névralgies, il perçoit constamment une odeur fétide. Il mouche du pus. Souvent même, il y a écoulement lent de pus par la narine correspondante. Le malade a la sensation qu'une masse se déplace sous son œil, lorsqu'il se baisse pour ramasser un objet.

Chose incroyable ! dans les campagnes, on voit les individus qui, pendant des mois entiers, quelquefois pendant des années, sont porteurs d'empyèmes du sinus. Ils emploient des remèdes de bonnes femmes, ils croient que cela finira par passer, ils ont peur d'une opération qu'ils devinent probable.

Les malheureux ne savent pas qu'ils jouent avec la mort, qu'ils portent dans leur tête. Ils ne savent pas que des complications terribles et mortelles peuvent survenir du côté de l'œil, du côté de tous les autres sinus de la face, sans compter la propagation directe de la nécrose régnant en maîtresse au voisinage immédiat d'organe vitaux par excellence.

Thrombose des sinus du crâne.

Il est, en outre, un accident terrible qui peut succéder à l'empyème du sinus maxillaire. J'ai observé un décès survenu à la suite de cette affection. L'autopsie révéla un thrombose des sinus du crâne.

Le point de départ était un empyème du sinus maxillaire. La cause de cet empyème était une première grosse molaire supérieure dont les racines seules subsistaient.

Pyohémie

Exactement dans les mêmes conditions, on observe des cas d'infection généralisée par le sang qui, dans ce cas, contient du pus.

Dans une observation personnelle, nous retrouvons un décès par *pleurésie septique* consécutive à une infection généralisée d'origine dentaire.

Nous avons eu également l'occasion d'observer un décès dû à une *septicémie hémorrhagique généralisée*. L'autopsie révéla des hémorrhagies viscérales du rein, du cerveau, du cœur.

Dans ces cas, on peut dire en toute vérité que la cause *unique* de la mort est la carie dentaire.

Malheureusement beaucoup d'autres exemples pourraient venir à l'appui de ces observations.

On voit donc que la maladie d'une dent peut entraîner la mort.

Voici donc des complications très graves dues à la carie, que des soins dentaires élémentaires auraient sûrement évité. *Quand on songe que l'hygiène buccale aurait même empêché la carie dentaire, cause première de cet accident.* On voit qu'il y a loin de l'effet désastreux à la cause si minime, si négligeable semblait-il : le petit point initial de carie qu'il eût été si facile d'enrayer au début.

Voici ce qu'il faudrait que le peuple sache bien. Nous

estimons que c'est faire œuvre utile que de s'efforcer d'arriver à ce résultat.

Adénites

C'est une complication de la carie dentaire si habituelle qu'on peut affirmer qu'elle accompagne constamment, à un degré plus ou moins intense, la fluxion, l'abcès, la nécrose.

L'adénite est l'inflammation d'un ou de plusieurs ganglions lymphatiques. Or, dans les complications de la carie dentaire, il s'agit toujours des ganglions qui se trouvent échelonnés en chapelet sous le maxillaire inférieur. Dans certains cas, l'inflammation peut se propager aux ganglions de la chaîne carotidienne.

Essayons d'indiquer le rôle des ganglions et leur mode d'inflammation. Prenons un exemple :

Si l'on considère le microbe pathogène comme l'ennemi, l'envahisseur de l'organisme, on peut considérer avec juste raison le globule blanc du sang (le leucocyte), comme le bon soldat, comme le défenseur qui va lutter pour protéger l'organisme.

Supposons que dans la vie réelle, l'ennemi soit signalé. Immédiatement on bat la générale, les soldats s'assemblent, et par différents chemins accourent à l'ennemi qu'ils enveloppent et anéantissent.

De même, dans la vie organique, supposons la présence d'un microbe pathogène. Immédiatement il y a *fièvre*, les ganglions correspondants s'enflamment, se gonflent, deviennent turgescents *(adénite)* et par les différents vaisseaux lymphatiques, envoient des leucocytes qui arrivés sur le champ de bataille, passent à travers la tunique des capillaires, enveloppent le microbe et le détruisent, le digèrent. L'organisme est alors sauvé.

(Phénomène de la Phagocytose de Metchnikoff).

Mais, supposons que l'organisme soit en état de

moindre résistance ou que, pour une raison quelconque, les leucocytes, au lieu de vaincre, soient vaincus, digérés, anéantis par les microbes pathogènes. Que se passera-t-il alors?

De même que, dans la vie réelle, l'ennemi vainqueur s'avancera sur la route et arrivera à la citadelle dont il s'emparera, de même, dans la vie de l'organisme, il y aura inflammation des vaisseaux lymphatiques qui aboutissent au ganglion *(lymphangite)*, il y aura inflammation et suppuration du ganglion lymphatique lui-même. L'*Adeno phlegmon* se trouvera constitué. On conçoit la gravité possible d'un pareil accident.

Pour nous résumer, nous dirons que l'adénite est une complication constante, banale de la carie dentaire ; que l'adeno-phlegmon, complications moins habituelle ne constitue nullement une exception, malgré sa gravité.

Dans ce cas, il est de règle de pratiquer l'ablation des ganglions atteints. C'est une véritable opération laissant toujours des cicatrices indélébiles fort regrettables chez les jeunes filles.

Remontons le cours des responsabilités. Tout à fait au début, nous verrons le petit point de carie dentaire que le dentiste eût sûrement arrêté en dix minutes, que l'hygiène buccale eût probablement évité.

Nous venons de montrer un certain nombre d'exemples de complications de la carie dentaire. Il ne faudrait pas que le lecteur puisse croire que ce sont des épouvantails créés pour les besoins de la cause. Ce sont malheureusement des faits tirés de la pratique courante. Que le lecteur veuille donc bien considérer d'une part la gravité des résultats, d'autre part l'infimité de la cause première. Il jugera ensuite, en conscience, si ce n'est pas une action bonne et utile que de proclamer la nécessité de l'hygiène buccale préventive.

Et cependant ce n'est pas tout.

Prenons, si vous le voulez bien, un exemple :

Voici une jeune fille de 17 ou 18 ans. Elle a déjà, à part les caries, bien des chicots dans la bouche (1). Nous pouvons dire qu'à un moment donné, elle pourra avoir, de ce simple fait, de graves accidents.

Coupures septiques

On comprend fort bien, en effet, que ces chicots aux pointes aiguës vont fatalement provoquer des piqûres, des coupures de la langue ou des joues, blessures d'autant plus dangereuses qu'elles sont produites dans un milieu essentiellement septique et qu'elles peuvent donner lieu à des inflammations parfois très alarmantes.

Accidents de dents de sagesse

Ces accidents vont également revêtir une gravité inaccoutumée dans ces bouches remplies de chicots, ils vont nécessiter souvent de véritables opérations chirurgicales. Je citerai à cet égard une observation personnelle.

Je fus appelé, à la campagne, auprès d'une jeune fille de 18 ans. Prise soudainement d'une inflammation terrible de la gorge, elle avait été soignée avec beaucoup de dévouement par le médecin qui, pendant les trois semaines où elle fût entre la vie et la mort, *se demanda plusieurs fois s'il ne pratiquerait pas la trachéotomie.* En effet, non seulement la malade ne pouvait prendre aucune nourriture, mais la respiration était, par moment, presque abolie à cause de l'œdème considérable de la gorge. D'autre part, les muscles masticateurs étaient contractés de telle façon que la malade n'aurait pu prendre d'aliments solides alors même que, dans sa fièvre constante, elle en eût désirés.

---

(1) J'ai vu plusieurs jeunes filles de 16 ans ayant 12 à 16 dents cariées. J'ai vu une jeune fille de 17 ans ayant 33 dents cariées dans la bouche. Ces faits sont malheureusement d'une exactitude rigoureuse. Le dernier a été observé par moi à l'Orphelinat départemental de Saint-Egrève.

Lorsque je fus appelé auprès d'elle, la contraction des mâchoires, le trismus (1) était considérable, mais le médecin avait néanmoins pu se rendre compte que le point de départ de l'accident paraissait localisé en arrière de la grosse dent du fond de la bouche. Il fallut procéder à une véritable opération, faire de l'anesthésie générale, pour vaincre par la force la contracture des mâchoires et je pus enfin procéder à l'extraction de la dent de sagesse, cause de tous ces désastres. La malade était sauvée d'une mort *certaine*.

Or, voici où je veux en venir. Je constatai que la dent de sagesse avait pour ainsi dire terminé son éruption. Le point de départ de toute cette terrible infection était donc simplement la *malpropreté de la bouche*. Des agents pathogènes s'étaient infiltré entre la face triturante de la dent et le capuchon de gencive qui la recouvrait. En résumé, *si cette jeune fille s'était brossé les dents, si elle avait pratiqué une hygiène buccale, même rudimentaire, elle n'aurait jamais eu cet accident, ni les terribles conséquences ultérieures.*

Voici une observation de la plus rigoureuse authenticité qui donnera peut être à réfléchir aux blasés, à ceux qui prétendent que le nettoyage des dents est une simple affaire de coquetterie.

Quoi qu'il en soit, cet exemple est loin de constituer une exception. Le manque d'hygiène buccale, *sans autre cause*, suffit à provoquer des accidents de dents de sagesse qui, sûrement, n'auraient jamais existé dans une bouche propre.

---

(1) Le *trismus*, contracture des muscles masticateurs, est un phénomène pathologique que l'on observe constamment, mais à un degré plus ou moins intense, toutes les fois qu'il y a inflammation de la bouche (gingivites, stomatites, piqûres, abcès, accidents de dents de sagesse). Le premier résultat du trismus est d'empêcher l'écartement des mâchoires, et par conséquent de rendre l'alimentation très difficile ou parfois impossible par la voie buccale.

Or, ces affections ont toujours des complications plus ou moins graves : angines, salpingite de la trompe d'Eustache, otite moyenne catarrhale, suppurée, inflammation des cellules mastoïdiennes, phlébite mastoïdienne du sinus latéral, méningite.

Dans un autre ordre d'idées, on voit très fréquemment des adeno-phlegmons. Nous avons observé à l'Hôpital Boucicaut, dans le service de notre éminent maître, M. le professeur Sébileau, un adeno-phlegmon à forme lente, prolongée et continue, une sorte d'adeno-phlegmon ambulant, procédant par poussées successives qu'on dût opérer trois fois.

En résumé, les adeno-phlegmons consécutifs aux accidents de la dent de sagesse peuvent varier à l'infini ; depuis la forme simple des ganglions sous maxillaires ou de la chaine carotidienne jusqu'aux terribles adeno-phlegmons diffus à marche rapide qui amènent la mort en deux jours ou même souvent en *vingt-quatre heures*.

L'angine de Ludwig est le phlegmon diffus que l'on observe le plus habituellement. Elle est plus ou moins localisée au plancher de la bouche et n'en est que plus rapidement mortelle à moins d'intervention chirurgicale immédiate, large et profonde.

Dans un autre ordre d'idées, on a observé des troubles inquiétants de la grossesse et même des avortements dus uniquement à des accidents de dents de sagesse.

Or, ne l'oublions pas, tous ces accidents, ainsi que leurs complications graves, peuvent être causés, non seulement par *l'éruption* de la dent de sagesse dans une bouche malpropre, mais aussi aux phénomènes infectieux de *la carie* de la dent de sagesse.

Or, la dent de sagesse étant un organe en voie de déchéance, de disparition, elle est beaucoup plus que toute autre, vouée à la carie.

On voit donc que les accidents de dent de sagesse sont souvent des complications de la carie dentaire.

Au risque de me répéter mille fois, je dirai encore que

*si l'on rapproche de si terribles conséquences l'infimité
de la cause qui n'est autre que le point de carie initial,
on ne peut s'empêcher de déplorer que les règles de
l'hygiène dentaire ne soient pas enseignées dans le peuple.*

Considérons maintenant un autre ordre de phénomènes.

Voici un individu qui se présente à notre consultation.
Si vous le voulez bien, examinons ensemble notre malade. Je pense que vous ne lui contesterez pas ce titre
qu'il a mérité malgré que la carie dentaire soit, en réalité,
l'unique cause de tous ses maux.

Examinons ses antécédents.

Tout jeune, à l'école, il souffrait des dents, il pleurait
des nuits entières. Adolescent, il avait souvent des abcès.
Pendant qu'il était soldat, on lui a extrait quelques molaires qui, maintenant, lui rendraient bien service.

En résumé, il a eu toutes les misères, et, ce qui plus est,
il a vingt huit ans et son estomac en a cinquante. Les traits
tirés, les yeux brillant étrangement, il fait retourner les
passants. Cet homme a faim, mais il n'ose pas manger,
il ne peut pas manger, son estomac se venge trop cruellement ensuite.

Nous sommes en face d'un dyspeptique. Arrêtons-nous
un instant et réfléchissons sur son cas.

La *dyspepsie*, ou maladie d'estomac est une maladie
fort commune.

S'il était permis de plaisanter avec un mal dont les
conséquences sont si graves, nous dirions volontiers
que la dyspepsie est une maladie à la mode. Nous n'en
voulons pour preuve que le fameux *spleen* des Anglais
qui, somme toute, n'est qu'une maladie d'estomac. Or,
dans l'immense majorité des cas, de même qu'on a dit
qu'on pouvait juger la santé d'un homme d'après son
estomac, on peut ajouter avec plus de raison encore qu'on
peut juger de la santé de l'estomac par le simple examen
des dents.

En réalité, combien voit-on de dyspeptiques qu'un appareil dentaire bien fait guérirait sûrement?

Ils ne digèrent pas, uniquement parce que la mastication acte primitif et indispensable, s'effectue d'une façon déplorable, presque nulle. Dans bien des cas, on voit des malades traîner une existence lamentable pendant des mois, des années, se nourrissant exclusivement de lait, après avoir épuisé en vain toute la thérapeutique de la quatrième page des journaux.

Or, en médecine, il est un principe immuable; c'est qu'en toute maladie il faut attaquer la cause. Dans l'espèce il est certain que la dyspepsie n'est que l'effet, le résultat de la véritable cause qui est *le manque de dents*. C'est la révélation qu'a fait à notre malade un médecin qu'il est allé consulter en désespoir de cause après avoir usé de toutes les pilules, sirops, poudres, etc., dont une savante réclame vante les effets merveilleux.

A ce moment, si notre individu va chez un dentiste consciencieux et habile, le mal pourra encore être enrayé, le malade pourra être sauvé de la mort lente, grâce à un appareil qui, suppléant à la mastication absente, lui permettra de se nourrir, de prendre des forces et de renaître à la vie. Il finit par où il aurait dû commencer. Il aurait évité bien des souffrances physiques et morales, et en plus du temps gagné, il aurait dépensé beaucoup moins d'argent.

Voici ce qui concerne le malade des villes, c'est-à-dire *la minorité*. Considérons maintenant le cas le plus général, le malade des campagnes.

Nous sommes en présence d'un villageois qui a suivi le même processus infectieux et déprimant. C'est un dyspeptique avant l'âge.

Ses parents alarmés ont profité de ce que le médecin était venu auprès d'un moribond, pour lui montrer leur fils. Le praticien lui a dit d'aller immédiatement trouver un dentiste et de faire faire un appareil.

Il se trouve que notre homme n'est pas riche, qu'il est effrayé par la perspective d'une dépense qu'il exagère, du reste. Quoiqu'il en soit, poussé par la souffrance, il se décide néanmoins à aller chez le dentiste et lui conte son cas.

Voulant disputer à la mort cet homme jeune encore, notre confrère accomplira un petit acte d'héroïsme professionnel (trop fréquent hélas!) qui malgré son obscurité, a pour le moins autant de mérite et sûrement plus d'utilité que bien des actes de dévouement social fait au grand jour de la publicité.

Le dentiste ne voudra pas entendre parler d'honoraires. Mais il lui faudra bien procéder à l'extraction de ces chicots infectés, de ces racines aux pointes aiguës, créer une base propre et saine à l'appareil futur. Qu'arrive-t-il cinq fois sur dix? que, malgré qu'on lui ait promis l'anesthésie, notre homme prend un prétexte quelconque pour remettre l'opération, et qu'en fin de compte, il ne revient plus. Il a peur, *ce n'est déjà plus un homme*. C'est un déprimé, il n'est plus capable de réagir.

Du reste, depuis longtemps il est malade, non seulement physiquement, mais aussi moralement. Il a remarqué qu'on se détourne de lui, qu'on paraît vouloir éviter sa présence. Le pauvre malheureux ne se rend pas compte qu'on se détourne de lui parce que son haleine est fétide.

Cet état moral ne peut que donner un coup de fouet à sa déchéance physique. En résumé, il attend la mort. Peut-être même la désire-t-il. Il n'aura pas longtemps à attendre, si dans un moment de désespoir, il ne hâte lui-même sa fin. La tuberculose aura vite posée sa main sur ce pauvre corps pitoyable, incapable de toute résistance et ce sera la délivrance finale.

Qu'ils sont nombreux ceux que la carie dentaire vient offrir ainsi à la tuberculose, à la mort libératrice,

LA TUBERCULOSE

Complication de la Carie dentaire.

« Exagération ! Emphatisme ! » penseront quelques-uns.

« Ce que vous dites est ridicule », diront gravement les savants. « La tuberculose est causée par le bacille de « Koch. Quel rapport voulez-vous qu'il y ait entre la tu-« berculose et votre fameuse carie dentaire. C'est de la « manie, en fin de compte, la manie de la persécution par « la carie dentaire ».

Je vois d'ici les haussements d'épaules, les sourires de pitié.

Parlez, Messieurs, souriez, plaignez mon inconscience, mais de grâce, donnez-vous la peine de réfléchir un instant.

Loin de moi l'idée de dire que la carie dentaire est la *cause déterminante* de la tuberculose. Je connais l'existence du bacille de Koch. Je sais même que beaucoup de tuberculeux meurent avec une dentition relativement superbe.

Je dis simplement ceci. La carie dentaire est une cause de tuberculose, non pas évidemment par elle même, non pas évidemment en tant que cause déterminante, mais sûrement et véritablement comme *grosse et très grosse cause prédisposante*.

On peut épiloguer à perte de vue sur ce fait, il n'en reste pas moins évident pour ceux qui ont étudié sérieusement la question.

Je dis donc que c'est la carie dentaire qui, par ses complications, a amené un individu à cet état de dépression organique, à cet état de moindre résistance, de nulle résistance.

Cet état s'est produit progressivement parce que l'individu *ne pouvait pas s'alimenter* et à plus forte raison de suralimenter, comme il aurait dû le faire pour guérir. Au point de vue de l'alimentation, *il n'y a pas le moindre doute, c'est bien la carie dentaire qui est la grande coupable.*

Alors, je vous le demande en conscience, lorsque cet individu meurt de la tuberculose, si l'on remonte le cours des responsabilités, n'est-ce pas encore la carie dentaire qui a offert à la tuberculose cette victime qui, somme toute, n'a jamais eu dans sa vie qu'une seule maladie, *la carie dentaire?*

Je le répète, on peut discuter cette théorie, la combattre, la condamner. Elle n'en subsiste pas moins dans sa tristesse, parce qu'elle est malheureusement exacte, absolue.

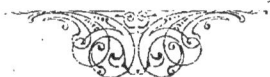

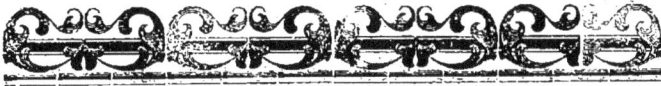

CHAPITRE II

LE REMÈDE

Et maintenant, vous tous qui lirez ces lignes, vous avez vu le mal, vous le connaissez, vous l'avez suivi pas à pas dans ses transformations multiples, dans cet engrenage pathologique de ses complications si graves.

Étonnés et quelque peu effrayés, vous vous êtes demandés si réellement des manifestations si graves et quelquefois mortelles pouvaient être issues d'une cause initiale aussi infime, aussi négligeable et méprisable, que le petit point de carie dentaire du début. Vous vous êtes même peut-être demandés s'il n'y avait pas de la part de l'auteur un parti pris ou une exagération.

Hélas, non. Ceci n'est pas une illusion ni une invention, mais la triste et lamentable réalité.

Ce qu'il y a de plus triste, surtout, c'est que dans les campagness de France, le mal accomplit lentement, sourdement et lâchement son œuvre de souffrances et de destruction. Des milliers d'enfants pleurent sans être consolés, ils brûlent de fièvre, ils sont déjà la proie de l'infection qui les tient à la tête et qui en fera des martyrs, puis ensuite des déprimés et des cadavres, à moins qu'elle n'en fasse des rebuts de l'humanité.

Croyez-vous au péril, maintenant ! Il n'y a que les ignorants ou les sceptiques, les superficiels qui puissent le nier.

Or, que faut-il pour vaincre ce mal qui se dresse si menaçant ?

C'est sans doute un effort immense que la Société devra faire. C'est une organisation à créer de toutes pièces. C'est en somme une utopie, un rêve irréalisable que cette lutte sociale contre la carie dentaire.

Très heureusement, il n'en est pas ainsi.

Par un phénomène étrange, ce mal colossal se trouve être un monstre aux pieds d'argile ; et ce monstre redoutable se laisse vaincre par un petit enfant, à condition que cet enfant pratique un remède simple, facile, souverain : l'**Hygiène buccale.**

HYGIÈNE BUCCALE

Toutes les souffrances, tous les maux, que nous avons décrits au commencement de cet ouvrage sont causés par la carie dentaire ou ses complications. De même qu'ils sont issus d'une même cause, une seule et même précaution, suffira à les éviter.

Théoriquement, en effet, l'hygiène buccale doit empêcher toute carie dentaire.

Mais la perfection n'existant malheureusement pas, le nettoyage des dents n'est jamais absolument parfait.

On peut donc affirmer et proclamer que si l'hygiène buccale n'empêche pas toute carie, en revanche (surtout, si elle est pratiquée dès l'enfance) elle rend la carie exceptionnelle, elle permet les soins ultérieurs qui suffiront amplement à éviter toute souffrance, toute complication infectieuse.

On peut donc dire qu'elle est le préventif et le remède souverain de la carie dentaire et de tous les maux qu'elle engendre.

Voici une vérité précieuse qui devrait être connue de tous, qu'il importe de faire pénétrer, par tous les moyens possibles, dans les masses populaires, dans toutes les collectivités sociales.

Définition de l'hygiène buccale

Elle consiste dans l'ensemble des diverses pratiques propres à conserver, non seulement la santé de la bouche et des dents ; mais, aussi par ce moyen la santé générale.

Avant d'entrer dans les détails de la réalisation de l'hygiène bucale, il faut démontrer son utilité.

Au point de vue général.

La bouche est le paradis des microbes. La respiration, l'alimentation amènent constamment des germes qui trouvent dans cette cavité les conditions les plus propices à leur développement : humidité, chaleur, obscurité relative.

Les microbes pullulent donc dans la bouche, et, même chez l'individu absolument sain et bien portant, ils sont innombrables. Mais dans ce cas, ils sont indifférents. Pour qu'ils deviennent virulents, pathogènes, aptes à produire une maladie déterminée, il suffit de ce qu'on appelle un *état de moindre résistance*, amené par un traumatisme, un état de déchéance physique ou morale, ou même par une lésion locale (coupures par chicots).

Dans ces conditions, il est évident que *si ces microbes sont balayés, s'ils ne séjournent pas dans la bouche, ils ne pourront plus pénétrer dans l'organisme et déterminer une infection, une maladie.* L'hygiène buccale aura donc accompli une œuvre magnifique au point de vue de la préservation des maladies, au point de vue de la santé générale.

C'est ainsi que l'on peut dire hardiment que bien des maladies graves et mortelles ne se seraient jamais déclarées si l'individu avait pratiqué habituellement le brossage des dents.

Au point de vue local.

L'hygiène buccale s'oppose au développement de la carie dentaire, en empêchant le dépôt du tartre qui, dans ses stratifications, enferme les microbes de la carie et les fixe sur les dents.

Ainsi non seulement l'ennemi est rejeté hors de la bouche par l'hygiène buccale, mais celle-ci, par surcroît, conserve à l'organisme ses meilleurs agents de défense, de résistance par la nutrition ; les dents.

En outre, et sans qu'il soit nécessaire de s'appesantir sur ce fait, l'hygiène buccale considérée au point de vue de la propreté la plus élémentaire, empêche la fétidité de l'haleine. Elle conserve aux dents leur blancheur. Par la conservation des dents, elle évite l'affaissement des joues et les rides disgracieuses. Elle assure la rectitude de la prononciation et l'esthétique générale du visage.

Comment faut-il se nettoyer les Dents?

L'hygiène buccale est réalisée par l'emploi de la brosse à dents et d'un dentifrice, suivi de bains de bouche antiseptiques.

Brossage

Nous rejetons d'une façon absolue l'usage de tout autre mode de nettoyage que la *brosse* et la brosse *avec des poils*. Les brosses en caoutchouc ne nettoient que les surfaces saillantes et accumulent toutes les saletés entre les dents. Leur usage est donc nuisible, et, à plus forte raison, on peut le dire de la méthode qui consiste à coiffer son doigt d'un linge ou d'un mouchoir pour frotter les dents. Je vais plus loin. Je me demande s'il ne vaudrait pas mieux ne pas se nettoyer du tout les dents plutôt que d'accumuler entre elles toutes les particules alimentaires, et de créer ainsi *soi-même* des caries intersticielles.

Il faut donc que le nettoyage de la bouche et des dents soit effectué au moyen d'une brosse à poils moyennement raides sans exagération. En tout cas, il ne faut pas employer des poils de blaireau, beaucoup trop mous, qui s'écrasent et ne pénètrent pas entre les dents.

On doit se brosser les dents lentement, sur toutes les faces, dans tous les sens, et surtout *de haut en bas*, de façon à éviter l'accumulation des matières dans les interstives dentaires.

De plus, *on ne doit pas faire saigner les gencives*. En effet, toute piqûre, toute lésion est une porte d'entrée ouverte à l'infection. On conçoit que cette vérité soit encore plus vraie dans la bouche, milieu constant de fermentations pathogènes. C'est déjà bien assez lorsque les gencives saignent naturellement. Dans ce cas, il suffira que le dentiste enlève le tartre, cause de tout ce mal par sa pénétration entre la dent et la gencive qu'il écarte et violente, amenant ainsi la distension des vaisseaux.

On voit donc qu'il ne suffit pas de se brosser les dents, mais qu'il faut les brosser *convenablement*. C'est ainsi que beaucoup de personnes se nettoient soigneusement les dents après chaque repas et sont très étonnées de voir apparaître des caries entre les dents. Elles sont naturellement désolées et arrivent à en rendre responsable l'hygiène dentaire elle-même qui, suivant elles, n'a servi à rien. Ceci démontre qu'il ne suffit pas de se rendre compte de la nécessité de certains principes d'hygiène, qu'il ne suffit même pas de les pratiquer ; mais qu'il importe surtout de savoir *comment* il faut les pratiquer.

Du reste, l'observation démontre la vérité de ce que nous avançons au point de vue de la nocivité du brossage latéral, au moins en finissant. Voyez en effet, une jeune femme de la campagne à qui, malheureusement pour elle, on n'a jamais expliqué la nécessité des soins de la bouche. Toutes ses dents de devant (ses molaires n'existant probablement plus) sont cariées dans les interstices (entre les dents comme on dit dans le public). Pourquoi ? Parce que les muscles des joues et des lèvres, faisant office de brosses, ont balayé entre les dents le tartre et les particules alimentaires.

N'en est-il pas de même en cas d'usage inconsidéré de la brosse à dents ?

Pour nous résumer, nous dirons donc qu'il faut brosser les dents *doucement, lentement sur toutes les faces*.

mais surtout au moins en terminant, *de haut en bas.*
Nous ajouterons que, la brosse une fois en place dans la
bouche, il faut écarter les maxillaires le moins possible,
de façon à obtenir le relâchement des muscles de la joue.

Cette petite précaution permet le libre passage et l'ai-
sance des mouvements de la brosse qui, dans ce but,
doit être un peu volumineuse.

De même, il est bon de s'habituer à garder, pendant le
nettoyage, un peu de liquide dans la bouche, de façon à
recueillir les particules balayées par la brosse. Mais ceci
n'est pas strictement indispensable.

Voici encore une observation. Nous avons dit plus
haut qu'il fallait nettoyer les dents sur *toutes* les faces.
C'est vrai ; mais il y a néanmoins deux endroits où le brossage doit être pratiqué d'une façon plus minutieuse. Ce
sont les deux endroits où dans la bouche, le tartre est
déposé le plus abondamment.

1° Sur la face externe des grosses molaires supérieures
qui se trouve en face du canal d'excrétion de la principale
glande salivaire. Le tartre étant un dépôt de la salive, il
est naturel qu'il y en ait une plus grande quantité, en
cet endroit.

2° Sur la face postérieure des incisives inférieures,
contre laquelle la langue, faisant fonction d'hélice, vient
constamment déposer le tartre répandu dans la salive du
plancher de la bouche.

Dentifrices

Ce sont les produits que l'on emploie avec la brosse et
qui sont destinés, non seulement à agir mécaniquement,
mais aussi à ajouter au brossage leur action particulière
au point de vue chimique. C'est ainsi, par exemple que le
Carbonate de chaux et le Carbonate de magnésie sont
employés couramment dans les différents dentifrices
(poudres, savons, pâtes) parce qu'ils neutralisent les acides
buccaux qui sont les produits nuisibles de certains microbes.

Un bon dentifrice doit réunir les conditions suivantes : être généralement alcalin, être antiseptique sans être caustique, ne pas rayer l'émail, tonifier les gencives, avoir autant que possible, un goût agréable, être soluble dans la salive.

Ce dernier point a sa grande importance. Le simple bon sens suffit, en effet, à démontrer que, du moment que l'hygiène buccale a pour raison et pour but de débarrasser les dents des corps étrangers, *il ne faut pas en amener d'autres.*

C'est précisément ce qui se produit lorsque le dentifrice est composé de particules insolubles dans la salive.

De même, il y aura un grand danger pour les dents si le dentifrice est composé de substances qui puissent rayer l'émail. Car il est évident qu'une rayure de l'émail est une porte d'entrée ouverte à la carie dentaire. C'est ainsi que l'on ne doit jamais employer la pierre ponce, le sucre, l'alun, le quinquina, l'iris, le corail et le charbon pulvérisé.

Ces deux dernières substances partagent la faveur du public malgré leur nocivité absolue facile à démontrer.

Outre l'immense inconvénient de rayer l'émail, il arrive, en effet, que des particules infinitésimales de charbon ou de corail pénètrent entre la dent et la gencive produisant une véritable inflammation de cette dernière, non seulement par la violence de la distension, mais aussi parce que les particules viennent littéralement s'incruster, formant aux dents une sorte de liseré rouge ou noir, suivant qu'il s'agit de corail ou de charbon.

Il y a un dentifrice qui, quoique n'étant pas complètement dépourvu d'inconvénients, doit cependant être regardé comme se rapprochant de l'idéal, c'est le savon. On peut lui reprocher sa teneur en potasse qui dans une certaine mesure, pourrait irriter la muqueuse buccale. On oublie qu'un bon bain de bouche enlève la potasse qui n'a pas eu, du reste, le temps d'agir. On oublie surtout que le savon a un grand avantage, celui de dissoudre les graisses qui subsistent forcément dans la bouche et sur les dents après un repas. Nous croyons donc que — sauf pour certaines muqueuses particulièrement sensibles — le savon est un dentifrice que l'on doit conseiller au moins de temps en temps. J'ajouterai que le savon peut être le dentifrice des pauvres, le dentifrice de ceux qui ne peuvent pas s'en procurer d'autre, car il nettoie parfaitement, et il réalise ainsi très simplement ce que l'on demande à grands frais aux dentifrices les plus compliqués.

Je dirais donc volontiers que le savon est le dentifrice idéal, mais ici je m'arrête, car je reconnais à ce produit un grand défaut, son mauvais goût. Il arrive malheureusement que certaines personnes, ne pouvant surmonter ce dégoût, préfèrent ne pas nettoyer leurs dents. On peut donc reprocher au savon d'avoir éloigné certaines personnes de la pratique de l'hygiène buccale. Je préférerai donc au savon la craie en poudre.

En résumé, je dirai ceci : L'idéal est de se brosser les dents avec une poudre formulée par le dentiste qui, seul, peut se rendre compte des indications qui varient suivant l'état buccal de chaque individu.

Si vous ne pouvez pas consulter le dentiste, gardez-vous bien de vous servir des poudres du commerce, avec lesquelles vous avez au moins une chance sur deux de nuire à vos dents.

Méfiez-vous en malgré leur renom qui n'est dû qu'à la réclame, malgré leur nom où figurent des titres médicaux ou religieux presque toujours faux, qui, d'ailleurs ne prouvent rien. Si vous demeurez à la campagne, loin d'un dentiste, prenez de la craie pilée, et en toute dernière extrémité, le savon.

Le dentifrice idéal sera trouvé lorsqu'on pourra prescrire une poudre extrêmement antiseptique, non caustique, soluble dans la salive, d'un goût agréable, et de prix très réduit.

Les progrès de la science nous permettent de prévoir

le jour prochain où sera trouvée cette poudre, qui grâce à son prix de revient négligeable, pourra enfin être distribuée aux écoliers et aux soldats, pour le plus grand bien de la santé publique.

Bains de bouche ou gargarismes

Maintenant que la bouche est balayée, nous pouvons utilement en faire l'antisepsie au moyen de liquides (eaux ou élixirs dentifrices). Si nous avions employé ces liquides sans avoir préalablement nettoyé les dents, l'action antiseptique se serait épuisée sur toutes les impuretés de la bouche, maintenant balayées.

Cette antisepsie de la bouche sera précieuse puisqu'elle stérilisera, ou tout au moins, mettra en état de moindre résistance, les germes pathogènes répandus à profusion dans la cavité buccale.

Elle n'aura sa pleine efficacité et son utilité sur la santé générale que par suite du brossage des dents, dont elle est inséparable.

Les substances antiseptiques employées en hygiène buccale sont très nombreuses. Je citerai entre autres les solutions très étendues de thymol, d'acide phénique, de permanganate de potasse, de salol, d'eau oxygénée.

Le principal est que la substance soit employée à un titre antiseptique et non pas caustique, auquel cas le remède serait pire que le mal.

Nous réservons pour la fin deux antiseptiques bien différents, l'eau salée, antiseptique buccal du pauvre, et l'alcool de menthe qui, sans être cher puisqu'on se borne à en mettre quelques gouttes dans un verre d'eau, a un goût excellent, fort appréciable après l'usage du savon, par exemple.

On doit conserver le liquide dans la bouche pendant un certain temps. C'est ce qui caractérise *le bain de bouche*. Il est bon néanmoins de se gargariser un peu, en même temps. Cette pratique en amenant l'antiseptique au contact des amygdales, ne saurait avoir qu'un effet fort utile.

Grattage de la langue

Ce mode de nettoyage, pour n'être pas usité, n'en est pas moins d'une utilité incontestable. Nous prétendons même que le grattage de la langue est *indispensable*.

Supposons, en effet, une chambre qui soit sale. Nous nous épuisons à en nettoyer consciencieusement toutes les faces, et nous n'oublions que *le plancher* de cette chambre. N'en est-il pas exactement de même de la bouche ? avec cette circonstance aggravante que les papilles de la langue abritent une infinité de micro-organisme qui échappent ainsi au nettoyage ordinaire.

Ce raisonnement est si simple, si naturel, qu'en Indo-Chine, par exemple, on trouve des nécessaires de toilette affectant la forme d'un trousseau dont les clés auraient été remplacées par différents petits instruments. *Or en bonne place figure toujours une sorte de racloir à langue.* Les Parisiennes s'esclafferaient devant un pareil instrument, les Annamites souriraient simplement de notre ignorance des principes les plus élémentaires de l'hygiène ; mais en eux-mêmes ils auraient une triste idée de notre belle civilisation. Dans ce cas, ils n'auraient pas tort.

A quel moment doit-on se nettoyer les dents ?

Combien de fois par jour ?

Voici des questions que l'on fait souvent au dentiste.

En théorie, la réponse est très simple. Comme on doit se nettoyer les mains chaque fois qu'elles sont sales : de même, on doit se nettoyer les dents *après chaque repas*.

Mais la pratique est souvent différente de là théorie.

Les personnes qui se nettoient les dents après chaque repas sont rares, et cependant cela est simple, prend peu de temps et nécessite peu de mise en scène.

En revanche, cela procure un tel agrément qu'on ne peut réellement plus s'en passer. Une personne habituée à se nettoyer la bouche après chaque repas souffre réellement lorsque, dînant en ville par exemple, elle ne peut s'acquitter de cette pratique de propreté. Il lui semble que sa bouche est pâteuse, tandis qu'après le nettoyage, elle a la sensation d'avoir une bouche propre, nette et saine.

A cet égard, l'usage du *rince-bouche*, bien qu'il ne réalise pas un nettoyage de la bouche, est néanmoins une bonne chose.

Quoi qu'il en soit, on peut admettre qu'au point de vue général, et par suite de diverses circonstances, on ne puisse demander qu'un seul nettoyage de bouche par jour. Nous nous résumerons donc en disant : Il faut procéder au nettoyage de la bouche et des dents sinon après chaque repas, au moins après celui du soir. Mais pour être moins exposé à oublier, il faut le faire le soir en se couchant.

Voici une règle absolue, sans aucune exception :

Pourquoi le soir, et non pas le matin, me direz-vous ?

Suivez mon raisonnement. Il est évident — n'est-ce pas ? — que le but que nous nous proposons d'atteindre, c'est l'abolition des fermentations, principes de la carie et d'une foule de maladies.

Or, plus les particules alimentaires séjourneront dans les interstices dentaires, plus ces fermentations seront nombreuses et dangereuses. Dans ces conditions, si vous vous nettoyez les dents à 7 heures du matin seulement, les particules alimentaires auront séjourné 12 heures dans la bouche : le mal sera fait. *Celui qui se nettoie les dents seulement le matin est semblable à celui qui va chercher les pompiers lorsque sa maison est brûlée.*

En résumé, nettoyez-vous les dents, et surtout faites nettoyer celles de vos enfants, sinon après chaque repas, au moins après celui du soir, ou le soir en vous couchant.

Nettoyage dans certains cas spéciaux
Dents déchaussées

Il arrive souvent, surtout chez les personnes dont les dents sont déchaussées, que les interstices dentaires des grosses molaires, par exemple, affectent la forme d'un triangle à base tournée vers la gencive. Les particules alimentaires viennent se nicher dans ces cavités intersticielles et échappent ainsi au nettoyage effectué par la brosse. Cet inconvénient, outre qu'il procure un agacement très pénible, offre un véritable danger au point de vue local.

Le déchaussement est, en effet, caractérisé par ce fait que la gencive qui, normalement doit enserrer la dent sur l'émail, occupe un niveau inférieur, et — chose grave — n'enserre plus l'émail, mais le cément supérieur de la racine, *tissu beaucoup moins résistant à la carie dentaire.*

Comme d'autre part, les particules alimentaires qui, nous l'avons expliqué plus haut, séjournent dans les interstices dentaires, sont ainsi en contact permanent avec le cément, la rapidité de la carie est, dans ces conditions, beaucoup plus grande, et la douleur bien plus vive que dans la carie ordinaire.

Ces dépôts alimentaires intersticiels ont encore un gros inconvénient : c'est l'odeur de fermentation qui s'en dégage. En outre ces fermentations constantes ne sont pas sans influence nocive sur la gencive et les tissus sous jacents. Il en résulte une rougeur, une inflammation constante de la gencive et aussi du ligament alvéolo dentaire (périodontite). La dent est extrêmement sensible. Très légèrement soulevée, elle semble au malade dépasser de beaucoup toutes les autres, à tel point que lorsqu'il ferme les mâchoires, c'est toujours cette dent qui supporte le choc.

On conçoit donc que, pour éviter tous ces invénients résultant des dépôts alimentaires qui séjournent dans les interstices dentaires, il y ait lieu d'empêcher ces dépôts. On se sert habituellement, dans ce but, du cure-dents.

Cure-dents

Malgré l'utilité incontestable de son emploi, je ne suis guère partisan de l'usage du cure-dents, et surtout de son *abus* que l'on observe souvent. Il provoque fatalement des piqûres et des érosions de la gencive. Certaines personnes l'emploient même sans nécessité évidente, à seule fin de faire saigner les gencives. Or, au risque de me répéter, je dirai qu'il faut bien savoir que toute piqûre est une porte d'entrée offerte à l'infection, danger d'autant plus grand dans la bouche, que cette cavité est le réceptacle d'une multitude de germes pathogènes.

Je prétends, en outre, qu'un cure-dents en plume que l'on porte des semaines entières dans sa poche, est toujours non seulement sale, mais septique. Je parle naturellement du cure-dents personnel.

Les cure-dents placés dans des récipients sur les tables de restaurants sont beaucoup plus dangereux, car il arrive souvent qu'après s'en être servi, un client le remet en place. Je n'exagère malheureusement pas, et on a cité de nombreux cas de syphilis transmise de cette façon.

Il faut donc rejeter nettement l'usage du cure-dents en plume. Les personnes qui ne pourraient se passer de ce petit instrument n'auront qu'à se procurer des cure-dents composés d'une lame métallique (or, argent), pouvant rentrer dans un manche creux. On peut nettoyer la lame, et même la stériliser. D'autre part, elle est renfermée dans un manche et échappe, de ce fait, à mille souillures.

Fils de soie

Pour nettoyer les interstices dentaires on emploie aussi des fils de soie cirée que l'on passe entre les dents.

L'inconvénient d'une coupure possible est atténué, sans cependant cesser d'exister.

Injections

Nous croyons que ce système offre tout intérêt. Il consiste à pratiquer une petite injection au moyen d'une poire en caoutchouc ou d'une seringue coudée afin de permettre l'accès des dents du fond de la bouche.

On peut objecter que ce système n'est pas pratique pour les voyageurs. Ce qui est certain, en tous cas, c'est que l'injection constitue un nettoyage mécanique parfait, balayant toutes les particules alimentaires, évitant toute blessure de la gencive, évitant la périodontite si doulou-reuse et la carie intersticielle si rapide.

OBSERVATION GÉNÉRALE

Un principe qui domine toute l'hygiène buccale est le suivant :

Au moins deux fois par an, allez faire examiner votre bouche par le dentiste.

Lui seul peut découvrir les caries au début, les traiter et les guérir, éviter ainsi bien des douleurs, bien des inquiétudes. Si, au contraire, vous ne vous décidez à aller chez le dentiste que contraint par la souffrance, il sera peut-être trop tard.

Cette précaution est encore plus utile pour l'enfant, puisqu'elle a pour effet immédiat l'intégrité de la masti-cation et, par suite, de la santé, de la résistance physique.

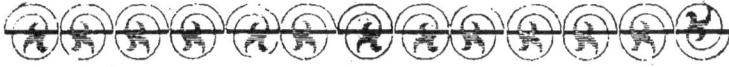

CHAPITRE III

LES
ERREURS POPULAIRES

Nous avons vu le mal, nous avons vu le remède. Il nous faudra donc examiner les divers moyens de lutter contre le mal, de propager le remède.

Mais, à ce point de notre tâche, nous nous trouvons arrêtés par un obstacle qui n'est pas négligeable, par les préjugés et les croyances de toutes sortes qui forment entre l'hygiéniste et le peuple une barrière épaisse, accumulée par les siècles, par la tradition, par l'hérédité.

Il nous faudra donc, en premier lieu, rompre définitivement avec ces préjugés, qui beaucoup plus qu'on ne le croit généralement, ont encore cours, de nos jours, dans les campagnes et même dans les villes. Il nous a semblé que cette étude pouvait offrir un intérêt général. Nous n'avons rien négligé dans ce but.

Après une étude historique, nous passerons au moyen-âge, champ de bataille où l'astrologie, la superstition et le fanatisme religieux ont produit une merveilleuse éclosion de préjugés naïfs et macabres en ce qui concerne les maux de dents.

Un chapitre sera consacré ensuite aux Saints guérisseurs spécialistes des maladies de la bouche et des dents.

On trouvera ensuite une étude sur les charlatans ; non seulement sur les anciens empiriques qui parcouraient les campagnes, mais aussi sur les charlatans modernes contre lesquels il est bon de mettre en garde les braves gens.

Nous aurons ainsi passé en revue les vieux préjugés. Nous pourrons alors aborder l'étude des préjugés, des erreurs modernes, des légendes curieuses qui déforment l'esprit du peuple, qui le mettent en garde contre les conseils du médecin. Ayant sous les yeux les éléments d'histologie dentaire que nous avons placés en tête de cet ouvrage, le lecteur pourra facilement avoir la preuve scientifique de ces erreurs, les condamner en toute conscience et contribuer ensuite à les combattre en toutes circonstances.

LES

PRÉJUGÉS ANCIENS

RECHERCHES HISTORIQUES

Si nous remontons au début de la médecine, nous voyons Hippocrate émettre l'opinion que la carie dentaire est provoquée par un amas de phlegme sous les racines.

Celse, qui vécut de — 23 à + 45 de l'ère chrétienne, conseille, pour l'obturation des dents, d'enfoncer dans la carie un petit morceau d'ardoise enveloppé dans de la laine.

Ce sont les tâtonnements inévitables au début de toute science médicale. Mais avec Pline l'ancien, nous entrons en pleine fantaisie.

Il commence par dire que la femme a quatre dents de moins que l'homme. Comme il s'agit des dents de sagesse, ne serait-ce de sa part qu'un gracieux euphémisme pour nous apprendre que, de son temps, les femmes étaient plus méchantes ou moins sages que les hommes ?

Quoi qu'il en soit, il fait ensuite une grave révélation : La dent humaine, dit-il, contient un poison mortel pour les couvées de pigeons. Aux personnes désireuses d'éviter les douleurs dentaires, il conseille sérieusement de manger une souris tous les deux mois, ou d'employer un cure-dents fabriqué avec une dent d'individu décédé de mort violente.

Si les douleurs apparaissent néanmoins, il affirme qu'elles seront sûrement guéries par des applications de cendre de tête de loup, de présure de lièvre, de corne de cerf ou d'os d'astragale.

Pour ce qui est des dents cariées, il faut les remplir de poudre de foie de lézard ou d'excréments de souris.

Enfin, aux personnes désireuses de consolider leurs dents branlantes, il n'hésite pas à conseiller de les frotter avec des excréments agglutinés à la queue des moutons, recueillis soigneusement, séchés au soleil, puis réduits en poudre.

Voici des remèdes au moins bizarres, sinon de propreté douteuse. La suggestion devait évidemment jouer un rôle considérable chez les sujets.

C'est ainsi que nous voyons Galien (131 après J.-C.), prescrire contre les accidents de dentition une mixture savante composée de lait de chienne et de cervelle de lièvre. Il conseille également de faire porter au cou de l'enfant une corne desséchée de vieux colimaçon.

Nous devons rapprocher de cette pratique l'usage de suspendre au cou des enfants des billets, des prières, des charmes contre le mal de dents, Plus tard, nous verrons les bébés porter au cou des pattes de taupe ou de souris (1), des cerveaux de vipères, des colliers de perles et de racines de pivoine, de l'ambre, de l'agathe, une dent de loup, du sureau, du corail.

Cet usage ne s'est-il pas perpétué jusque dans notre siècle de lumière où certaines mères de famille font porter à leur enfant des colliers d'ambre, d'os ou de corail (2).

Du reste, l'époque de la dentition a toujours été fort redoutée des parents de toutes les époques. Aussi voyons nous un grand nombre de préjugés, de remèdes étranges contre les accidents de dentition. Nous assistons, en somme, aux efforts impuissants de nos ancêtres cherchant à préserver leurs enfants de la douleur.

---

(1) On remarquera la fréquence des remèdes tirés de la taupe et de la souris. Ces deux animaux étaient, en effet, la personnification de l'étoile polaire, regardée comme ayant une grande influence sur la maladie et la douleur. La planète Mercure avait la même réputation.

(2) « Le corail, outre sa renommée contre les ensorcellements, l'épilepsie, la foudre, « les tempestes marines; faict pousser les dents aux enfants si on le leur fait mordre continuellement avec les gencives et ainsi, les dents poussent facilement et sans douleur. »

On enfonçait des dents de lait dans une chaise pour éloigner le démon du mal de dents. On promenait autour de l'enfant une noisette double ou la patte d'une taupe ou d'une souris prises vivantes.

Lorsque l'on voyait qu'un enfant allait percer ses dents, on fabriquait un gâteau d'avoine, de beurre et de crème en y ajoutant quelquefois une bague. Celui qui le préparait et le faisait cuire ne devait prononcer aucune parole. Le gâteau une fois cuit, on le donnait à l'enfant qui après s'en être amusé, le mordillait, le brisait en parcelles que les assistants s'empressaient de recueillir soigneusement car elles avaient la propriété de préserver du mal de dents.

Aussitôt qu'une dent de lait paraissait, la mère donnait au bébé un soufflet sur l'oreille pour faciliter la poussée des autres dents.

La période du remplacement des dents de lait par les dents permanentes avait aussi son cortège de préjugés. On croyait amener ainsi la régularité des dents de remplacement et éviter la douleur.

C'est ainsi que la mère devait avaler la première dent qui tombait.

Un autre usage consistait, pour une dent du haut, à la jeter par dessus le toit de la maison; pour une dent du bas, à l'enterrer dans les fondations. De même, on pouvait simplement l'enterrer au pied d'un chêne. Mais surtout, il ne fallait pas perdre la dent ou la jeter par terre, car, si par malheur, un animal la rongeait ou l'avalait, la dent de remplacement qui poussait à l'enfant se trouvait être une dent de cet animal (1).

---

(1) Ce préjugé est encore très répandu de nos jours : « Si un chien ou un porc mange une de vos dents, il vous poussera sûrement une dent de chien ou de porc. » Mais il s'est transformé avec le temps, car il ne s'agit plus seulement d'une dent de lait, mais de toute dent, qu'elle tombe naturellement ou qu'elle soit extraite chez le dentiste. Le patient insistant pour emporter sa dent, on finit par lui en faire avouer la raison.

On envoyait encore l'enfant près d'une fourmilière, mâcher du pain noir et le cracher à terre. Si les fourmis mangeaient le pain, le mal devait être guéri. De même, un préjugé consistait à jeter la dent dans un coin noir, en prononçant les paroles suivantes : « Souris, je te donne une dent d'or, donne m'en une de fer. »

Pour la guérison des maux de dents chez l'adulte, les mêmes moyens que ci-dessus pouvaient être employés, mais il y en avait un nombre bien plus considérable. Les générations successives s'ingéniaient à tâcher de soulager ce mal redoutable ; et, dans la plupart des cas, on avait tellement foi en la guérison qu'on obtenait un soulagement réel, surtout lorsqu'il s'agissait de névralgies.

On se gargarisait la bouche avec des infusions bizarres et même avec de l'urine (1). Il fallait, il est vrai, que cette urine eût été émise par un enfant de 15 ans mis à l'usage du vin.

Pourquoi nous étonner d'un pareil remède dans un temps où l'urine servait de base à différents médicaments : esprit igné, sel volatil, magistère, essence d'urine. C'était l'époque où les belles dames, pour dissiper leurs vapeurs, employaient de l'huile ou de l'eau stercorale tirées des excréments humains, en même temps que des pilules, de la poudre de mumies, tirée de momies d'Égypte plus ou moins authentiques.

Pour en revenir aux maux de dents, un remède consistait à aller se promener au printemps et à couper au ras du sol, avec ses dents, la première fougère qu'on apercevait. Un autre, sûrement beaucoup moins poétique, était celui-ci : Le malade devait aller dans un cimetière, puis, *avec ses dents,* arracher une dent sur un crâne, ou bien toucher sa molaire malade avec un fémur.

---

(1) Strabon rapporte que les Ibères, les Cantabres et quelques peuplades gauloises se lavaient les dents avec leur urine.

Sans en arriver à cette extrémité, il pouvait se contenter de la toucher avec le premier clou qui avait servi à
fermer un cercueil.

Les clous paraissent avoir, du reste, une grosse
influence sur les douleurs d'origine dentaire. On pouvait
se percer la gencive avec un clou que l'on enfonçait
ensuite dans une poutre de bois à hauteur de la tête. Sans
effusion de sang, on pouvait tout simplement fixer un
clou dans un chêne ou l'enfoncer dans la poutre qui
supportait le toit de la maison. De même, le clou pouvait
être remplacé par une écharde d'écorce de saule piquée
dans la gencive et que l'on replaçait ensuite sur l'arbre,
couverte de boue.

On constate certaines pratiques baroques : cracher dans
la gueule d'une grenouille en la priant de vous enlever
le mal de dents, faire tenir de l'ail pilé dans la main
du côté malade, mettre la chaussette du pied gauche la
première. On croyait que les gens qui avaient « les
œillères de dessus doubles » étaient indubitablement
voués à une mauvaise fortune.

La religion se mêlait, du reste, à la superstition.
Une légende prétendait, qu'au jour du jugement dernier,
il faudrait retrouver toutes ses dents excepté celles
que l'on aurait jetées au feu après y avoir mis du sel. Il
fallait dire en même temps « Bonne dent, mauvaise dent,
mon Dieu, je t'en prie, envoie moi une bonne dent. »

Une pratique infiniment douce était la suivante : « Piquer
la gencive avec trois fers à plisser, au nom de la Très
Sainte Trinité *jusqu'à ce que le patient s'évanouisse* ». Il
semble, en effet, que lorsque le patient était en syncope,
il ne devait plus sentir son mal de dents.

Nous sommes en pleine période du Moyen-Age où fleu-
rissent l'orviétan, la thériaque, remèdes secrets et bizarres.
Dans un livre édité à Francfort en 1698, « *Flagellum
salutis* », le médecin allemand Paullini, élève le fouet au
rang de remède universel. Après avoir analysé ses indi-

cations particulièrement précieuses « dans les professions
ecclésiastique et mondaine », il recommande la flagellation
contre les maux de dents. Sans abonder dans le sens de
l'auteur allemand, nous devons avouer que dans bien des
cas, une bonne fessée bien appliquée suffirait à faire, en
effet, tout au moins de la révulsion, sinon davantage,
contre le mal de dents. Le procédé est assez curieux pour
que nous ayions cru devoir le signaler.

Le chien servait à composer bien des remèdes odontalgiques :

Tout d'abord, ses dents calcinées, avaient une grande
réputation. Il en était de même des dents du cheval, et
aussi de ses excréments que l'on employait en cataplasmes dans les abcès dentaires.

Mais le meilleur cataplasme était un petit chien ou un
pigeon partagés en deux tout vivants et appliqués sur la
surface douloureuse. Une servante, souffrant des dents,
on lui conseilla de se mettre sur la joue un petit chien
nouveau né. Au bout d'un certain temps, « le petit chien
se mit à aboyer et à courir, avec toutes ses dents malades ». La servante était guérie.

Le lait de chienne servait dans une foule de préparations odontalgiques ; de même que la graisse de chien et
le baume canin ou huile de petits chiens. Pour ce dernier
remède, il fallait se procurer « un petit chien ou une
chienne braque qui ait ouvert les yeux depuis peu de
temps, couper par petits morceaux et mélanger avec des
sortes de vers de terre et des pains de genièvre ». C'est
poétique et appétissant au possible.

Le nettoyage des dents se faisait avec de l'albâtre, de
l'alun, de l'urine de chameau, du corail, du sang-dra-
gon, de l'écume de mer (merde de cormorin), des écailles
d'huîtres, des coquilles de murex (sorte de colimaçon), ou
des pierres stéléchites.

Aux enfants, pour les préserver des maux de dents, on
donnait, en manière de hochets, une dent de lion, de loup,

de requin, de sanglier. On leur faisait porter au cou une dent de sargus, poisson de la mer d'Egypte.

On vantait, contre les maux de dents, la peau de serpent desséchée au soleil, la gomme des espèces cancanum et caranna, la fiente de corbeau, les graines de fustet, d'argentine et de ptarmica, la racine de chardon, la feuille de lierre et l'eau de mille fleurs qui n'était que de l'urine de vache.

On recommandait de tenir dans la bouche de la saumure de colias (sorte de poisson), du pyrèthre, de mâcher de la staphisaire, de l'herbe aux poux, du thysselinum palustre lactescens. On prenait le dard de la pastenaque ou tare-ronde (pastinaca marina), on le pulvérisait et le mêlait dans de la cire ou de la résine pour l'appliquer en emplâtres sur les tempes. Telle était la médecine spéciale au commencement du xviie siècle.

Une foule de médicaments étaient aussi tirés des animaux et même du corps humain. On se servait des poils, des cornes, des ongles, du lait, des excréments, soit réduits en poussière, soit distillés de façon à en extraire les esprits, phlegmes, sels volatils, huiles essentielles.

De l'or placé sous l'influence du soleil, on se servait contre les maladies de cœur, pour « réjouir » cet organe, l'argent recevant les influences de la lune, fortifiait la tête. Le fer fortifiait le foie à cause de la planète Mars, l'étain était employé contre les maladies des poumons et de la matrice à cause de Jupiter, le cuivre contre les maladies des reins à cause de Vénus, et le plomb recevant les influences de la planète Saturne était propre à fortifier la rate. On voit que l'Astrologie était intimément liée à la médecine.

Si nous poursuivions, à travers les siècles, l'étude des préjugés dentaires, il faudrait citer la fameuse dent d'or, dont l'histoire fit tant de bruit.

Il s'agissait d'un enfant dans la bouche duquel avait poussé, disait-on, une dent d'or. Une foule de curieux et de savants accourut à Schweidnitz, en Silésie, admirer cette merveille. Un professeur de Helmstadt, Jacob Horst, écrivit même un ouvrage où il prouvait que cela était dû à l'influence de la constellation sous laquelle l'enfant était né. La réalité était beaucoup plus platonique, il s'agissait simplement d'une vaste supercherie. Un habile orfèvre avait emboîté la dent avec une coiffe d'or, puis avait eu l'idée originale et pratique d'exploiter la crédulité publique.

Mais continuons l'étude des préjugés.

Sans vouloir parler des fameux vers des dents que nous examinerons en détail plus loin, nous constaterons que les remèdes bizarres sont toujours en honneur.

Pecklin, qui vivait à la fin du XVIIᵉ siècle, vantait contre les accidents de l'éruption, les pattes de taupes pendues à un collier, et aussi la moelle de lièvre, le sang de cloportes ou de crête de coq.

Brunon conseillait sérieusement, dans le même cas, la cervelle de lièvre, l'huile de lys, la graisse de vieux coq, le mélange de lait de chienne et de cervelle de porc (1740).

A la même époque, on prétend que la fétidité de l'haleine est due à l'habitude de trop parler. L'auteur voudrait-il insinuer, par hasard, que toutes ses contemporaines avaient mauvaise haleine !

Nous sommes en 1750. Pour calmer les névralgies d'origine dentaire, les guérisseurs touchaient la dent malade et la douleur disparaissait généralement. Ceci s'explique aisément par l'émotion, c'est l'histoire de la sonnette du dentiste pour le patient moderne. Mais où la chose devient moins explicable et surtout moins propre, c'est que ces guérisseurs touchaient la dent avec leur doigt enduit de cerumen d'oreilles lequel jouissait, disaient-ils, de propriétés « détersives et abstergentes ».

Le lecteur nous pardonnera cette digression sur les préjugés des temps modernes auxquels sera consacré un chapitre spécial. Il nous faut, en effet, retourner en arrière et nous arrêter au Moyen-Age, époque fertile en préjugés, en croyances étranges. Les hommes sont, en effet, ballottés entre la sorcellerie et la superstition religieuse.

Celle-ci est assez importante au point de vue des maladies dentaires pour que nous consacrions un chapitre aux différents saints guérisseurs qui avaient la spécialité des maux de dents.

LES

SAINTS GUÉRISSEURS

du Moyen-Age

Comme nous l'avons vu plus haut, le Moyen-Age est la grande époque de la crainte superstitieuse. Mais, en outre, il y a un facteur qu'il faut se garder de passer sous silence : nous voulons parler de la vénalité du clergé. Il est évident, en effet, que celui-ci avait tout intérêt à créer beaucoup de sanctuaires plus ou moins miraculeux, afin de recueillir pour lui les offrandes faites aux saints.

La façon de procéder était toute naturelle. On pensait que les saints compatiraient plus volontiers aux maux dont ils avaient souffert pendant leur séjour terrestre. Ce fut une première raison d'être des saints spécialistes.

En outre, le nom même des bienheureux devint une cause de spécialité. Par exemple, saint Aurélien, saint Oranne, pour les oreilles, saint Genou pour les douleurs de genou et par extension pour la goutte.

Ces saints spécialistes avaient une grosse clientèle, et il faut ajouter que des guérisons pouvaient bien se produire en certains cas, car la persuasion, la foi, la conviction absolue jointes à certaines pratiques bizarres ou violentes qu'il fallait accomplir, devaient engendrer une auto-suggestion amenant une réaction intense du système nerveux et par suite la guérison plus ou moins complète.

En ce qui concerne les maux de dents ou les névralgies, la simple émotion devait amener ce résultat. Il est vrai que l'inverse était aussi certain et que les douleurs devaient revenir pour la même raison.

Sans vouloir insister, et simplement pour montrer combien était répandue la croyance aux Saints guérisseurs, en voici une liste approximative avec les spécialités :

Contre les coliques........................	18	saints.
Contre les convulsions................	10	—
Contre les dangers de l'accouchement....	70	—
Contre les écrouelles..................	15	—
Contre les maladies des enfants........	85	—
Contre l'épilepsie	37	—
Contre les fièvres......................	123	—
Contre les flux du sang..............	12	—
Contre la folie.........................	24	—
Contre la gale	14	—
Contre la goutte.......................	23	—
Contre la gravelle et la pierre..........	20	—
Contre les hernies.....................	19	—
Contre l'hydropisie....................	11	—
Contre la lèpre	12	—
Contre la paralysie....................	16	—
Contre la peste,.......................	53	—
Contre la rage.........................	17	—
Contre les rhumatismes	15	—
Contre la stérilité conjugale............	27	—
Contre les maux de tête...............	49	—
Contre les maux d'yeux	47	—

Il y a encore des saints qu'on invoque spécialement contre les vomissements, les vers des enfants, la transpiration de la tête, la teigne, les maladies des mamelles, le rhume, la faiblesse des pieds, pour faire recouvrer le lait aux nourrices, pour combattre la jaunisse, les suites de l'ivresse, l'incontinence d'urine, les hémorroïdes, la gourme, la dysenterie, les cauchemars.

La spécialité des maladies dentaires était aussi largement représentée.

Supposons un individu qui souffre des dents.

Il s'adressera tout d'abord à saint Christophe, à saint Blaise ou à saint Engelmond. Si la douleur continue, il implorera saint Crescence, saint Dizié, saint Céran, saint Roch ou sainte Élisabeth de Hongrie. Cependant les douleurs se font de plus en plus violentes; que fera notre homme? Il prendra médecine, et si, en même temps, il prie avec foi saint Nicolas, il sera guéri.

Mais souvent le malade sera obligé d'en arriver aux moyens héroïques. S'il peut se procurer une dent du bienheureux saint Dalmace, il suffira d'appliquer la bienheureuse dent sur la gencive pour obtenir la guérison. A défaut de la dent de saint Dalmace, celle de sainte Ide de Nivelle pourra parfaitement convenir : on n'a que l'embarras du choix.

Si néanmoins la douleur continue, il faut se résoudre à se déplacer pour aller sur les tombeaux des saints spécialistes, saint Rigobert, par exemple; on grattera la poussière de son sépulcre et on frottera la dent malade avec cette poussière. Ou bien on ira sur le tombeau de saint Médard; on arrachera une baguette de la charmille qui l'entoure et on touchera la dent malade avec cette baguette.

Comme les moyens de communication étaient encore à l'état embryonnaire, il était beaucoup plus rapide de dire cinq *Pater* et cinq *Ave*, et de réciter l'oraison de sainte Apolline contre le mal de dents dont voici la formule :

« Sainte Apolline assise sur la pierre de marbre, Notre Seigneur passant par là lui dit : « Apolline que fais-tu là? — Je suis ici pour mon chef, pour mon sang et pour

mon mal de dents. — Apolline retourne-toi. Si c'est
une goutte de sang, elle tombera. Si c'est un ver (1), il
mourra. Dites cinq *Pater* et cinq *Ave* en l'honneur et à
l'intention des cinq plaies de Notre-Seigneur Jésus-
Christ et faites le signe de la croix sur la joue avec le
doigt en face du mal que l'on ressent, disant « Dieu t'a
guéri par sa puissance. »

Si le malade a la migraine, la névralgie, il peut im-
plorer saint Eutrope, saint Hugues, sainte Colette,
appuyer la tête sur le tombeau de saint Damien, aller la
placer dans l'excavation formée par la chute de la tête de
saint Simplicien, lors de sa décapitation, ou bien se
coiffer de la calotte de saint Vincent qui était alors
conservée chez les Dominicaines de Toulouse.

Si la migraine est accompagnée d'insomnies, de cauchemars, une intercession à sainte Franche les fera
disparaître.

Si la migraine s'accompagne de douleurs d'oreille,
saint Aurélien, saint Oranne, saint Polycarpe pourront
obtenir la guérison. En cas d'insuccès il ne restera
qu'un moyen : embrasser la tête de saint Taraise, qui
est enfermée dans une capsule d'argent.

Si la cause première de la douleur dentaire est une
contusion, il faut s'adresser au début à sainte Amelberge,
puis à sainte Quiterie pour éviter les complications.

S'il s'agit d'une brûlure des gencives, saint Laurent ou
saint Lazare sont indiqués, à moins qu'on ne préfère
l'oraison suivante :

« Feu de Dieu †, perds ta chaleur †, comme Judas perdit
sa couleur quand il trahit Notre-Seigneur † au Jardin
des Olives † (2). » Il faut ensuite souffler, en forme de

---

(1) Voir plus loin le préjugé des vers des dents.

(2) Les signes indiquent les endroits de l'oraison auxquels il
faut souffler en forme de croix. Au cas où on opère sur un autre
individu, il faut remplacer « Feu de Dieu » par « Fils de Dieu ».

croix, sur la partie atteinte en disant : « Dieu t'a guéri
par sa puissance ». Je signale en passant une difficulté
de thérapeutique. Comme on ne peut pas se souffler soi-
même dans la bouche, l'oraison n'est pas applicable en
matière de brûlures personnelles. On en est donc réduit à
s'adresser à saint Laurent ou à saint Lazare, à moins
qu'on ne considère la brûlure comme une inflammation
des gencives, auquel cas elle serait tributaire de saint
Antoine ou de saint Firmin.

Supposons maintenant un accident de dent de sagesse
une inflammation de la gorge, une amygdalite. Nous
aurons alors un grand nombre de spécialistes : saint
Loup, saint Blaise, saint Remy, saint Ignace, sainte
Lucie, sainte Godelive, et pour l'amygdalite phlegmo-
neuse saint Albert et saint Quirin. Ces deux derniers
saints acceptent dans leur spécialité l'abcès dentaire, la
fluxion.

Si l'on craint la fièvre, on n'a que l'embarras du choix
entre saint Félix, saint Rigobert, saint Gautier, saint
Antonin, saint Arnould, saint Didier ou saint Hugues.

Contre toutes les maladies de la langue, sainte Cathe-
rine était invoquée avec succès. Comme elle était très
éloquente, on a pensé qu'elle était exempte de toute
maladie de la langue, d'où sa spécialité.

S'il s'agit d'une gingivite expulsive évoluant sur un
terrain arthritique, on pourra invoquer saint Maur, saint
Genou, saint Bonet, saint Grégoire le Grand, saint Julien
d'Alexandrie, saint Philippe de Merri.

Enfin, s'il s'agit d'une hémorragie consécutive à une
extraction dentaire, sainte Marthe et sainte Tanche prési-
deront à l'hémostase. Et chose curieuse, on implore
sainte Tanche contre les hémorragies sous prétexte
qu'elle perdit tout son sang par la bouche et les nari-
nes. Voici une logique admirable, en vérité.

Il est vrai que l'on peut user aussi des moyens suivants:

Pour arrêter le sang, pendre au cou un collier de
jaspe, tenir en sa main feuilles et racines de l'herbe

agrimoine, une branche de guimauve en la main du côté de la narine qui saigne.

Envelopper de la fiente de pourceau dans un peu de coton et la mettre au lieu d'où vient le sang.

Écrire au milieu du front de celui qui saigne, avec son propre sang. *Consummatum est* (1), souffler dans le nez de la poudre d'une pierre triangulaire qu'on trouve « en la teste de la carpe. »

On peut encore écrire sur un papier ces mots : *sanguis mane in te, sicut Christus fecit in se : sanguis mane in tua vena, sicut Christus in sua poena : sanguis mane fixus, sicut Christus quando fuit crucifixus* (2).

Couper le papier en parcelles menues de façon à pouvoir les priser, les introduire dans la narine par aspiration. En outre, et pendant que l'on prise, prononcer trois fois ces mêmes paroles.

Il ne faudrait pas croire que la croyance aux saints guérisseurs des dents soit éteinte de nos jours.

Il existe encore quelque part en France une statue de Sainte Apolline dans laquelle on vient planter des clous pour ne pas avoir mal aux dents pendant l'année.

Nous pourrions rapporter encore bien des exemples de la persistance moderne de ces croyances. Mais le cadre restreint de cet ouvrage nous oblige à nous arrêter ici et à laisser dormir de leur sommeil éternel tous ces restes d'un passé désormais disparu.

---

(1) « Tout est consommé. » Paroles que le Christ prononça sur la croix en mourant.

Ici, cela veut dire : tout est fini, l'hémorragie est terminée.

(2) Sang, reste dans toi, comme le Christ a fait dans lui. Sang, reste dans la veine, comme le Christ dans sa peine. Sang, reste fixé, comme le Christ quand il fut fixé sur la croix.

LES

PRÉJUGÉS MODERNES

sur les Dents

CROYANCES

DICTONS

MANIES

REMÈDES DE

BONNE FEMME

CURIOSITÉS ET ERREURS DIVERSES
Qui ont persisté dans la Société Moderne

Les grands préjugés.

En tête de ce chapitre consacré aux erreurs populaires sur les dents, il ne sera pas inutile de jeter un coup d'œil rapide sur ce que nous appellerons les grands préjugés, parce qu'ils portent sur les grandes maladies, et surtout parce que les résultats néfastes de leur observation peuvent être des plus graves.

Puissent ces lignes tomber sous les yeux des mères de famille afin qu'elles nous aident à combattre ces funestes erreurs !

Tout d'abord, et d'une façon générale, nous placerons l'entêtement de certaines personnes *à ne pas vouloir prendre de précautions.*

Ces personnes croiraient-elles, par hasard, qu'elles sont d'une essence supérieure au commun des humains ?

« Il vaut mieux prévenir que guérir » dit la sagesse des

nations. Je sais bien qu'il faut, en toutes choses, de la modération, et je suis loin d'approuver les gens que j'appellerais volontiers des pathophobes chez lesquels la crainte des maladies constitue une véritable maladie morale amenant bien vite un état de moindre résistance et un réel état pathologique.

Je plains également les personnes qui exagèrent les précautions, celles qui ne vivent que dans une atmosphère stérilisée. Ce sont des maniaques, des nerveux, des malades. Mais il est non moins vrai que l'excès contraire constitue un grave défaut en ce qui concerne la santé, et que de petites précautions bien simples suffisent très souvent à éviter une maladie qui deviendrait grave ou mortelle.

N'élevez pas vos enfants dans du coton, c'est entendu.

Habituez les, au contraire, aux intempéries, à l'exercice. Mais que, toujours, vous ayiez comme guides la prudence et la modération.

Un médecin me citait dernièrement le cas d'un petit garçon qui, le matin, au réveil, était maussade, agacé, pâlot. Sa mère le fit lever, puis, comme c'était une femme énergique, n'admettant pas les caprices, elle l'emmena avec elle dans les rues et les magasins, sous prétexte de le secouer et de lui faire prendre l'air. Au retour l'enfant demanda à se coucher. Vingt-quatre heures après, il agonisait. Le médecin, appelé le matin avait constaté, mais trop tard, la diphtérie. Si la mère, au lieu de faire sortir son enfant, avait appelé le docteur, le bébé était sauvé.

Voici un exemple qui montre bien l'utilité de la prudence et des précautions élémentaires.

Il faut faire venir le médecin à bon escient, mais il faut aussi observer à la lettre ses prescriptions. Combien de fois ne nous arrive-t-il pas de revoir un malade chez lequel la cicatrisation n'a pas suivi une marche rassurante. Neuf fois sur dix, si vous exigez que l'on vous montre l'ordonnance, vous constatez qu'elle n'a pas été exécutée.

Voici des gens qui n'hésiteront pas, croyez le bien, à rejeter la faute sur vous même ou sur la propreté des instruments, quand elle n'est due qu'à leur négligence, leur avarice ou même à leur simplicité d'esprit, car bien souvent dans ce cas, ils ont employé des gargarismes ou des baumes, remèdes de famille ou recettes de commères.

Voici encore un défaut qui fait des victimes, bien qu'au premier abord, il semble bien naturel et très excusable. Nous voulons parler de la *faiblesse des parents*, et en particulier *des grand'mères*.

Un enfant est malade, le médecin défend tout aliment solide. En cachette, la grand'-mère donne un biscuit; l'enfant meurt le lendemain de péritonite.

Un bébé fait ses dents il a de l'entérite, on le met à l'eau stérilisée. Cela est pénible, mais enfin, il le faut. L'enfant va beaucoup mieux, son état s'améliore, puis tout-à-coup s'aggrave subitement. On a donné en cachette au bébé un peu de lait.

Voici un enfant que l'on mène chez le dentiste. Il est assez calme, tout va bien. Mais le papa ou la maman vient s'installer derrière lui. « Je vous en prie, docteur, soyez prudent, il est très nerveux, très sensible, il se trouve mal pour un rien. N'est-ce pas, mon petit, il faudra me dire, si tu veux te trouver mal? »

Ce serait risible si ce n'était ridicule et surtout dangereux, en ce sens que l'enfant finit par avoir réellement peur de se trouver mal. Dans ce cas, le chirurgien doit avoir assez de patience et de présence d'esprit pour ramener à la raison, non pas l'enfant qui n'en a nul besoin, mais les grands enfants qui sont le père et la mère.

Dans les cas de redressement des dents, souvent très longs et difficiles, il faut que la jeune fille porte un appareil destiné à effectuer le mouvement des dents. Ceci est indispensable si l'on veut arriver rapidement à un résultat satisfaisant.

Les parents devraient, dans le cas, se faire les auxiliaires du dentiste. Or, qu'arrive-t-il en réalité ? Presque toujours, les parents n'exigent pas que l'appareil soit porté, *ils favorisent la fraude* en couvrant cette tolérance, cette complicité, du manteau de la pitié ou plus simplement de la coquetterie.

Il aurait beaucoup mieux valu qu'ils n'entreprennent pas ce travail, car, dans ces conditions, rien ne peut réussir. Il est vrai qu'ils seront toujours à temps de mettre l'insuccès sur le compte du dentiste.

Nous ne parlerons que pour mémoire du préjugé de la gourme que les mères entretiennent sur la tête des enfants. C'est ignoble et cela va bien avec la bouse que l'on laisse accumuler sur les vaches. Pourquoi les mères n'useraient-elles pas du même procédé avec les enfants ? Elles seraient logiques, puisqu'elles laissent accumuler des saletés sur la tête des bébés.

Il est vrai qu'elles se gardent bien de détruire les poux qui pullulent sur l'enfant car « ils sucent la mauvaise humeur ». Lorsque l'enfant aura grandi, on aura bien soin de lui mettre une ou deux fois par an des mouches derrière l'oreille ou même sur le front, à l'instar des jeunes chiens qui ont la maladie. On lui donnera, de temps en temps diverses tisanes pour « purger la masse du sang » ou pour « lutter contre la force des sangs ».

S'il tombe malade, c'est « que les nerfs se sont rencontrés sur l'estomac » chose évidemment grave, beaucoup moins néanmoins que lorsqu'ils se sont « croisés ou noués sur l'estomac ». Dans les deux cas, il faut mettre un vésicatoire ou un des innombrables « emplâtres et topiques », qui se partagent la faveur de ce public spécial.

Lorsqu'on attrape froid, lorsqu'on a des douleurs, c'est que « l'eau » s'est portée à cet endroit ; « le cœur est dans l'eau, les estomacs sont dans l'eau, les sangs se sont tournés en eau. » Dans ce cas, le vésicatoire « tirera l'eau du sang. » Ce sera une affaire terminée. Si « la bile s'est portée dans le cerveau », il faudra immédiatement prendre un bain de tripes.

Vous rencontrerez des gens qui ont « les foies chauds », d'autres qui « se sont tournés les sangs, qui se sont retournés les estomacs ». D'une façon générale on prend des muscles pour des nerfs, c'est une erreur populaire assez répandue.

Le comble, c'est que les femmes savantes, ces braves commères que vous voyez assemblées autour du lit du malade, donnant des conseils, rendant des oracles, n'ont pour la plupart jamais pris de bain de leur vie, que jamais une brosse à dents n'a souillé la virginité de leur bouche. Quand à l'injection ou à la serviette hygiénique, n'ayez garde de leur en parler. Elles vous répondraient vertement « pour qui me prenez-vous monsieur », et vous seriez maudit au nom de la morale et de la religion.

Nous pourrions citer d'autres exemples, mais nous sommes arrêtés par le cadre restreint de cet ouvrage. On voit néanmoins que les vérités de l'hygiène n'ont pas encore pénétré dans les campagnes qui gardent encore jalousement leurs superstitions.

Le seul remède, c'est l'éducation du peuple, et, en particulier, l'éducation des enfants des écoles.

❖

Les Vers des Dents.

Certaines personnes croient que la carie dentaire est causée par un ver ou un insecte qui ronge la dent.

Cette croyance, née chez les Romains, a traversé les siècles pour venir s'épanouir au Moyen-Age où elle était admise officiellement, pour ainsi dire scientifiquement.

Ceci suffit à expliquer que, de nos jours, elle ait persisté dans les campagnes. Il faut ajouter qu'elle y est soigneusement entretenue par les derniers charlatans.

Nous avons essayé de faire l'historique de ce préjugé. Nous avons ajouté quelques observations personnelles.

Le premier, Scribonius Largus, qui vécut sous l'empereur Claude, émit l'opinion que la carie dentaire était due à de petits vers qui se formaient dans l'intérieur de la dent et la dévoraient, mais qu'il était facile de chasser ces vers par des fumigations.

Cette opinion fut érigée en théorie et fit force de loi jusqu'au XVIIIᵉ siècle. Nous voyons le professeur Oliger Jacobaüs de Copenhague, puis Martin Six, Philippe Salmuth, le Professeur Jean Nicolas Pechlin, de Kiel, affirmer l'existence des vers dentaires « qu'ils avaient chassés avec du miel ou de la vieille huile et de la vapeur condensée ». Il est très probable qu'ils n'en avaient jamais vus, c'était une façon comme une autre d'expliquer l'étiologie de la carie dentaire.

Il est certain toutefois que quelques dentistes étaient réellement convaincus et croyaient avoir vu les vers là où il n'y avait que des prolongements radiculaires de la pulpe dentaire, semblables, en effet, à des fils, à des petits vers. Dans d'autres cas, ils avaient pu se trouver en présence de véritables parasites de la mâchoire et non de la dent, comme nous le verrons plus loin.

Quoi qu'il en soit, il nous faut arriver à Pierre Fauchard (1690-1761), pour trouver un homme qui ose mettre en doute la croyance officielle. Voici, en effet, comment il s'exprime :

« Quelquefois on trouve des vers dans les caries des dents, parmi le limon ou le tartre; on les nomme vers dentaires. Il y a des observations qui en font foi, rapportées par des auteurs illustres. N'en ayant jamais vu, je ne les exclus ni ne les admets, cependant je conçois que la chose ne soit pas physiquement impossible ; mais je crois en même temps que ce ne sont pas ces vers qui rongent et carient les dents, qu'ils ne s'y rencontrent que parce que les aliments ou la salive viciés ont transmis dans la carie des dents des œufs de quelques insectes qui se sont mêlés avec les aliments, ont pu éclore et former des vers. »

Comme on le voit, Fauchard, dans sa carrière longue et bien remplie, avoue ne jamais avoir rencontré de vers. Son esprit avisé, attentif et sérieux, s'érige centre le préjugé, qu'il n'ose pourtant pas condamner par déférence pour ses maîtres. Mais, en lisant entre les lignes, il est facile de voir son opinion à cet égard.

Quant à la façon de détruire les vers, elle consistait à les enfumer. Voici quelques formules :

« Si un ver ronge une dent, prenez une vieille feuille de houx et une des ombelles inférieures du chou de Hart et la partie supérieure d'une sauge : faites bouillir dans de l'eau, versez dans un bol et baillez au-dessus. Les vers tomberont dans le bol.

« Prenez de l'écorce de houx ayant plus d'un an et de la racine de chardon, faites bouillir dans l'eau et conservez la décoction dans la bouche aussi chaude que vous pourrez ».

« Prenez de la farine de gland, de la graine de jusquiame et de la cire par parties égales. Mélangez, introduisez le tout dans une bougie de cire et allumez celle-ci. Laissez-la fumer dans votre bouche, mettez un chiffon noir au-dessous, et les vers tomberont. »

« S'il vous arrive d'avoir les dents tourmentées par de méchants petits vers qui s'y seraient formés, vous pourrez empêcher cette douleur en vous nettoyant les dents lorsque vous mangez. Faites brûler une essence odorante mélangée à de la jusquiame et de la graisse d'oignon et, avec un entonnoir, amenez la fumée jusqu'à la dent, et vous en éprouverez du soulagement ».

Cherchons maintenant la conclusion de tout ceci.

Dans quelque cas, bien rares cependant, les auteurs avaient pu sans s'en douter, être de bonne foi. C'est seu-

lement lorsqu'il s'agissait de la douve (fasciola hepatica)
parasite des mâchoires et non des dents. Jabez Hogg rapporte, en effet, une sérieuse observation médicale de cette
affection.

Il s'agit d'une servante qui, malgré l'extraction d'une
molaire, continuait à souffrir d'abcès dentaire et de
névralgies faciales. Une bohémienne lui conseilla d'enfumer le ver avec des graines de jusquiame. Huit petits
vers tombèrent en effet.

Les douleurs recommencèrent quelques temps après,
et la servante recommença les fumigations, mais cette
fois, devant un médecin qui envoya à Jabez Hogg cinq
petits vers expulsés. Celui-ci reconnut qu'il s'agissait
de la douve des mâchoires.

Mais là douve est exceptionnelle; et pourtant, comment
expliquer la persistance de cette fausse croyance ?

Tout d'abord parce qu'il est bien probable que les
grands maîtres de la médecine et de l'anatomie n'avaient
jamais, sinon vu, du moins examiné une dent. Ils laissaient cela aux empiriques. Se devant néanmoins à eux-
mêmes de formuler une théorie de la carie dentaire, ils
avaient adopté celle-là qui avait été soigneusement
entretenue par les charlatans et qui, somme toute,
remontait à un nombre respectable de siècles.

Enfin, parmi les empiriques, bien peu avaient une
culture intellectuelle suffisante pour mettre en doute un
fait affirmé par ceux qui étaient alors les lumières de la
science. Sachant qu'il devait y avoir des vers dans les
dents, ils les recherchaient avec les yeux de la foi et
finissaient par les trouver dans les racines sous la forme
des prolongements de la pulpe.

Mais, dans toute cette légende le principal rôle, et le
plus avantageux, revenait aux Charlatans. Quelle était
leur façon d'opérer, pour persuader aux bonnes gens
l'existence des vers ? La question est assez intéressante
et je crois avoir deviné leur secret qui a un certain rapport avec les tours de passe-passe.

Sachant qu'il existait encore en province quelques charlatans, j'ai réussi à voir et à entretenir un certain nombre de paysans qui avaient monté sur la voiture. Dans
d'autres cas, j'ai dû correspondre avec eux. De toute cette
enquête, il résulte en somme que, le plus habituellement,
soucieux de faire montre de rapidité et d'habileté, les
charlatans cassent les dents. Cela ne les empêche pas, du
reste, de montrer dans tous les cas une dent entière qu'ils
tiennent dissimulée dans la main gauche au milieu de
cinq ou six vers. Ce sont généralement des vers blancs
assez gros. Le patient encore sous le coup du traumatisme, ne peut pas douter que ces vers proviennent réellement de sa dent, et l'effet sur le public est considérable.

Dans certains cas, le charlatan vend un liquide destiné
à guérir les maux de dents, en provoquant l'expulsion
des vers qui causent la maladie. Pour faire la parade, il
fait cracher le patient dans un mouchoir, et le truc consiste à y placer trois ou quatre vers, avant de faire constater la chose.

Voici comment opèrent les charlatans modernes, voici
comment opéraient probablement les anciens, sauf quelques variantes.

En tout cas, il y a une chose que le public doit bien
comprendre, c'est que l'existence des vers dentaires est
absolument fausse.

Dans les cas où des hommes, même de très bonne foi,
ont rapporté cette légende, de deux choses l'une ; ou bien
ils se sont trompés, prenant pour des vers ce qui n'était
que des filaments pulpaires, ou bien, ce qui est plus
probable, on les avait habilement trompés en plaçant
préalablement de véritables vers, bien vivants en effet.

En tout cas, ce qui est bien certain, c'est que les dents
de nos ancêtres n'avaient pas une anatomie différente des
nôtres. Or, non seulement la science est venue balayer
cette légende absurde, mais elle a, du même coup, expliqué et jusqu'à un certain point excusé l'erreur de nos

pères. Ce préjugé doit donc être enterré définitivement dans notre pays de France.

Mentir comme un arracheur de Dents.

Au temps où le Pont-Neuf était le rendez-vous de tous les empiriques, de tous les arracheurs de dents, il arriva un jour que deux soldats se prirent de querelle et en vinrent aux arguments frappants. Après force coups de poings, l'un d'eux mordit l'autre si cruellement qu'il lui sectionna le nez.

Fou de douleur et de rage, l'infortuné soldat se mit à courir après son vainqueur; mais ne pouvant le rattraper, il revint sur le lieu du combat, comprimant de la main son horrible blessure.

Pendant ce temps, un chirurgien qui tenait boutique sur le Pont-Neuf, avait suivi les différentes phases du combat; il eût l'idée de ramasser la partie du nez sectionnée, et de la laver avec soin. A peine eût-il aperçu le soldat victime de cet acte de sauvagerie, qu'il l'appela, le fit entrer dans sa boutique, et au moyen de ligatures remit en place l'extrémité du nez.

Il se passa un phénomène très naturel; la reprise se produisit par première intention. L'extrémité du nez adhéra de nouveau aussi solide qu'auparavant. Malheureusement, le chirurgien, fier à juste titre de ce succès opératoire eût la malencontreuse idée de le publier. Ce fut une telle explosion de rires, de quolibets et de menaces que, quelques temps après, un autre chirurgien ayant fait la même opération restauratrice n'osa pas la publier.

Comme cela s'était passé sur le Pont-Neuf, séjour favori des arracheurs de dents, le dicton prit naissance, tel qu'il nous est parvenu.

Dicton doublement faux et injuste, comme on le voit, car le médecin disait la vérité tout entière et ensuite il s'agissait, non pas d'un dentiste, mais d'un chirurgien.

La Dent du Savoyard. — La Dent du Ramoneur.

Dans certains cas, une dent extraite de son alvéole et y ayant été réimplantée, peut être tolérée un temps plus ou moins long et faire office de dent ordinaire. Il en est de même de la dent d'un autre individu qui aurait été réimplantée dans les mêmes conditions.

Il y a un demi siècle, la chose fut assez à la mode. Des jeunes filles, des femmes du monde que la nature avait gratifié de dents déplorables, venaient supplier le dentiste de leur implanter de jolies dents.

La difficulté consistait surtout à trouver un individu qui consentît, à prix d'or, à se faire extraire une dent de devant. Les petits savoyards qui venaient à Paris comme ramoneurs avaient, à cette époque, de jolies dents. Ils étaient spécialement sollicités, et pour une somme relativement modeste, consentaient à se faire enlever une dent. Voici l'origine de ces dictons.

Il est inutile de souligner la grave incorrection, l'acte malhonnête que commettrait un dentiste qui, par impossible, se prêterait à une pareille opération. Outre les chances d'infection réciproque, nous estimons qu'il est immoral d'extraire une dent saine à un individu jeune qui, la plupart du temps, ne se rend pas compte des conséquences ultérieures de cette mutilation; et tout ceci pour satisfaire la coquetterie d'une femme, parce qu'elle est riche.

C'est un trafic que réprouve la conscience de tout honnête homme.

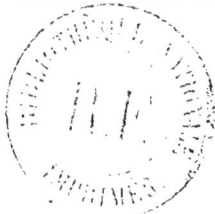

✢

La Dent de l'œil.

Il ne faut pas la faire extraire, on pourrait enlever l'œil en même temps.

7.

La dent de l'œil, c'est la canine supérieure. Il y a, par conséquent deux dents de l'œil, une pour chaque œil. Le préjugé populaire semble croire, en vérité, qu'il y a communication entre la dent et l'œil.

J'ai vu une dame hésiter à faire soigner une canine parce qu'on lui avait dit que *les racines de sa dent étaient entreliés avec les nerfs de l'œil* (sic).

Voici exactement ce qu'il en est. Lorsque la canine supérieure amène un abcès, la fluxion peut produire un tel gonflement des tissus que les paupières sont enflées, l'œil fermé.

Quant aux complications oculaires proprement dites, elle ne pourraient se produire que dans certains cas très rares et bien déterminés. Mais les complications oculaires pourraient être dues à une dent quelconque, pas plus à la canine qu'à une autre dent.

Quant à croire que l'extraction de la canine peut amener la disparition de l'œil, c'est de la haute fantaisie. La vérité est que la racine de la canine supérieure est très longue et que son extraction peut donner lieu à certaines difficultés. En outre, la résorption de l'alvéole, phénomène consécutif à l'extration, phénomène commun à toutes les dents, peut, pour cette dent en particulier, et à cause de la longueur de la racine résorbée, amener la disparition de la saillie osseuse appelée bosse canine, ce qui produit une dépression des lèvres d'autant plus disgracieuse que la canine a persisté de l'autre côté de la face.

L'extraction d'une canine supérieure peut donc avoir une grosse importance au point de vue de la régularité des traits, de l'esthétique du visage. Mais nous sommes loin du préjugé populaire.

La croyance à la dent de l'œil est si ancienne que déjà, en 1582, Hémard lutte contre le préjugé « sur les dents canines ou dents de chien dites en grec Caunodontes. Ceux qui les appellent œilhères ont eu quelque esgard à la rectitude de l'œil avec lequel quelques-uns estiment qu'il y a grande communication qui leur fait grandement

douter de la perte desdites dents, cuidans que l'œil
demeure intéressé si une fois telle dent tombe. » Mais,
ajoute Hémard, « cela n'est point digne de considération ».

❖

La palette

C'est l'incisive supérieure ainsi nommée à cause de la
concavité de sa face postérieure qui la fait ressembler
vaguement à une de ces petites pelles en bois avec lesquelles jouent les enfants.

❖

Le Marteau

C'est la grosse molaire, surtout celle du bas.
Elle est ainsi nommée à cause de sa large surface triturante et aussi à cause du choc qui se produit par le
contact des dents des deux maxillaires.

❖

La Dent de Sagesse ou la Dent de Science

Le bon sens populaire a voulu dire que cette dent (la 3ᵉ
grosse molaire) fait son éruption à un âge où l'on est
généralement sage ou savant, où on devrait l'être en
tous cas.

❖

La Dent barrée

Une dent est dite barrée lorsque ses racines ayant une
courbure anormale, circonscrivent, enferment une portion
de l'os maxillaire. On comprend que, dans ces condi-

tions, l'extraction ne puisse se faire que si l'on fracture la portion maxillaire incluse aux racines, la barre.

De cette description, il résulte qu'une dent ne peut être barrée que si elle a au moins deux racines. Les molaires seules peuvent présenter cet inconvénient. Mais c'est très rare, extrêmement rare.

Cette croyance qui, comme on le voit, peut être exacte dans certains cas exceptionnels, devient un véritable préjugé chez certaines personnes qui, de parti pris, se refusent à toute extraction, même de racine plus ou moins branlante, sous prétexte que leur grand-père, par exemple avait *toutes ses dents barrées.*

Le préjugé devient, dans ce cas, absolument ridicule, et il est bon de le signaler aux gens sensés.

Le nerf

Le public désigne sous ce nom la pulpe dentaire, qui, en réalité, n'est pas un nerf (voir page 24); mais le peuple veut indiquer ainsi l'extrême sensibilité de cet organe qui donne lieu aux rages de dents.

Cette appellation est tellement répandue que, dans un livre destiné au public on est obligé de l'employer pour être compris de tout le monde.

Brûler le nerf de l'oreille. — Barrer la veine

Ce préjugé est non seulement ridicule, mais il est absurde, car il n'y a jamais eu de nerf dentaire dans l'oreille. Il est cruel, car le procédé consiste à faire une pointe de feu dans le pavillon de l'oreille, ce qui laisse une cicatrice indélébile.

Ceci est honteux à dire ; mais, de nos jours encore, il existe des charlatans en chambre qui, pour la modique

somme de vingt sous, brûlent le nerf dentaire de l'oreille.
Quelques-uns, par un reste de pudeur, font la cautérisa-
tion dans le conduit auditif au lieu de la faire sur le
pavillon de l'oreille. C'est moins apparent, mais ce n'est
pas moins cruel. La bêtise humaine étant un champ
d'exploitation incommensurable, il se trouve de bonnes
commères qui vont périodiquement faire brûler le nerf
dentaire de leurs enfants.

Ce qui nous montre que, de tous temps il y a eu des
gogos, c'est que, en 1728, Pierre Fauchard stigmatise
déjà ce préjugé.

« Il y en a qui prétendent être si habiles que, si l'on
veut les en croire, ils guériront les maux de dents les
plus invétérés en scarifiant ou cautérisant les oreilles
avec un fer rouge, ce qu'ils appellent barrer la veine. »

Ce préjugé était si répandu qu'un certain Vaisalva,
docteur en philosophie et en médecine, professeur d'anatomie à l'Université de Bologne, chirurgien de l'hôpital
des Incurables de Bologne, détermine avec grand soin
l'endroit exact de l'oreille ; il détermine aussi la grandeur
du fer à employer. L'histoire ne rapporte pas si ses malades guérissaient, mais on est fondé à croire que non,
puisqu'il était chirurgien de l'hôpital des Incurables.

Fauchard raconte encore : « J'ai connu à Nantes, ville
de Bretagne, un Turc, horloger de profession, qui était
renommé pour cette manière de guérir les douleurs de
dents. Je sçai aussi que nonobstant ces prétendues guérisons, la plupart de ceux qui se mirent entre ses mains,
furent enfin obligez d'avoir recours à moi pour soulager
leurs douleurs. J'ai vu depuis plusieurs autres personnes
se servir du même moïen avec aussi peu de succès. »

❖

Plombage

L'origine de ce mot est exacte, puisque, au XVIIIe
siècle, on se servait de plomb en feuilles pour obturer les
dents.

Actuellement et depuis fort longtemps, il n'entre jamais aucune parcelle de plomb dans aucune obturation faite chez le dentiste. Les obturations de couleur foncée ou noire sont composées d'un amalgame dans lequel il entre de l'étain, du cuivre, de l'or ou du platine. Il ne s'agit donc pas, comme le croient quelques personnes, de plomb coulé dans la cavité.

Ce terme de plombage qui, depuis de longues années, devrait être abandonné, est cause de certaines pratiques populaires, celle par exemple de mettre du papier d'étain dans une carie, en croyant que la dent sera guérie.

De même, voulant plomber une dent malade, une jeune fille avait eu l'idée logique de se plomber sa dent avec des plombs de chasse.

Nous devons cette dernière observation à notre excellent frère et confrère, le docteur Chateau, chirurgien-dentiste à Paris.

✢

Empirique

Ce mot est quelquefois employé en mauvaise part, de même que le mot charlatan.

Or, un empirique, c'est, par étymologie, un homme qui a appris *par expérience*. On voit donc que, sinon dans l'intention, du moins en réalité, aucune signification mauvaise ne peut être attachée à cette appellation dont on gratifie parfois le dentiste.

✢

Le baume d'acier

On peut énoncer ainsi ce dicton. Dans bien des cas, le meilleur baume contre le mal de dents, c'est le baume d'acier, c'est-à-dire l'extraction de la dent qui a lieu avec un davier, un instrument d'acier.

Le bandeau

Dans la classe ouvrière des villes, et presque partout à la campagne, on croirait manquer à tous ses devoirs si l'on n'arrivait chez le dentiste avec un magnifique bandeau blanc noué élégamment sur la tête et recouvrant un gros tampon d'ouate placé sur les joues et les oreilles. C'est esthétique au possible. On dirait que le bandeau est le signe distinctif, la tenue d'ordonnance des patients du dentiste.

On place ce bandeau dans la louable intention de ne pas attraper froid ; mais cependant il se trouve que l'effet va quelquefois à l'encontre du but poursuivi, car plus on a chaud avec le bandeau, plus on est exposé ensuite à prendre froid lorsqu'on le retire.

❖

Le cri obligatoire chez le Dentiste

Lorsque l'on procède à l'extraction d'une dent sans anesthésie, le patient pousse un cri. C'est normal, il est dans son droit. Lorsque l'on procède à une extraction avec anesthésie, le patient, bien qu'il affirme ensuite n'avoir ressenti aucune douleur, pousse néanmoins un léger cri. Ceci est encore presque normal.

Mais, ce que je veux indiquer ici, c'est une véritable manie tenant du préjugé, que l'on observe presque uniquement chez les femmes.

La femme est généralement beaucoup plus courageuse que l'homme, chez le dentiste. Mais dans les classes populaires ou dans la petite bourgeoisie, on rencontre certaines femmes, certaines jeunes filles auxquelles leurs parents ont vraisemblablement appris que le cri est obligatoire chez le dentiste, et que plus fort elles crieront mieux elles seront estimées du praticien qui, à part lui pensera : « Voici au moins une jeune fille qui est dans les bons principes. »

Sans doute pour montrer qu'elles sont au courant des usages mondains, ces femmes se recueillent, prennent une bonne provision d'air, et au moment où l'on s'approche pour regarder dans la bouche, font entendre un cri ou plutôt un sifflement strident d'une hauteur incommensurable. Si on leur demande pourquoi elles ont crié, elles répondent : « Je croyais que vous alliez arracher ma dent » ou bien : « Maman m'a dit de crier un bon coup, parce que ça soulage. »

Par un contraste au moins bizarre, il arrive que, si on leur fait réellement mal, elles sont généralement très courageuses.

❖

La sonnette du Dentiste

Un individu est pris de douleurs dentaires extrêmement violentes. Fou de souffrances, il court chez un dentiste, monte quatre à quatre les marches de l'escalier, et arrivé devant la porte, en face de la sonnette, il s'arrête instinctivement et réfléchit à la séance dans laquelle il va jouer le principal rôle. Bref, il hésite, pris d'une émotion intense…. et, tout-à-coup, la douleur cesse comme par enchantement.

C'est, en somme, un phénomène tout naturel qui vient de se produire. Une émotion brusque arrête brusquement les névralgies. Mais que notre homme ne chante pas trop tôt victoire, car l'inverse est aussi vrai, la névralgie recommencera aussi brusquement et, en fin de compte, le patient sera bien obligé de faire fonctionner la sonnette du dentiste.

❖

La terreur du Dentiste

Encore une légende qui tend à disparaître grâce à l'anesthésie et aussi, il faut bien le dire, grâce à l'éducation chirurgicale et aux qualités morales indispensables au chirurgien-dentiste.

En tous cas, pour tuer le mal dans l'œuf, il faut habituer de bonheur les enfants à aller chez le dentiste. Ils regardent les images, admirent les nickels qui brillent, s'intéressent aux mouvements compliqués du fauteuil mécanique, au tour électrique, à une foule de petits détails. En somme, ils s'habituent vite à cette athmosphère spéciale, et, pour peu que le dentiste soit doux, sache les rassurer, il arrive rapidement à gagner leur confiance. Il ne leur fait, du reste, aucun mal, car comme on a eu soin de les amener enfants, tous les six mois, on guérit les caries à leur début.

En résumé, ces enfants viennent ensuite chez le dentiste sans aucune appréhension. J'en connais même beaucoup qui viennent avec plaisir, avec intérêt.

Ils se rendent ainsi à eux-mêmes, sans le savoir, un précieux service, en rendant possible et facile un examen attentif de leur bouche, aussi et surtout un traitement précoce de la carie dentaire.

Pour les adultes, la chose est plus délicate, cela exige beaucoup de tact, beaucoup de patience. Néanmoins, il n'est pas exagéré de dire que chez le dentiste, ce qui fait le plus de mal, ce n'est pas le dentiste lui-même, mais bien plutôt l'appréhension. Certaines personnes épuisent réellement sans motif leur système nerveux. Tels des gens qui attendent le coup de bâton qui va les assommer par derrière, ils retiennent leur respiration, haletants, analysant d'avance toutes les souffrances qu'ils s'imaginent de voir ressentir, et qui, dans leur esprit, prennent des proportions épouvantables.

En fin de compte, ils paraissent tout surpris, presque froissés de n'avoir aucunement ressenti ce mal, que par avance, ils avaient fait leur, y pensant plusieurs jours d'avance, s'y préparant, faisant provision de courage.

En résumé, ce préjugé de la terreur du dentiste est une croyance absolument injuste, surtout depuis que le

Chirurgien-dentiste est médecin, depuis qu'il a reçu une éducation parfaite à tous égards.

Ce préjugé doit être combattu par toutes les personnes intelligentes et en particulier par les parents soucieux de la santé de leurs enfants. Sans cet injuste préjugé, combien de dents auraient pu être sauvées! combien de complications alarmantes de la carie auraient pu être évitées!

❖

L'attente chez le Dentiste. — Le salon du Dentiste

Voici une légende qui tend à disparaitre.

D'abord il y a tellement de dentistes à l'heure actuelle, que si l'on ne songe sérieusement à en limiter le nombre, il y en aura bientôt autant que de malades. Par conséquent leurs salons ne seront pas encombrés.

En outre, l'usage qui, de plus en plus, tend à se généraliser chez les nouveaux chirurgiens-dentistes, consiste à recevoir, sauf urgence absolue, sur rendez-vous. Ceci évite la fâcheuse attente qui a donné lieu à ce dicton.

❖

Les remèdes populaires contre le mal de Dents

Un individu a mal aux dents. Les douleurs sont très violentes, le malade crie, s'agite, se promène fiévreusement dans la chambre comme un lion en cage, immédiatement la maison est sens dessus-dessous. On commence par lui envelopper la tête d'une grosse épaisseur d'ouate maintenue par un mouchoir, puis, comme les douleurs continuent, on essaie successivement sur le pauvre patient tous les remèdes que la tradition a pu transmettre à la famille, pâles reflets des remèdes anciens.

Tout d'abord, voici le *vinaigre*, *l'acide phénique*, *l'absinthe*, *la teinture d'iode*, *l'eau sédative*, *la créosote*,

Tous ces caustiques maladroitement appliqués occasionnent des brûlures de la langue et des joues, des amygdales et de la gorge. Nous avons vu des gens faire mettre de la teinture d'iode dans la bouche d'un malade sous prétexte de cautériser sa dent. Inutile de dire que le pauvre malade rejettait immédiatement le liquide et avait la bouche et les lèvres brûlées, ceci au grand étonnement des promoteurs du remède qui, pour un peu, l'auraient obligé à recommencer.

Une jeune fille nous a avoué qu'ayant eu mal aux dents vers l'âge de 15 ans, et ayant entendu dire qu'il fallait brûler la dent avec de la créosote, elle avait mis dans sa bouche de la créosote en portant directement le flacon sur les lèvres. Elle eût une telle brûlure de la bouche, qu'elle ne put rien manger pendant trois jours, et que la douleur dura un bon mois. Inutile d'ajouter qu'elle ne recommencera jamais.

Une autre fois, je fus appelé auprès d'une jeune fille qui, disait-on, souffrait beaucoup des dents. Je trouvai la malade souffrant terriblement en effet, se roulant sur son lit comme une folle. Je finis par faire avouer aux parents qu'on lui avait mis dans l'oreille de l'huile bouillante. On avait voulu lui mettre de l'huile chaude, ce qui est déjà ridicule; on l'avait mise *bouillante*. Cette pauvre enfant n'avait évidemment plus mal aux dents, mais elle fut malade pendant plus d'un mois et elle ne guérira jamais complètement.

Certaines bonnes femmes conseillent l'*encens*, *l'ail*, *le sel*, *le tabac*, *le camphre*, *l'eau-de-vie*, *le cognac*, *la liqueur d'arquebuse*, tous remèdes douteux, mais au moins sans action fâcheuse.

Nous avons vu un homme dans la dent duquel on avait introduit un mélange de *graisse de marmotte et d'huile d'aspic*.

Nous devons signaler l'usage des *sangsues* dans la bouche, sur les gencives. C'est très dangereux, car ces animaux peuvent être avalés assez facilement.

Un remède populaire consiste à appliquer derrière l'oreille, ou dans le dos ou sur les bras des *topiques,* des *emplâtres,* des *mouches.* On voit même des jeunes filles auxquelles leur mère ont imposé le supplice moral et physique de leur appliquer des petits vésicatoires, des mouches noires sur les tempes, à l'instar des jeunes chiens qui ont la maladie,

Dans la plupart des cas, il arrive ceci : lorsqu'on a épuisé toute la gamme des remèdes de famille ou de bonnes femmes, lorsque le martyr a la bouche et les oreilles brûlées, on se décide à aller chez le dentiste ou à l'envoyer chercher.

C'est un peu — toute proportion gardée — comme le médecin qu'on va chercher quand le malade est entré en agonie.

En tout cas, le dentiste aurait presque immédiatement fait cesser la douleur parce qu'il se serait attaqué *à la cause.*

Il arrive ceci, en effet : que, dans tout mal de dents, le public ne voit qu'une chose : le nerf ou en réalité la pulpe. Il faut brûler le nerf, pense-t-on et le mal sera guéri.

Ce raisonnement est quelquefois exact, lorsque la pulpe (Voy. p. 24) est atteinte, et dans ce cas, un caustique pourrait soulager le malade, à condition toutefois, d'être employé en quantité infinitésimale et localement, après nettoyage de la cavité cariée, puis d'être recouvert d'un isolant de façon à éviter les brûlures de la bouche.

Or, la plupart du temps, il s'agit non pas d'une pulpite, mais d'un abcès, celui-ci étant dû généralement à une dent obturée intempestivement. Dans ce cas, tous les caustiques de la création, même ceux que l'on achète chez les pharmaciens, ne peuvent rien faire ou plutôt ne peuvent faire que du mal. Il faut désobturer la dent au début des souffrances pour obtenir un soulagement immédiat. Le dentiste seul peut procéder à cette opération.

En résumé, nous venons de voir des gens qui, dans le

fond sont de braves et dignes personnes qui ne feraient pas de mal à une mouche, s'ingénier à faire d'un malade un véritable martyr, à lui faire subir des supplices véritables, et ceci avec les meilleures intentions, avec la plus parfaite charité qui soit au monde. Voici le résultat de certains préjugés populaires qui sont d'autant plus profondément enracinés qu'ils sont transmis fidèlement, je dirai presque religieusement, non pas de père en fils, mais de mère en fille, ce qui n'est pas préférable, en l'espèce.

Ce qu'il faut pour lutter contre ces préjugés, c'est l'éducation des masses populaires : c'est la diffusion des principes d'hygiène buccales. Elles seules pourront triompher de ces pratiques déplorables.

Le cataplasme

On tend, de plus en plus, en pratique médicale, à défendre l'emploi du cataplasme, véritable nid à microbes, et à le remplacer, dans certains cas bien définis, par le ouataplasme antiseptique.

En pratique dentaire, nous n'hésitons pas à dire que son emploi est toujours dangereux, car, en plus de l'inconvénient signalé plus haut, le cataplasme placé sur la joue ne tend à rien moins qu'à faire percer l'abcès par l'extérieur, du côté de la joue.

Cette issue est toujours déplorable. De deux choses l'une. Dans les cas les plus favorables, il subsiste une cicatrice indélébile regrettable surtout chez les jeunes filles. Dans bien des cas, la dent n'étant pas soignée, ensuite, ce qui est la règle à la campagne, il reste un trajet fistulaire à orifice externe laissant suinter constamment sur la joue une petite quantité de pus qui se forme en croûtes.

N'employez donc jamais de cataplasmes en cas d'abcès

dentaire. Si vous tenez absolument à employer un remède de bonne femme, employez le suivant qui, par
extraordinaire est bon, celui-là. Prenez des bains de
bouche prolongés avec de l'eau dans laquelle on a fait
bouillir des racines de guimauve et de la tête de pavot.

Employez ce remède chaud, il calmera la douleur et
favorisera l'issue de l'abcès à l'intérieur de la bouche et
non pas à l'extérieur, du côté de la peau.

Si vous voulez agir mieux encore, allez, dès le début
des douleurs, chez le dentiste qui pourra probablement faire avorter l'abcès et vous éviter bien des souffrances.

❖

Chaque enfant coûte une dent à sa mère

Ce dicton exprime mal une chose juste. Il vaudrait
mieux dire chaque enfant coûte *un peu de toutes les dents*
à sa mère.

En effet, la grossesse crée un état de moindre résistance,
de moindre densité du système dentaire par la perte d'une
certaine quantité d'éléments minéraux, de phosphates
destinés à l'enfant. En outre, la salive devient acide par
suite de l'état anormal de l'estomac soumis, dans bien
des cas, à des vomissements fréquents.

Or, comme l'acidité de la salive est une cause importante de la carie, le dicton se trouve absolument justifié
pour toutes les dents d'une façon générale. Mais, parmi
ces dents, il s'en trouve au moins une dont la carie était
déjà avancée ; dans ce cas, sous l'influence de la grossesse, la couronne ne tarde pas à disparaître ou à être
cassée.

Toutes les femmes enceintes devraient prendre un peu
de phosphates pendant le cours de leur grossesse. Nous
avons observé maintes fois qu'une femme qui, pendant
une grossesse précédente avait eu des maux de dents et

des névralgies, ne souffrait plus des dents lors d'une seconde grossesse au cours de laquelle elle avait suivi un régime phosphaté.

Il faut remarquer qu'au point de vue de la déminéralisation, la nourrice est à peu près dans le même cas que la femme enceinte.

Prenez donc des phosphates si vous voulez faire mentir le dicton.

❧

Il est inutile de faire soigner les dents de lait

Ce préjugé très répandu encore parmi certaines mères de famille peut avoir pour l'enfant les conséquences les plus graves.

Tout d'abord, une dent de lait est non seulement susceptible de se carier, mais elle se carie le plus souvent, et peut amener des douleurs épouvantables qui, à la longue, influent sur l'état général peu résistant de l'enfant. Si les mamans menaient leurs enfants chez le dentiste tous les six mois, on ne verrait pas ces pauvres petits pleurer silencieusement, on ne les verrait pas refuser toute nourriture et, agités par la fièvre, se tourner en tous sens dans leur lit sans pouvoir trouver de repos.

En résumé, *les dents de lait doivent être soignées avec plus de sollicitude que les dents permanentes,* car non seulement on évite ainsi à l'enfant des douleurs, des abcès, des phénomènes infectieux pouvant retentir sur l'état général, mais on évite, par cette sage conduite, la contamination de la dent de remplacement qui doit rester toute la vie.

Il faut que les parents comprennent bien l'importance de ces soins et aussi de l'hygiène buccale chez l'enfant, puisque, dans une certaine mesure, elle aurait empêché ces caries.

❧

Aussitôt qu'une dent de lait fait mal ou bouge un peu, il faut la faire arracher, car cela fera pousser les autres

Voici un préjugé qui, quoique fort dangereux au point de vue de l'esthétique, n'en est pas moins fort répandu dans les classes populaires où les mamans vont faire arracher la dent de leur enfant en allant au marché ; et aussi dans les familles et dans les institutions où a pris naissance le « procédé de la religieuse » qui consiste à attacher une ficelle à la dent et à tirer brusquement la ficelle.

De toute façon, lorsque la dent de lait aura été ainsi extraite prématurément, que se passera-t-il ? De deux choses l'une : ou bien, si la dent de lait est tout-à-fait branlante, le remplacement se fera normalement. Ou bien — et ceci constitue l'immense majorité des cas — la première dent qui poussera dans le voisinage immédiat de cette brèche profitera de la brèche et viendra se fixer à cette *place anormale*. Ensuite, lorsque la dent qui, normalement aurait dû occuper cette place, fera son éruption, elle trouvera sa place occupée, et devra pousser en dedans ou en dehors de l'arcade, du côté de la langue ou des joues, créant ainsi une anomalie fâcheuse, surtout chez les jeunes filles.

Il peut se produire encore un phénomène. La dent de lait ayant été extraite prématurément, la dent de remplacement reste incluse au maxillaire, elle ne pousse pas : il y a une brèche dans l'arcade dentaire.

En résumé : ou bien les dents pousseront irrégulièrement, ou bien elles ne pousseront pas du tout.

On voit les résultats déplorables que peut avoir, au point de vue de l'esthétique, un préjugé aussi répandu.

❧

Chez un enfant, il est inutile de faire soigner les grosses dents du fond car elles doivent repousser

Préjugé très répandu et surtout très dangereux.

S'il s'agit d'un enfant de moins de six ans, je renvoie le lecteur au préjugé de la page précédente.

S'il s'agit d'un enfant de plus de six ans, le préjugé devient alors *très dangereux*.

En effet, jetez un coup d'œil (p. 24) sur le tableau d'éruption, vous verrez qu'entre 5 ans et demie et 6 ans et demie apparaissent dans le fond de la bouche, en arrière des molaires de lait, quatre grosses dents, 2 en haut, 2 en bas.

Or ces dents ne sont pas des dents de lait, mais des dents qui doivent rester toute la vie.

En réalité, presque toutes les mères de famille, excepté celles qui ont un souci éclairé de la santé de leurs enfants, sont persuadées que ces quatre dents sont des dents de lait. Leur appliquant le préjugé de l'inutilité des soins des dents de lait, elles laissent aller les choses.

Comme les dents de six ans ont tout le poids de la mastication à supporter pendant le remplacement des dents de lait, comme, d'autre part, elles ont une tendance particulière à la carie, il arrive généralement que ces dents sont la cause et le siège de douleurs tellement violentes qu'un dentiste croit quelquefois devoir les extraire. Il a parfaitement tort, du reste, car on ne doit pas extraire les dents de 6 ans, jusqu'au moment de l'éruption de la dent suivante, la dent de 12 ans. La dent de 12 ans amène, en effet, un allongement du maxillaire. Cet allongement fera naturellement défaut du côté de l'extraction prématurée de la dent de 6 ans, et provoquera ainsi une légère asymétrie de la face.

En résumé, il faut que les mamans sachent bien que la dent de 6 ans *est une dent permanente*, que cette dent est destinée à assurer la mastication pendant le remplacement des dents de lait, et que par conséquent, *sa conservation* est de la plus grande importance au point de vue de la santé, au moins jusqu'à la fin de ce phénomène. Il faut donc *la faire soigner* avec beaucoup plus de sollicitude que toute autre dent, il faut la faire soigner aussitôt

8.

qu'on aperçoit la moindre tâche douteuse qui, sur ce terrain prédisposé, se changerait vite en carie à marche rapide.

✦

On a de mauvaises dents parce qu'on a mauvais estomac.

C'est une erreur grossière. On prend l'effet pour la cause. Ce qui est vrai, c'est que la plupart de ceux qui ont de mauvaises dents ont en même temps un mauvais estomac, sont dyspeptiques. Or la maladie d'estomac vient précisément de ce que cet organe est surmené de travail parce qu'il reçoit des aliments insuffisamment mâchés ; et ceci parce que les dents étant mauvaises, s'acquittent mal de leur rôle. On peut dire avec raison que si ces gens avaient eu de bonnes dents, ils n'auraient jamais eu de maladie d'estomac.

Pour que cette croyance populaire soit vraie, il faudrait la retourner complètement et dire : *On a mauvais estomac parce qu'on a mauvaises dents.*

✦

Il est inutile de soigner les dents du fond, il ne faut soigner que celles qui se voient : *les dents de devant.*

Préjugé prenant son origine dans la coquetterie, et pouvant amener les pires désastres.

Les dents de devant forment une parure naturelle, servent à la phonation et même un peu à la mastication. Rien de plus légitime, dès lors, que de les conserver.

Mais ce que l'on ignore malheureusement trop, ce qu'il importe d'apprendre au public, c'est que les seules dents qui servent à manger, à mastiquer, sont les molaires, les dents du fond. Ce sont elles qui travaillent pour la nourriture, pour la vie de l'individu, ce sont donc elles qui, en résumé, sont les vraies dents utiles, laborieuses, celles dont la disparition vient réellement blesser l'organisme.

D'autre part, elles sont malheureusement plus sujettes à la carie. On comprend donc qu'il faille veiller avec soin à leur conservation et ceci malgré qu'elles ne se voient pas. Car si les autres dents sont indispensables à l'esthétique, les molaires sont des dents indispensables à la santé, à la vie.

On doit donc faire soigner toutes ses dents, sans exception, mais surtout les molaires.

✤

Pour faire extraire une dent qui a causé un abcès, il faut attendre que l'abcès soit mûr ou même qu'il soit passé.

En vertu de ce préjugé essentiellement répandu même dans les classes supérieures de la société, bien des abcès *qui auraient pu être évités* continuent leur processus et donnent lieu à des douleurs épouvantables. En revanche, plus d'un malade qui a la bonne idée de venir chez le dentiste dès le début des souffrances ou des élancements a la joie de voir la douleur arrêtée presque subitement par l'intervention préventive du praticien. Il a, en outre, la satisfaction de conserver la dent.

En tout cas, si la dent doit être sacrifiée, si on doit procéder à l'extraction, il vaut mieux le faire le plus tôt possible. Si, en vérité, l'anesthésie ne peut, dans ce cas, donner un résultat rigoureux, la periodohtite, en revanche, facilite et abrège l'extraction. De toute façon, il vaut mieux souffrir une seconde que de souffrir des nuits entières les douleurs intenses du processus phlegmoneux.

✤

Cette carie n'existait sûrement pas hier, ce matin seulement en me réveillant, j'ai senti un trou dans ma dent.

Voici ce que le dentiste entend souvent à propos d'une carie qui remonte quelquefois à plusieurs années.

L'explication est très simple. Nous avons vu que la carie se développe surtout dans les endroits qui échappent à tout nettoyage, et en particulier dans les interstices dentaires, entre les dents.

Nous avons vu d'autre part que les microbes de la carie, ayant produit un trou imperceptible de l'émail, se trouvent ensuite en présence de la dentine, tissu beaucoup moins résistant, et que la carie forme alors dans la dentine une véritable grotte recouverte par l'émail qui n'est pas carié. Au bout d'un certain temps, il se produit un véritable effondrement de cette partie d'émail, provoqué soit pendant le repas, par un petit os, soit très souvent pendant la nuit chez les gens qui grincent des dents involontairement. Comme la carie de l'émail, cause première de tout le mal, a complètement échappé à la personne, elle est de très bonne foi en protestant que la carie s'est faite pendant la nuit et n'existait pas la veille. Cependant, comme on peut en juger maintenant, ce préjugé est absolument faux.

❖

Jugements populaires sur la valeur d'un Dentiste

Tel dentiste est très habile, car il a plombé ma dent en une seule fois. Tel autre, au contraire n'est qu'un charlatan, car il m'a fait revenir 5 ou 6 fois.

En jetant les yeux page 32, on remarquera que la carie est *superficielle* lorsqu'elle n'a pas encore atteint la pulpe, *pénétrante* lorsque la pulpe est atteinte par la carie.

Or, au point de vue du traitement, il y a, dans ces deux cas, une très grosse différence.

En cas de carie superficielle, il suffit de retirer soigneusement la dentine cariée, et au delà, puis de faire une obturation. Ce travail peut parfaitement s'effectuer en une séance. S'il est fait consciencieusement et, si la carie n'est pas trop près de la pulpe, la dent peut être sauvée toute la vie. C'est précisément sur ce fait très connu, nullement miraculeux, qu'est fondée l'importance des soins dentaires précoces chez les enfants, dans la famille ou dans les écoles.

Au contraire, en cas de carie *pénétrante*, il faut d'abord placer un pansement caustique sur la pulpe, retirer la pulpe et ses prolongements radiculaires, puis faire l'antisepsie de la dent. On ne peut donc obturer définitivement la dent qu'après une épreuve qui peut durer huit jours, quinze jours et quelquefois davantage.

On comprend qu'il faille pour ce travail un certain nombre de séances; on comprend également que le prix ne puisse pas être le même, ce qui fait dire à bien des gens qu'on les fait revenir exprès pour les faire payer plus cher. On oublie une chose, c'est que le dentiste ne fait pas ce qu'il veut, qu'il est obligé de subordonner sa conduite à l'état de la dent.

Ces séances qu'on lui reproche de faire trop nombreuses, elles devront l'être encore plus, lorsque la dent, non seulement est atteinte de carie pénétrante, mais lorsqu'elle est infectée. Il ne dépend pas de la bonne volonté du praticien que les séances soient plus ou moins nombreuses, il faut laisser à l'antisepsie le temps de faire son œuvre, voilà tout.

Si par hasard, quelques dentistes, sacrifiant leur devoir à des considérations de clientèle, se laissaient aller à obturer rapidement la dent, les malades en seraient cruellement punis par l'apparition prochaine de fluxions, d'abcès, de douleurs épouvantables. Il est vraisemblable de croire que, dans de telles conditions, ils ne feraient guère de réclame au dentiste qui se trouverait ainsi puni lui-même pour ne pas avoir agi suivant sa conscience.

En résumé, faites visiter vos dents tous les six mois par le dentiste, les caries seront soignées à temps, elles seront généralement obturées en une seule séance et seront guéries définitivement. Dans ces conditions, vous aurez tout profit, et vous ne vous exposerez pas à répandre un préjugé absolument faux, absolument injuste.

✣

Ce dentiste est extrêmement consciencieux, car il ne plombe pas une dent avant de vous avoir fait revenir souvent, et, chaque fois, il a bien soin de mettre un coton.

Cette phrase peut, comme nous venons de le voir, être parfaitement exacte. Dans certains cas, le dentiste ne peut et ne doit obturer une dent qu'après un certain nombre de pansements, de séances.

Même dans ce cas, nous ferons remarquer en passant que l'on n'emploie pas des cotons ordinaires qui se laisseraient pénétrer par la salive, mais que l'on se sert de cotons enduits d'une substance isolante, afin que le médicament placé au dessous soit isolé et produise l'effet attendu.

Se basant sur ce fait que, plus il y aurait de séances, plus les honoraires seraient élevés, il est possible qu'à une certaine époque, certains praticiens heureusement fort rares, aient eu assez peu de conscience pour multiplier à dessein ces cotons anodins sur une dent qui aurait pû être soignée rapidement.

Mais à notre époque, nous ne voyons pas ce qu'une pareille incorrection rapporterait à son auteur. Du reste, l'éducation des nouveaux chirurgiens-dentistes est une garantie certaine à tous les points de vue. La conscience du dentiste ne consiste pas à entretenir des idées fausses et à en tirer parti ; elle consiste à ne considérer que l'intérêt immédiat de la personne qui a confiance en lui.

✣

Le plombage a tenu, c'est un bon dentiste.
Il n'a pas tenu, c'est un mauvais dentiste.

Voici la pierre de touche du jugement populaire sur la valeur d'un dentiste. Ce jugement est presque toujours faux, voici pourquoi :

Il faut admettre tout d'abord que les diverses substances avec lesquelles on obture les dents, sont directement attaquées par la salive. Dans certaines bouches, la salive est tellement acide que cette usure est très rapide.

D'autre part, à cette usure chimique, il faut ajouter l'usure mécanique de la mastication.

Cette usure peut, dans certains cas très fréquents, être imputable au seul patient qui, malgré les recommandations expresses du dentiste, s'empresse de manger sur sa dent avant que la matière obturatrice n'ait acquis sa dureté définitive. Cela ne l'empêche pas de dire que c'est la faute du dentiste.

Enfin dans la plupart des cas, l'obturation ne tombe qu'à la suite d'une fracture partielle des bords de la dent. Circonstance indépendante de toute volonté et qui serait bien plutôt imputable au patient qui, au lieu d'aller chez le praticien au début de la carie, n'est venu le consulter qu'au moment où la cavité cariée n'offrait plus que des bords fragiles.

On peut, en rapprochant ce préjugé des deux précédents, voir qu'ils sont réellement très répandus. Or, ils servent de base à la réputation d'un praticien — même dans les villes, même dans la société la plus cultivée.

(Voyez plus loin : *choix d'un dentiste*, (**Famille**).

(Voyez plus loin : *choix d'un dentiste*, (**Famille**).

Les gens qui ne reviennent plus

Certaines personnes viennent chez le dentiste, font examiner leur bouche, s'entendent pour les soins que l'on commence immédiatement. Elles donnent rendez-vous pour une date prochaine, puis ne reviennent plus.

Cette façon d'agir constitue d'abord une incorrection, mais il y a plus, ces personnes ignorent qu'elles s'exposent quelquefois à de graves accidents qui peuvent menacer leur santé.

Supposons, en effet qu'une personne ait une carié pénétrante, le dentiste applique sur la pulpe un pansement caustique et dit à la personne de revenir le lendemain ; car, ans ce cas, l'action du caustique qui est généralement à base d'arsenic, ne peut être indéfinie. Au bout de 24 heures, l'action est suffisamment profonde ; elle ne peut, sans graves conséquences, durer plus longtemps. C'est malheureusement ce qui a lieu dans ce cas. Je prie les personnes sensées de juger en toute conscience quel est le vrai coupable de la personne qui, on ne sait pourquoi, ne revient plus, ou du dentiste qui a cependant averti sa cliente de revenir le lendemain sans faute, en la prévenant du danger.

Tout cela n'empêche pas qu'en cas de procès à la suite d'accidents graves, la cliente nierait absolument que le dentiste lui ait dit de revenir, et le dentiste serait condamné. Voici de la bonne justice.

L'inutilité de l'hygiène buccale. — L'exception confirme la règle

Lorsque le dentiste essaie de donner à un client quelques conseils d'hygiène buccale, il n'est pas rare de voir ce dernier, après avoir esquissé un sourire discret, tenir à peu près ce langage : « Mon cher Monsieur, mon grand père est mort à 80 ans et il avait toutes ses dents. Or, jamais de la vie, vous entendez bien, il ne s'était brossé les dents ni nettoyé la bouche. Par conséquent ce que vous dites n'est sûrement pas exact. Nous sommes entre gens intelligents. Eh bien, avouez-moi que toutes ces histoires sont inventées par les dentistes pour gagner de l'argent. » Ayant dit, le client se lève triomphant.

On pourrait lui répondre que le fait de ne pas se la-

ver la bouche, fut-ce pendant 80 ans, n'est guère sug-
gestif. On pourrait lui répondre que certaines femmes
de la campagne n'ont jamais pris de bain de leur vie et
que cela ne les a pas empêché de se marier, hélas !

Il vaut mieux leur dire ceci : « Eh bien Monsieur, puisque vous m'avez raconté une histoire, je vais vous en
conter une autre. Figurez-vous que je connais un cas
analogue, mais en sens diamétralement opposé. J'ai
dans ma clientèle une jeune dame de 30 ans qui depuis
son plus jeune âge, se brosse régulièrement les dents,
qui va souvent chez le dentiste, et cependant, malgré
toutes ces précautions, malgré tous ces soins, elle a de
mauvaises dents. Par conséquent dans mon histoire
comme dans la vôtre, si nous ne considérions que le résultat, nous conclurions à l'inutilité de l'hygiène buccale. Et
cependant, dans les deux cas, il s'agit là de deux exagé-
rations opposées, de deux terrains qui, presque toujours
par hérédité offrent, le premier dans le cas de votre
grand-père, une résistance énorme et anormale à la carie
dentaire : le second dans le cas de ma cliente, un état
anormal de prédisposition, de faiblesse extrême des
tissus dentaires à la carie. Ce sont deux exceptions, deux
anomalies en sens opposé.

Il faut bien se garder de faire enlever le tartre, car il soutient les dents

Voici ce que l'on entend dire très sérieusement par des
personnes intelligentes. Or, en réalité ce tartre qui paraît
soutenir les dents est la cause première de leur ébranlement, la cause de leur chute prochaine. Si les dents sont
allongées, c'est que le tartre s'infiltrant, s'enfonçant progressivement entre l'alvéole et la dent a fait coin, a fait
éclater une parcelle osseuse de l'alvéole, ce phénomène
se reproduisant sans cesse pendant des années.

D'autre part, la gencive suivant les parcelles alvéolaires dans leur processus d'abaissement, la dent semble s'allonger, bien que ce soit, en réalité, le terrain qui baisse. On dit que la dent se déchausse. Comme on le voit, si la dent est déchaussée, c'est *à cause du tartre*. Par conséquent, si, au début, on avait enlevé le tartre, le déchaussement ne se serait pas produit.

En outre, comme nous l'avons vu (p. 30) le tartre est la cause la plus fréquente de la carie dentaire, car il contient les micro-organismes qui, protégés par lui contre les agents extérieurs, travaillent lentement et sûrement à la destruction de la dent.

Ce préjugé est donc réellement absurde et faux. De plus il est réellement dangereux. Il faudrait lui opposer ce principe. Faites-vous faire de temps en temps un nettoyage des dents, faites enlever le tartre, parce que le tartre est la cause du déchaussement des dents, et en outre, une des causes les plus actives de la carie dentaire.

✢

Il ne faut pas brosser les dents. Cela enlève l'émail

Ce préjugé est tellement ridicule qu'on se demande comment on peut l'entendre énoncer par des personnes ayant leur bon sens.

C'est comme si l'on disait qu'il ne faut jamais faire laver la façade d'une maison, de peur de faire tomber cette maison

L'émail est, en effet le tissu le plus dur de tout l'organisme. Il offre une résistance telle que lorsque, dans certains cas bien déterminés, il faut trépaner une dent, on a toutes les peines du monde à attaquer l'émail avec des fraises en acier trempé actionnées par un tour électrique.

Dans ces conditions, on comprend combien le préjugé est absurde. Que peuvent faire quelques poils de brosse sur un tissu aussi résistant ?

La vérité, c'est que certaines poudres dentifrices que

vendent des charlatans ou que l'on achète dans les bazars, contiennent des subtances qui peuvent attaquer
l'émail.

Ce qui est encore plus vrai, c'est que, si on se base
sur ce préjugé qui est la négation de l'hygiène buccale,
les dents seront alors sûrement attaquées par la carie.

✛

En se brossant les dents, il faut faire saigner les gencives. Cela les décharge

Aux personnes qui croient à ce préjugé, il faudrait
dire : Toutes les fois que vous vous débarbouillez, toutes
les fois que vous vous lavez les mains, faites-vous saigner la figure et les mains. Cela les décharge.

Mais, me direz-vous, certaines gencives saignent au
moindre contact. Dans ce cas, c'est que le tartre déposé
entre la dent et la gencive a violenté cette dernière, c'est
que les capillaires de la gencive sont tendus à se rompre.
Il suffit de vous faire enlever ce tartre par un dentiste. La
gencive viendra de nouveau épouser la dent, et ne sai-
gnera plus.

Quant au préjugé dont nous nous occupons, il est non
seulement contraire à la nature, mais il est absolument
dangereux en ce sens que toute piqûre, toute déchirure
de la muqueuse buccale peut entraîner de graves conséquences par pénétration des microbes de la bouche.
Ceux-ci sont si nombreux, qu'on a pu appeler la cavité
buccale le paradis des microbes.

✛

Nettoyage des dents avec une brosse en caoutchouc ou un linge

Les deux méthodes doivent être rigoureusement condamnées. En effet, même en supposant que l'on frotte

dans le sens convenable, c'est-à-dire du haut en bas, la brosse en caoutchouc et le linge ont ce résultat déplorable de nettoyer les parties saillantes des dents, il est vrai ; mais en revanche, d'accumuler dans les interstices dentaires, entre les dents, tout ce qui a été enlevé des parties saillantes.

C'est tomber d'un mal dans un mal plus grand. C'est tomber d'un fossé dans un précipice. Car c'est favoriser, créer pour mieux dire, des caries intersticielles.

Il faut donc toujours employer une brosse avec des poils. Les poils seuls sont assez fins pour pouvoir pénétrer entre les dents, balayer tout, nettoyer d'une façon parfaite, surtout si l'on nettoie de haut en bas, ce qui est la seule méthode rationnelle et vraiment efficace.

⋯

Soins de bouche se bornant aux élixirs dentifrices

Beaucoup de personnes auxquelles le dentiste demande si elles se nettoient les dents, prennent un air très digne et vous répondent : « Comment donc, Monsieur ! je me nettoie les dents chaque matin avec de l'élixir dentrifice.

Il y a là trois fautes : 1° Quand on se nettoie les dents qu'une fois par jour, il faut les nettoyer le soir et non le matin ;

2° Ce n'est pas dentrifice qu'il faut dire, mais dentifrice ;

3° Enfin, à ces personnes on pourrait tenir le raisonnement suivant :

Supposez, Madame, que vous ayez une chambre sale, infectée, et que vous désiriez la désinfecter. Vous allez employer des antiseptiques divers et puissants. En fin de compte, vous vous apercevez que voulant faire les choses amplement, vous n'avez oublié qu'une chose, la principale cependant : vous avez oublié de balayer la chambre.

Or, n'est-il pas vrai que la cavité buccale peut être exactement comparée à la chambre dont nous venons de parler ?

Vous employez des antiseptiques : thymol, salol, formol. Leur action antiseptique, au lieu de s'exercer utilement sur les microbes de la bouche, s'épuise inutilement sur les particules alimentaires, sur les corps étrangers. Tandis que si, auparavant, vous avez nettoyé la bouche, l'action antiseptique s'exercera utilement sur les divers agents pathogènes de la bouche, et ceci, pour le plus grand bien de la santé générale.

❧

Dentifrices populaires nuisibles aux dents

Toutes les fois que vous achetez un dentifrice bon marché, il y a gros à parier qu'il sera plus nuisible qu'utile à vos dents, soit qu'il attaque l'émail, soit qu'il contienne des substances insolubles dans la salive; la poudre de charbon, entre autres. est absolument nuisible. (Voy. page 62.)

Si vous voulez avoir les dents blanches, nettoyez-les tous les jours, en employant un dentifrice que le dentiste formulera suivant les cas. Les dentifrices qui blanchissent les dents rapidement, méfiez-vous en comme de la peste, car ils attaquent l'émail, et par conséquent, amènent fatalement la carie dentaire. — Ceci est d'autant plus grave qu'il s'agit *de toutes les dents*.

❧

Mauvaises habitudes ou manies pouvant créer la carie

Tout d'abord, il convient de répéter ce que les mères de famille doivent déjà savoir. Le sucre, sous toutes ses formes, est un agent important de la carie, parce qu'il attaque l'émail. Par conséquent, si vous aimez véritablement vos enfants, c'est-à-dire si vous les aimez pour eux-mêmes, pour leur santé, ne leur donnez pas de sucreries, chocolats, pralines, pipes en sucre, dragées.

D'autre part, rappelez-vous qu'il faut que les enfants se nettoient les dents. C'est une affaire d'habitude. Ils seront les premiers à réclamer leur brossage de dents avant de se coucher.

Lorsque vos enfants seront plus grands, lorsqu'ils seront écoliers, prenez bien garde qu'ils n'introduisent pas des épingles ou des plumes métalliques entre leurs dents. Ils occasionneraient presque fatalement un éclat d'émail et la carie serait constituée.

Vous mêmes, mesdames, lorsque vous faites un travail de couture, ne coupez pas le fil avec vos dents. Vous arriveriez vite au même résultat.

Rappelez-vous enfin que les températures excessives et surtout le changement brusque de température peuvent produire des éclats de l'émail. Les glaces ou les boissons glacées sont dangereuses à cet égard. Ce qui est encore plus dangereux, c'est de boire un verre d'eau froide avant ou après une soupe chaude.

✢

Préjugés anciens qui ont persisté dans les campagnes

Pour se préserver du mal de dents. — Faire porter aux enfants des colliers d'ambre, d'agathe, d'os ou de corail, leur suspendre au cou un sachet contenant une tête de vipère ou des pattes de taupe en nombre impair;

Porter trois marrons dans sa poche ;

Se couper les ongles tous les huit jours ;

Ne pas aller chez le dentiste le vendredi.

Lorsqu'une dent de lait est tombée, la mère donne à l'enfant un soufflet, pour que les autres dents poussent sans accident.

Contre la douleur de dents. — Se mettre dans l'oreille un morceau de lard rance.

Faire cuire un œuf *sous la cendre* (très important) le couper en deux lorsqu'il est cuit dur. Appliquer sur l'oreille.

Mettre dans la dent de la graisse de marmotte et de l'huile d'aspic.

Mettre sa fesse sur sa joue.

Mettre de l'eau dans sa bouche, s'asseoir sur un poêle. Quand l'eau bouera, le mal sera guéri.

En cas d'abcès dentaire. — Faire un cataplasme composé de bouse de vache aussi fraîche que possible. Recouvrir d'une feuille de chou enduite de beurre frais. Uriner sur le cataplasme immédiatement avant de l'appliquer sur la joue (Voy. *Préjugé*, page 109).

Partager en deux un pigeon mâle vivant, l'appliquer tout chaud sur la joue.

Frotter la joue avec le lait d'une nourrice *qui allaite une fille*.

Porter dans sa poche un morceau de savon (probablement pour *dissoudre* l'inflamation).

Si l'abcès occasionne la fièvre. — Prendre le cœur d'une grenouille et le mettre sur son cœur ou sur l'épine dorsale.

Appliquer des tanches vivantes sur le foie ou sur la plante des pieds.

En cas d'extraction d'une dent, aller l'enterrer, car si on perd sa dent et que, par malheur, un chien ou un porc la ronge ou l'avale, il vous poussera une dent de chien ou de porc.

❖

L'avenir prédit par les dents. — Dentologie ou Odontomancie

Pour être complet, nous devons citer une science nouvelle, la dentologie, qui prétend juger le caractère par les dents.

Si les dents sont longues, c'est l'indice d'une grande largeur d'esprit, d'une grande détermination. Si elles sont petites, cela dénote de la petitesse d'esprit, un caractère faible.

Les canines courtes dénoteront un imbécile, les pointues, un être féroce ou dépravé. Les incisives droites, serrées et plutôt longues indiqueront un artiste.

Lorsque les dents sont penchées en avant, c'est signe de bêtise, et en arrière, signe d'instabilité de caractère.

Lorsque les dents sont rapprochées les unes des autres, c'est un indice de grande vivacité d'intelligence, et cette intelligence porte sur des questions plus ou moins sérieuses suivant que les dents sont longues ou courtes.

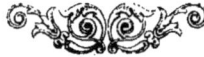

LES CHARLATANS

Voici un mot que nous avons entendu souvent prononcer par nos pères avec une sorte de respect, je dirai presque de terreur religieuse attachée à tout ce que l'on croit toucher à la sorcellerie.

Charlatan, voici un mot que nous entendons souvent prononcer encore de nos jours avec une nuance de mépris non dissimulée.

Dans ces deux jugements portés par la foule, quelle est la part de la vérité? Quelle est la part d'exagération ou d'injustice populaire? Voici ce que nous avons essayé d'étudier dans ce chapitre, où nous verrons les anciens charlatans, pères de ceux qui, bien rares aujourd'hui, parcourent les campagnes, où nous verrons ceux que le public n'appelle pas des charlatans, parce qu'il n'est pas éclairé à leur endroit, ceux que nous appellerons des charlatans modernes, en regrettant de ne pas employer une expression qui les stigmatise davantage.

Les Anciens Charlatans

On n'est pas absolument d'accord sur l'étymologie du mot qui désigne les individus, vêtus la plupart du temps de couleurs criardes *(scarlatano, écarlate)* qui vendaient des drogues sur les places publiques en appelant les badauds à grand renfort de boniment *(ciarlare, bavarder)* et qui ne restaient jamais longtemps dans le même

9.

endroit, mais voyageaient constamment *(circulatannus,* dérivé de *circulator* qui voyage).

Les premiers charlatans étaient plutôt des herbiers, de pauvres hères qui parcouraient la campagne, faisant leurs provisions le long des chemins.

Arrivés dans les villages, ils débitaient leurs marchandises, en vantant les effets à grand renfort de phrases ronflantes, propres à en imposer à la foule des curieux.

Voici, à titre de curiosité, le boniment d'un charlatan qui vendait des herbes en l'an 1281.

« Bele gent, je ne suis pas de ces povres herbiers qui portent boîtes et sachez, et si estendent un tapiz... Osteiz vos chaperons, tendiez les oreilles, regardez mes herbes.... Et comme je veux que li povres i puist ausi bien avanir comme li riches, il faut que j'en fasse danrée : car tel a un denier en sa borce « *bourse* » qui n'i a pas cinq livres....

« Ces herbes, vos ne les mangerez pas, car il n'a si fort buef en cest païs, ne si fort destrier que c'il en avait ausi groz come un pois sor la langue qu'il ne morust de mal mort, tant sont forts et ameires; et ce qui est amer à la bouche si est beon au cuer. Vos les metreis trois jors dormir en boen vin blanc; se vos n'aveiz blanc, si preneiz vermeil; se vos n'aveiz vermeil, preneiz de la belle yaue clère : car tel a un puis devant son huix qui n'a pas un tonel de vin en son célier. Vos prendrez chaque matin pendant treize jors. Vos sereiz garis de diverses maladies, de toutes fièvres, de toutes goutes et mal de dents. Car se mes pères et ma mère *(sic)* estoient en péril de la mort, et ils me demandoient la meilleure herbe que je lor peusse doneir, je lor donroie ceste. »

« En tel manière, venz-je mes herbes et mes oignements « *onguents* » qui vodra si en preinghe, qui ne vodra, si les laist *(laisse)* » (1).

---

(1) Bibliothèque nationale, manuscrits, fonds français), n° 1635, f° 80.

Vers l'an 1400, le Charlatan devint un homme plus considérable, plus important. Le voici, coiffé d'une riche toque, vêtu d'une façon originale, d'un habit à collerette, à crevés, à bouffants. Il porte au cou un collier à deux ou trois rangs de molaires enfilées sur une cordelette. Il porte un grand manteau avec des broderies.

Son installation est sommaire ; un banc destiné au patient, une table plus ou moins simple, le tout loué à l'habitant qui l'héberge. Sur la table des pots d'onguent, quelques instruments, une timbale quelconque. Puis, quelquefois un monceau de dents destinées à prouver la pratique du charlatan, quelques objets étranges placés là pour frapper l'imagination de la foule. Des vers solitaires, des poissons bizarres empaillés, des serpents. Sous la table un tonnelet d'eau.

Enfin, surmontant le tout, à la façon d'une enseigne dressée sur la table, une toile peinte plus ou moins naïvement. Cette peinture, généralement divisée en plusieurs tableaux, représentait des animaux fantastiques, des gros vers ou serpents que le charlatan disait être ceux qui rongent les dents, puis enfin de riches armoiries de rois, de ducs ou d'évêques, dont le charlatan prétendait posséder la confiance. Souvent à cet endroit, il ajoutait des parchemins munis de sceaux pendus à des rubans.

Voici quelle était à cette époque l'installation d'un charlatan populaire. Sa clientèle se composait du bas peuple, de soldats, auxquels il arrachait les dents sur le banc de bois ou à son défaut, sur une grosse pierre en bordure de la route.

Cependant les années passent et quelques charlatans viennent se fixer sur les places publiques, sur les avenues passagères, à la sortie des ponts, sur les terrepleins.

Quoi qu'il en soit, la plupart de ces bateleurs, montés sur des tréteaux, arrachaient des dents ou vendaient des élixirs merveilleux. L'histoire n'a pas dédaigné de nous conserver les noms de quelques charlatans fameux qui, à Paris, sur le Pont-Neuf, tenaient boutique en plein vent et avaient une véritable réputation, comptant parmi les illustrations de la capitale. C'est d'abord Arnaut qui, sur ses tréteaux, exposait tout le collège des cardinaux, dont il soignait, disait-il, les dents. Au milieu du sacré collège figurait le Pape, un emplâtre sur la tempe.

Ensuite vint Carmeline qui eut un grand succès. Coiffé d'un casque aux proportions gigantesques, vêtu d'un costume splendide, l'épée au côté, il pérorait au milieu d'animaux bizarres empaillés, entre lesquels deux crocodiles énormes attiraient la curiosité de la foule.

Brioché eut aussi quelques succès en arrachant les dents, mais il abandonna cet exercice pour montrer les marionnettes et son talent était si prodigieux qu'à Soleures, en Suisse, il faillit se faire massacrer par les paysans qui le prenaient pour un sorcier.

Ensuite vint le plus fameux des charlatans dentistes, Thomas, surnommé le grand ou le gros Thomas. Un jour, il s'avise de donner un grand banquet au peuple sur le Pont-Neuf. L'autorisation accordée par le lieutenant de police lui est retirée brusquement, et avec elle la certitude d'une réclame monstre. Thomas, sans se laisser abattre par ce malheur immérité, et faisant contre mauvaise fortune bon cœur, fait répandre le bruit qu'il ira en grand et fastueux équipage, porter ses félicitations au roi et à la reine. C'est ce qu'il fit, en effet, coiffé d'un bonnet triomphal dont on a retrouvé le dessin sur une vieille gravure qui se vendait chez un vitrier de la rue Galande.

Cette estampe était dédiée « au grand Thomas, grand opérateur du roi, reçu à Saint-Côme, pèse 6 marcs 7 onces. »

Elle vantait les mérites de « l'opérateur sans pareil » et « la douceur dont il a arraché gratis pendant quinze jours les dents les plus tenaces. »

Les Charlatans en boutique

La salle d'opération

Mais n'anticipons pas. Laissons de côté ces charlatans, dignes pères de ces bonisseurs en pleins vent dont nous allons, tout à l'heure, étudier la vie en détail. Occupons-nous plutôt des charlatans de l'an 1400 ou 1500, qui, simples bourgeois sans grand emphatisme, gagnaient honorablement leur vie. Ils étaient établis, ils avaient pignon sur rue; ils avaient une installation matérielle permanente. Essayons d'entrer dans la salle d'opération d'un de ces dentistes.

Ici, certains de nos confrères actuels ultra-modernes eussent reculé d'horreur. Du moins, certains d'entre eux qui exagérant réellement un principe vrai, ont élevé l'asepsie à la hauteur d'une monomanie, remplaçant le papier mural par des carreaux émaillés, arrondissant les angles de la pièce de peur des microbes, n'ayant comme meubles que des nickels et du verre, ouvrant les robinets au moyen d'une pédale de peur de se salir les mains.

Il semble en réalité qu'il s'agisse là d'une salle d'opération de grande chirurgie où toutes ces précautions sont réellement indispensables. Remarquez bien que dans ce sanctuaire de l'asepsie où le dentiste est tout de blanc vêtu, un patient va pénétrer qui, la plupart du temps, n'a pas essuyé ses pieds et qui outre sa bouche essentiellement septique, apporte dans ses vêtements une foule de germes pathogènes. — C'est ici le cas de le dire, il ne faut apporter d'exagération en rien. Que le cabinet du dentiste soit simple, sans tentures, facile à nettoyer, que l'antisepsie absolue règne sur les instruments, cela est parfait et cela suffit.

Et maintenant, par un contraste et une ironie étranges, pénétrons dans le cabinet d'opération d'un dentiste de l'an de grâce 1400 ou 1500.

Il nous faut d'abord passer sous l'enseigne.

Suivant l'état des finances du maître du logis, cette enseigne varie. Ce peut être un immense instrument de chirurgie, avançant dans la rue ses lames menaçantes. Ce peut être, attachée à un pendentif en fer forgé, une gracieuse peinture représentant une opération merveilleuse.

Quant à la salle d'opération du dentiste, c'est une salle absolument ordinaire à laquelle est quelquefois attenant un petit cabinet où l'aide du dentiste, un jeune homme ou quelquefois même un nain, pile dans un mortier les onguents divers qu'il renfermera dans des pots. Ce jeune homme est en même temps apprenti, c'est lui qui, pendant l'opération, maintiendra le patient, tiendra le réceptacle, sorte de plat à barbe dans lequel on doit cracher.

A cette époque, les murs étaient très épais, les fenêtres plus ou moins étroites. En face de la fenêtre, éclairée le plus possible, se trouvait le siège du patient. Suivant la fortune du maître, c'était une sorte de banc à trois pieds, auquel on avait ajouté un dossier sommaire, c'était une chaise ordinaire en planches grossièrement assemblées, un banc plus élégant avec un dossier et des appuie-mains, c'était enfin, mais très rarement, un fauteuil véritable, recouvert de cuir, garni de pendeloques.

Le rebord de la fenêtre servait au dentiste, pour placer ses instruments à portée de la main. Quelques courroies fixées au mur par des clous espacés servaient à suspendre les autres instruments, les ciseaux.

Des planches dressées, faisant office d'étagères supportaient des pots d'onguent, des fioles diverses, des cornues, des mortiers ou quelques vieux grimoires. Seuls les chirurgiens distingués avaient une sorte de placard à étagères masqué par une draperie. Le curieux, l'imprudent qui eut soulevé ce rideau, eut aperçu au milieu d'objets divers quelque instrument de musique, passe-temps des journées oisives, ou un crâne humain devant lequel il eut reculé d'horreur.

Aux murs étaient généralement pendus ou accrochés quelques plats de cuivre, une gourde, une ou deux images populaires. Il y avait souvent de petites excavations destinées à placer des pots, des fioles.

Une table était chargée de flacons divers, de pots à onguents décorés de peintures à la façon des pots d'apothicaires. Il y avait généralement une cuvette, des linges, deux ou trois brocs en étain, et quelquefois un crâne plus ou moins dissimulé par un vieux grimoire de parchemin.

Sur le plancher gisaient des objets divers. Un grand pot contenant de l'eau. Un mortier, des plats de cuivre ou de faïence, des cornues et même quelque animal empaillé, probablement tombé du plafond et qu'on avait omis de suspendre.

C'était, en effet, une coutume constante, non seulement chez les dentistes, mais aussi chez les médecins et les chirurgiens, de pendre au plafond, par des cordelettes, certains animaux alors très curieux, et qu'on avait soigneusement empaillés. Des salamandres, certains poissons bizarres, des chauves-souris, des caméléons ou même des crocodiles étaient ainsi suspendus au plafond. On pendait aussi des sphères brillantes. Souvent aussi un singe vivant faisait partie du matériel et presque toujours une chouette vivante était perchée sur les étagères ou sur l'appui de la fenêtre. Faut-il voir dans cette coutume la figure de l'oiseau cher à Minerve, déesse de la Sagesse et de la Science? C'est infiniment probable.

Quoi qu'il en soit, le patient entré dans la chambre et invité à s'asseoir, accrochait son chapeau au dossier de la chaise ou du fauteuil, puis, sous l'œil railleur des amis et des curieux qui le contemplaient par la fenêtre, constamment ouverte en été, il se remettait entre les mains du charlatan.

Suivant son rang ou l'opinion qu'il avait de lui-même, celui-ci était coiffé d'une simple calotte en drap ou d'un bonnet de fourrure parfois orné d'une plume majestueuse. Il portait une longue robe dont la bordure formait par devant une sorte d'étole de fourrure. De larges manches complétaient l'aspect du charlatan qui, en outre, portait généralement en guise d'ornement un collier de molaires autour du cou ou même en sautoir. Cependant, pour quelques opérations particulièrement pénibles ou sanglantes, il portait un tablier dont les attaches enroulées autour du corps servaient à accrocher certains instruments placés ainsi à portée de la main.

L'anesthésie n'étant pas encore découverte, le patient ne se faisait pas faute de crier et de hurler, tandis qu'à la fenêtre largement ouverte, sous l'enseigne monumentale, les enfants, pour mieux voir, bousculaient les badauds et les commères.

Les Charlatans du siècle dernier

Leurs boniments, leurs trucs.

Au XVIII° et XIX° siècle, il y eût un grand nombre de charlatans, mais le Pont-Neuf ni Paris ne leur suffirent plus. Au contraire, il semblait que le monde tout entier ne fût pas assez grand pour promener leurs mérites.

Ils parcouraient la France du Nord au Midi, daignant s'arrêter dans les villes pour répandre sur les populations les bienfaits de leur science universelle. Véritables bohêmes, amoureux du faste et du clinquant. Ils portaient une cuirasse étincelante, un casque brillant surmonté d'une aigrette majestueuse. Ils avaient des voitures dorées traînées par des chevaux richement caparaçonnés, et ils faisaient une entrée sensationnelle, triomphante, aux sons de la musique, du tambour, de la grosse caisse et des cymbales.

Tout ce clinquant, toute cette mise en scène était destinés à éblouir le public, à lui en imposer, à jeter de la poudre aux yeux. De même, tout était combiné en vue de cette mise en scène.

Essayons maintenant de reconstituer le boniment du charlatan.

D'une voix éclatante, il commençait par décliner tous ses titres, il affirmait avoir guéri presque tous les monarques de la terre, il faisait l'énumération de ses diplômes et de ses décorations ; puis il ajoutait :

« Si j'avais voulu exploiter la reconnaissance de tous les hommes qui me doivent la santé, ma fortune serait immense, mais j'obéis à un mobile plus élevé, j'ai voué ma vie au soulagement de mes semblables.

« Vous voyez en moi, Mesdames et Messieurs, le célèbre docteur X... Faire mon éloge ne serait qu'être l'interprète de la renommée aux cent bouches d'or et d'azur, je me contenterai de vous dire que j'ai un immense talent et que mon incommensurable réputation ne peut être égalée que par ma modestie. Couronné par les plus illustres sociétés savantes du monde entier, je m'incline devant leur jugement qui proclame la supériorité de mes connaissances dans le grand art de guérir le genre humain. »

« Apprenez, bonnes gens que je guéris et je préserve non seulement sans avoir recours aux préparations pharmaceutiques, mais encore sans consulter les indications des urines ni des selles, sans avoir besoin de tâter le le pouls, de faire tirer la langue, de faire poser culotte, de faire lever les jupes, sans presque m'inquiéter du nom, du siège, de la classification, de l'étymologie, de la définition de la maladie, et même sans voir les malades. »

Puis, pendant que la musique jouait un air entraînant, le charlatan, exhibe des squelettes, au grand effroi des femmes et des enfants. Il montre des bocaux contenant des serpents et quelquefois des fœtus conservés dans l'alcool. Le voici qui prend des crânes humains et les

montrant à la foule : « Messieurs et dames, voici le crâne
du célèbre Mandrin à l'âge de quinze ans, le voici à vingt
ans, le voici enfin à trente, lorsque ce grand criminel
mourut par le supplice de la roue. »

Un petit air de musique, pendant que la foule s'agite
impressionnée.

Le charlatan fait de la main un signe d'apaisement, il
va parler :

« Mais, Messieurs, c'est assez vous entretenir de ma
personne, il est temps que je vous parle de mes œuvres.
Apprenez donc que je suis le fameux inventeur du baume
vermifugo-panaceti, dont l'efficacité souveraine est incontestable, miraculeuse. Oui, Messieurs, oui le ver, cet
ennemi de l'espèce humaine, le ver, le destructeur de
tout ce qui porte existence, le ver, ce rongeur acharné des
morts et des vivants, est enfin vaincu par ma science.
Une goutte, un atome de cette précieuse liqueur suffit
pour chasser à tout jamais cet affreux parasite. Avez-
vous des vers longs, des vers plats, des vers ronds, peu
m'importe la forme, avancez sans crainte je vous en déli-
vrerai.

« Avez-vous encore le ver macaque qui se place entre
cuir et chair, le ver coquin qui s'engendre dans la tête de
l'homme, le ténia vulgairement appelé ver solitaire,
venez à moi, bonnes gens, je vous les extirperai sans
douleur (1).

« Et ne croyez pas, Mesdames et Messieurs, que ce soit
la seule vertu de mon baume. Non pas, car il recèle en
lui-même tous les trésors jalousement cachés par la
nature. C'est lui, Messieurs, qui permit à Annibal et à
César d'être maîtres du monde, c'est lui qui plus tard
permit à Christophe Colomb de découvrir l'Amérique,
c'est lui qui maintenant me permet de faire à l'humanité
souffrante l'aumône de la guérison souveraine.

---

(1) *Dictionnaire Larousse.*

« Eh bien donc, avancez bonnes gens, prenez cette boîte, prenez-la sans crainte. Ceci guérit tous les maux, les coliques, les cors aux pieds et la rage, les esquinancies et le mal d'amour, la teigne, la fièvre et les gerçures au sein. Quant au mal de dents, il l'enlève et le supprime à tout jamais. Il rend les dents belles comme celles d'un petit enfant. »

La foule était incapable de résister à une pareille avalanche de paroles, le charlatan vendait en un instant toutes ses boîtes.

Quand la parole est insuffisante, le charlatan passe de la théorie à la pratique. A un signal convenu, un compère s'avance du milieu de la foule. Il souffre horriblement des dents. On est obligé de lui aider pour gravir les marches de la voiture. « Voyez, Mesdames et Messieurs, ce pauvre misérable qui souffre le martyre. Je vais avoir l'honneur de le soulager radicalement et subitement ici même en votre présence, en lui arrachant ses dents. »

Mouvement d'effroi du compère. L'orateur l'apaise :

« Rassurez-vous jeune homme et soyez sans inquiétude. Une simple application de mon baume et au lieu de la douleur effrayante, vous ressentirez une paix si profonde qu'il vous semblera être en paradis ».

Puis s'adressant à la foule attentive :

« Remarquez bien, Messieurs et Dames, que pour faire ces opérations très difficiles et sanglantes, je n'ai recours à aucun instrument compliqué. Il suffira que j'effleure les dents avec ce sabre, arme d'honneur qui me fut donnée en signe de reconnaissance par un illustre potentat, Sa Majesté impériale et royale, le roi de Transylvanie.

La foule est haletante, l'émotion est à son comble et c'est un vrai délire quand on voit les dents sauter les unes après les autres pendant que le patient conserve un aimable sourire sur les lèvres,

Or, les dents sont des dents artificielles préalablement ajustées dans la bouche. Un peu d'eau fortement colorée en rouge simule le sang. Et pendant que le charlatan

triomphant fait remarquer que l'hémorragie est insigni-
fiante, il vend force boîtes de son baume.

Si par hasard, un vrai patient monte sur la voiture,
notre homme ne perd pas la tête. Pendant que l'orchestre
attaque un pas redoublé, il profite de la stupeur du bon-
homme et d'un coup brusque, violent, il casse la dent au
dessous de la gencive; puis pendant que le malheureux
encore tout sidéré, assourdi par l'éclat des trompettes,
descend à tâtons en se tenant la joue, le charlatan montre
triomphalement à la foule une dent saignante qui était
dissimulée à portée de sa main.

Lorsqu'il veut frapper un grand coup, il ajoute à la
dent des vers qui proviennent, dit-il de cette même dent.
L'effet est considérable et la recette ne l'est pas moins.

Voici encore un truc assez bien imaginé et qui sort du
banal:

Un étranger se présente un jour de fête dans l'auberge
la plus importante de la localité. Il est mis avec recherche, et s'exprime avec autorité. Aussi tout le personnel
est empressé autour de lui; toute l'assistance, qui est
nombreuse, regarde avec ébahissement ce personnage
qui doit évidemment occuper une situation élevée:
ambassadeur tout au moins, sinon un prince étranger.

On sert à ce Monsieur un excellent dîner, mais à peine
y a-t-il touché qu'il se livre aux gestes les plus expressifs, se tenant la mâchoire, frappant du pied, et poussant
des soupirs à fendre l'âme.

Chacun s'empresse et veut lui porter secours. Qu'avez-
vous? Où souffrez-vous? — Une dent, c'est une dent.
Oh quel supplice de damné! Et voici quinze ans que cela
dure! Si au moins j'avais le courage de la faire arracher,
mais la seule pensée du baume d'acier me donne la chair
de poule.

Chacun s'apitoie sur les douleurs de ce pauvre homme.
Sur ces entrefaites, et comme par hasard, un charlatan
fait son entrée dans la salle de l'auberge.

Sa voiture vient précisément de s'arrêter devant la porte et avant de commencer à faire son boniment sur la place, il vient prendre un petit verre, assis modestement dans un coin de la salle. En entendant les soupirs de l'étranger, il avance vers lui « Oserai-je vous demander, Monsieur, où se trouve le siège de la souffrance que vous paraissez éprouver ? » — « Hélas ! c'est une dent qui me fait souffrir le martyre. Il n'y a rien à faire. Tous les remèdes que j'ai employés jusqu'à ce jour ont été inutiles. »

« Eh bien, moi, Monsieur, reprend le charlatan, en souriant d'un air de suffisance, je prétends vous guérir en moins d'une minute. »

Et, sur un geste de refus : « Laissez-moi tout au moins essayer ». Tirant alors un petit paquet de sa poche, il y puise un peu de poudre blanchâtre qu'il délaye dans un demi-verre d'eau. Maintenant, Monsieur, veuillez tremper un coin de votre mouchoir dans ce mélange et l'appliquer ensuite sur la dent malade.

A peine l'étranger s'est-il conformé à cette prescription qu'il s'écrie : « Mais c'est extraordinaire, prodigieux, merveilleux, miraculeux ! Je ne souffre plus, la douleur a disparu comme par enchantement. » — « Je vous l'avais bien dit, reprend le charlatan et ce qu'il y a de plus admirable, c'est que jamais plus cette dent, cariée pourtant jusque dans la racine, ne vous fera souffrir de votre vie. » — « Monsieur, dit alors l'étranger, ma reconnaissance n'aura pas de bornes, mais je voudrais bien me procurer ce petit paquet. En voulez-vous 20 fr., 30 fr., 40 fr. ? » Ici la physionomie du charlatan devient froide et digne. « Monsieur, je pourrais vivre riche et honoré ; mais par amour pour l'humanité, et par suite d'un vœu, je m'emploie à soulager les souffrances de mes semblables. Vous me paierez ce paquet le prix que je le vendrai tout à l'heure aux bons habitants de ce pays, 50 centimes ! » — « Je vous admire et je n'insiste pas, reprend l'étranger, mais vous me ferez au moins l'honneur de partager mon repas. »

Cette gracieuse invitation est naturellement acceptée, et une heure après, l'orchestre installé sur la voiture commence à se faire entendre, tandis que la scène de l'auberge s'étant ébruitée, des centaines de mains impatientes se tendent vers le charlatan qui, impassible, sans se presser, vend tous ses paquets en cinq minutes, et repart pour rejoindre son compère qui l'attend sur la route (1).

A quelques jours de là, si un paysan, pris d'une rage de dents, veut se servir du remède infaillible, il a beau délayer le paquet tout entier, la douleur continue. Il n'a d'autre consolation que de jurer, mais un peu tard qu'on ne l'y prendra plus.

Mais comme la bêtise humaine est une mine inépuisable, il y a gros à parier que notre homme se laissera prendre quelques temps après au boniment d'un Monsieur en habit noir et cravate blanche qui, assis dans un landau correct, d'énormes brillants aux doigts, montrera aux badauds un tableau de médailles obtenues aux Académies de Tombouctou et de Pondichéry, aux expositions de Constantinople ou de Barbarie.

Dans un flacon recouvert d'une étiquette merveilleuse, flanquée d'un sceau suspendu à un large ruban, le charlatan vend de l'eau colorée ou même de l'eau claire à laquelle il prête bénévolement toutes les vertus curatives.

Il prétend que la formule de sa composition lui vient de son arrière grand oncle, un moine fameux qui mourut en odeur de sainteté, et qui connaissait tous les secrets de la nature.

Ainsi, donc, en conséquence d'un vœu, le charlatan s'est donné la mission de répandre sur l'humanité souffrante les bienfaits inestimables de cette eau claire, qu'il baptise de noms différents suivant les spécialités diffé-

---

(1) *Dictionnaire Larousse*.

rentes qu'il vend aux badauds : Vulnéraire miraculeux des Moines du Mont Thabor ; Liqueur souveraine des R. P. déchaussés de Jérusalem ; Elixir de Saint Thomas de Patagonie ; Tisane reconstituante et dépurative de l'Abbaye de Thélèmes.

C'est l'éternelle histoire de l'exploitation éhontée de la bêtise humaine ; et cela durera, suivant toutes apparences, autant que le monde lui-même.

Les Charlatans actuels

Existe-t-il encore des charlatans ?

Oui, si l'on entend par là les pseudo-dentistes n'ayant pas d'existence légale, parcourant les campagnes en vendant des spécifiques infaillibles, des poudres merveilleuses, cautérisant le nerf dentaire dans l'oreille, et, en fin de compte cassant plus ou moins les dents avec une mauvaise clé.

Je dois ajouter que, grâce aux efforts des syndicats professionnels, ils deviennent de plus en plus rares, car ils sont poursuivis et condamnés comme exercice illégal.

Le souci de la vérité nous oblige toutefois à reconnaître que, trop souvent le public des campagnes toujours avide d'étrange et merveilleux, entoure d'une certaine auréole les charlatans qui, de leur côté, s'ingénient à entretenir les préjugés, à flatter les manies populaires pour les exploiter et en tirer un gros bénéfice. Seule, l'éducation du peuple arrivera peu-à-peu à l'éclairer sur ses véritables ennemis.

Quoiqu'il en soit, il est bon que le public soit mis en garde contre leurs agissements.

Si vous voyez ces individus rendre blanches en quelques instants des dents couvertes de tartre ou même de

tartre vert si tenace, soyez sûrs qu'ils se sont servi
d'acide chlorhydrique dilué ou de chlorure de chaux.

Résultat : l'émail est attaqué directement; ces dents,
malgré leur belle apparence actuelle, sont vouées fatalement à une carie prochaine et rapide. Des nuits entières
de souffrances terribles viendront faire payer bien
cher au pauvre patient le sourire de satisfaction qu'il
a maintenant sur les lèvres, en voyant ses dents si merveilleusement blanchies.

Ces poudres que l'on vous vend à grand renfort de
réclame contiennent du corail, de la pierre ponce, de
l'alun qui vont également attaquer l'émail. Le résultat
sera le même que plus haut, mais à plus longue échéance.

Si le charlatan doit extraire une dent, il ne perd pas de
vue qu'il va opérer pour la galerie, et qu'en conséquence,
il doit faire vite, brillamment, en une seconde, en un
clin d'œil. En conséquence, le plus souvent, il casse la
dent au niveau de la gencive, quitte à montrer aux badauds ébahis une dent saignante qu'il tient dans la main
gauche, avec ou sans accompagnement de vers dentaires.

La pulpe, sidérée par la section brusque, reste indo-
lore pendant quelques instants, puis commence à faire
mal. Le patient croit que la douleur est normale, mais
il doit bientôt déchanter, car la pulpe est maintenant à
nu. Le froid, le chaud, le contact de la langue, l'inspira-
tion de l'air cause des douleurs épouvantables, c'est un
véritable martyre qui dure plusieurs jours.

Outre le danger permanent d'infection que constituent
ces extractions pratiquées avec des instruments malpropres, pouvant transmettre différentes maladies et
entre autres la syphilis, on observe des accidents fréquents : ébranlement des dents voisines, fractures de
bord alvéolaire ou du maxillaire lui-même.

C'est ainsi qu'il n'est pas rare, en pratique professionnelle, de voir des malades qui viennent consulter le Chirurgien-Dentiste, se plaignant d'une suppuration persis-

tante. Il s'agit d'infections septiques, de nécroses graves du maxillaire, même de fractures partielles ou totales. Si l'on interroge ces gens, il y a gros à parier qu'ils vous raconteront qu'ils se sont fait enlever une dent à la foire de leur pays ou au passage d'un charlatan.

J'ai observé une nécrose étendue consécutive à une extraction faite par une religieuse. Et cependant, c'était à Paris où la patiente n'avait certainement pas d'excuse, puisqu'elle aurait pu aller dans une clinique, à l'hôpital ou à l'école dentaire.

Seulement, tout ce qui a une allure religieuse paraît dépourvu de danger. Vous verrez même certaines personnes antialcooliques prétendre que les liqueurs alcooliques fabriquées par des moines ou des religieuses ne sont pas dangereuses pour la santé. Elles le sont tout au moins autant que si elles étaient fabriquées par des laïques, puisqu'elles contiennent de l'alcool. La religion n'a donc rien à faire dans cet ordre d'idées, pas plus que dans l'extraction des dents. Les braves religieuses qui extraient des dents croient peut-être le faire pour la plus grande gloire de l'Eternel. Lorsque leur intervention a occasionné des hémorragies post-opératoires, des nécroses ou des accidents septiques, je ne vois pas comment l'Eternel a pu gagner ainsi en gloire, tandis que je vois parfaitement que le patient aurait évidemment gagné à aller chez un dentiste ou à l'hôpital.

J'exclus, bien entendu, le cas de force majeure. — Dans un village, éloigné de la ville, on va trouver une religieuse qui arrache la dent malade. Dans ce cas, la religieuse n'est pas plus coupable que le forgeron du village qui, dans un coin de l'atelier, au fond d'un tiroir, conserve « le Garangeot » tout rouillé qui lui sert à enlever les dents ; car le gaillard a de bons biceps et il ramène toujours quelque chose : gencive, os, fragments de la dent, esquilles, la dent avec accompagnement plus ou moins avantageux de maxillaire, la dent d'à côté, et quelquefois même la bonne dent.

Mais c'est une véritable boucherie, une torture. Quelquefois la victime finit par secouer les gens qui la tiennent, et par se sauver ; c'est généralement ce qui peut lui arriver de plus heureux.

Entre deux maux, il faut choisir le moindre. Entre le forgeron et la religieuse, je choisirais la religieuse : les dégâts seraient moins importants.

Les Charlatans des villes

Il y a encore toute une catégorie d'individus auxquels on pourrait appliquer à juste titre l'épithète de charlatans en donnant à cette appellation son intensité de mépris la plus méritée. Ce sont les plus dangereux, ceux qui abusent honteusement de la crédulité du public, les charlatans des villes.

La bêtise humaine étant une mine inépuisable, l'appât du gain malhonnête étant d'autre part une amorce bien tentante, cette engeance se multiplie à l'infini. Aussi ne voit-on que trop de ces charlatans modern-style, louvoyant entre l'escroquerie et l'abus de confiance. On en voit de tout âge, de tout sexe et de toute profession. Malheureusement, la nôtre n'y échappe pas.

Le dentiste charlatan possède quelquefois tous ses diplômes et ne réside plus que dans les villes. Il est rare, mais il est dangereux.

Son aspect n'a rien d'effrayant néanmoins, il est vêtu à la dernière mode et a constamment le sourire sur les lèvres. Il sait que la publicité est l'âme du commerce ; aussi sa publicité s'étend savamment sur les humains. Dans ses salles d'attente foisonnent des diplômes mirifiques de tous les instituts, de toutes les expositions plus ou moins officielles. Un livre d'or trône, attestant les guérisons miraculeuses, chantant le cantique de reconnaissance de l'humanité souffrante. Quant au maître, il est calme et souriant au milieu de toute cette gloire, il se contente de porter discrètement à la boutonnière un petit ruban se rapprochant le plus possible de la couleur rouge. Il est chez lui, la loi n'y peut rien, paraît-il.

Cependant, dans les principales rues de la ville des distributeurs donnent à foison des prospectus avec portraits de jolies femmes. Devant la maison, sur les balcons de laquelle brillent de grosses lettres dorées, d'autres distributeurs de prospectus insistent auprès des passants, racolent pour le compte du maître. Celui-ci se tient dans son officine, semblable à l'araignée, qui du centre de sa toile, s'apprête à sucer le sang des pauvres mouches qui se seront laissé prendre à ses filets.

Seulement, ici, c'est de l'argent qu'il suce.

Ouvrons, en effet, le prospectus que l'on distribuait dans la rue. En dehors du portrait de la jolie femme, en dessous des titres du Maître et de la liste fantastique de ses diplômes et décorations, que verrons-nous en grosses lettres ?

Généralement ceci : «Appareils sans plaque, ni crochets, ni ressorts, sans enlever les racines. Dents artificielles échappant à l'examen de l'œil le plus habile. Restauration des dents et même des racines les plus compromises par l'émaillage des dents. »

Mais ce qui frappe le plus, c'est le prix fabuleux de bon marché. La cliente, comparant avec le prix que lui a fait un autre dentiste, ne peut réellement hésiter. Et c'est alors que le charlatan, entrant en scène, lui tient à peu près ce langage. « Oui, Madame, je fais des appareils au prix indiqué sur mon prospectus, mais il se trouve malheureusement que, *dans votre cas*, cette sorte d'appareil n'est pas applicable. Cela n'irait pas, ne tiendrait pas, et cela vous blesserait certainement la bouche. Par conséquent, il est inutile d'y songer. Voici, dans votre cas particulier, le seul système qui puisse vous convenir. » Et il montre un appareil réellement cher, sûrement plus cher, en tout cas, que chez un dentiste consciencieux. Voici déjà une tromperie flagrante, un vol manifeste.

Mais le charlatan n'a pas qu'une corde à son arc. Dans d'autres cas, il dit ceci : « Parfaitement, Madame, je vais vous faire un appareil au prix marqué, mais avec les dents que voici » ; puis il présente des dents longues, laides, difformes. A la cliente épouvantée, il se contente de dire simplement : « Madame, ce sont les dents qui vont avec l'appareil indiqué sur le prospectus. » En même temps, il présente de jolies dents, en faisant une grosse majoration.

Voici des trucs malhonnêtes, voici des faits dont il est bon que le public soit averti. D'une façon générale, il faut se méfier des réclames pompeuses, il faut se méfier de ce que j'appellerai les bazars dentaires, des maisons à grandes lettres dorées, qui prennent des titres trompeurs, des raisons sociales affectant une vague allure universitaire, hospitalière ou officielle.

Braves gens, méfiez-vous de ces maisons comme vous vous méfiez des voleurs de grands chemins, des détrousseurs et des cambrioleurs. Adressez-vous à un homme sérieux. Le dentiste conscient de sa valeur et de sa dignité ne s'abaisse pas à ces pratiques ; et il gémit en silence, regrettant que les syndicats professionnels ne soient pas armés contre de pareils individus.

Et, en effet, examinons la suite du prospectus. Notre homme s'engage à faire un appareil sans extraire aucune racine. La chose en elle-même est facile. Mais il est non moins facile de comprendre qu'il s'agit là d'un vol manifeste, car jamais, au grand jamais, le dentier ne pourra servir. Un appareil construit dans une bouche comprenant des racines plus ou moins infectées, ne peut pas être toléré, pas plus qu'une chaussure de forme et de vernis impeccables ne peut être toléré par un pied blessé.

Quant aux dentiers sans plaque, ni crochets, ni ressorts (pourquoi n'ajoutent-ils pas sans dents?) c'est encore un mythe, une tromperie.

En effet, de semblables appareils ne peuvent être construits que dans certains cas spéciaux, en prenant appui sur des dents ou des racines saines, et après des préparations longues et minutieuses.

En résumé, c'est un grossier trompe-l'œil. C'est une façon de jeter la poudre aux yeux, de rabattre les oiseaux à plumer que l'on ne reverra sûrement plus. Mais qu'importe, puisque l'on s'engraisse à leurs dépens. Voici le raisonnement du charlatan moderne

Contre lui, on a tout tenté, tout fait. Rien n'a réussi. Il est comme le serpent visqueux qui glisse dans la main qui le serre.

Souhaitons donc, sans trop l'espérer, qu'une législation prochaine vienne créer dans la médecine une sorte de conseil de l'ordre qui soit juge sans appel et dont les sentences soient obligatoires, légales.

Alors seulement, les charlatans auront vécu, et, avec eux, les bazars dentaires qui avilissent la profession.

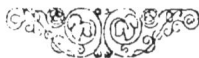

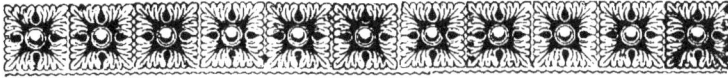

CHAPITRE IV

La Lutte

Contre la

Carie Dentaire

DANS LES DIVERSES COLLECTIVITÉS SOCIALES

Quels sont les moyens les plus efficaces ?

S'il est un principe universellement admis, absolument indiscuté, c'est celui sur lequel nous nous baserons, et qui s'énonce ainsi : Avant de guérir il faut prévenir.

Or, il ne trouvera jamais d'application plus justifiée, plus utile.

En effet, ne serait-ce pas accomplir un acte de bonne politique sanitaire que d'apprendre au peuple tout le mal que peut causer la carie dentaire, afin que, connaissant alors l'ennemi, il puisse se défendre contre lui?

Il faut donc que passionnément et sans défaillance, nous nous attachions à montrer du doigt le péril, à le dénoncer; et surtout à montrer au peuple comment il peut éviter la carie dentaire.

Il faut que nous soyons les éducateurs infatigables des masses populaires, il ne faut négliger aucun moyen de bonne propagande, il faut vulgariser sans relâche les principes de l'hygiène buccale préservatrice.

Comment arriver à ce résultat? — Par les conseils que nous pouvons donner dans notre clientèle. Mais ce moyen d'action est bien restreint. — Par de petits opuscules. Ils pénètrent quelquefois dans les familles, mais la plupart du temps ils sont arrêtés en route et jetés au panier; par conséquent le but n'est pas atteint.

Nous avons longuement réfléchi à ce problème et nous croyons que pour faire pénétrer dans le peuple les vérités de l'hygiène, le moyen le meilleur, le plus profitable, le moyen idéal, c'est la CONFÉRENCE. *Elle seule permet au praticien d'être en contact direct avec le public, de lutter corps à corps avec l'ignorance ou l'incurie, de secouer les hésitations et de stimuler les énergies.*

CONFÉRENCES DANS LES ÉCOLES

Ce qui caractérise l'utilité des conférences dans les écoles c'est ce fait précieux que le combat est engagé contre le mal lorsqu'il est à son stade *de début*, et par conséquent, lorsqu'on a toutes chances de réussite.

Le but que nous poursuivons, c'est évidemment l'éducation de l'enfant. Nous voulons lui apprendre que le simple fait de se brosser les dents est un acte sage et prudent de sa part, puisqu'il s'assure ainsi et à peu de frais une bonne santé.

Comment allons-nous frapper son esprit, comment allons-nous forcer l'attention de cette intelligence vagabonde? par les projections lumineuses. Cette méthode nous a donné les meilleurs résultats. D'essais en essais, nous sommes arrivés à obtenir une attention véritable de la part de jeunes enfants de 11 ou 12 ans, qui sont réellement intéressés par les dessins au tableau et par les projections.

Chose qui m'eût semblé incroyable au début, il n'y a eu aucune contrainte, aucun ennui. Pendant la conférence les enfants sont attentifs, ils se haussent pour mieux voir le dessin du tableau. Ils suivent si bien le conférencier que machinalement, ils portent les doigts à certaines dents, par exemple, ou aux ganglions sous maxillaires, lorsque l'on parle des accidents pathologiques de ces organes. Or ces résultats ne peuvent être obtenus qu'en s'adressant à des enfants de 11 à 13 ans, c'est-à-dire aux plus âgés des écoles primaires. A plus forte raison, la conférence aura une plus grande portée sur les élèves des écoles primaires supérieures.

Je prie le lecteur de bien remarquer que ce que j'avance n'est pas une idée en l'air ni une illusion, puisque j'ai fait dans les écoles un grand nombre de conférences. Si j'ai pu les faire dans le département de l'Isère et arriver à un résultat positif, il n'y a pas de raisons pour qu'il n'en soit pas de même dans toute la France. Je suis persuadé que l'Administration, mieux instruite des intérêts véritables de la santé scolaire, facilitera ces conférences, à condition qu'elles ne soient dictées que par un but utile.

Nous résumons donc ce que nous venons de dire, en répétant que les conférences doivent être faites aux grands enfants des écoles primaires, aux jeunes gens et aux jeunes filles des écoles primaires supérieures et enfin aux élèves-maîtres des écoles normales primaires, aux futurs instituteurs et aux futures institutrices.

Nous touchons ici à un élément important de cette étude. Car si nous pouvons faire l'éducation hygiénique des grands enfants des écoles par des conférences, quel moyen emploierons-nous pour appeler les plus jeunes enfants, ceux qui, pendant notre conférence penseraient à leur partie de billes ? Il est cependant important de les instruire du danger qu'ils courent, et le résultat sera d'autant meilleur chez eux que la carie est moins avancée que chez leurs camarades plus âgés.

Puisque nous ne pouvons faire nous-même cette éducation, nous en chargerons les *instituteurs* et les *institutrices*, ceux et celles qui possèdent le secret de l'éducation de l'enfant. Ces maîtres, après que vous leur aurez montré le danger, après que vous aurez fait passer chez eux l'ardeur qui vous anime, mettront au service de notre cause, qui deviendra la leur, l'influence considérable qu'ils possèdent sur l'esprit de l'enfant.

Un de nos maîtres, le professeur Letulle, a décrit merveilleusement le rôle social que pourrait jouer l'instituteur dans la lutte que l'hygiène a engagé contre l'ignorance.

« On a beaucoup parlé ces temps-ci d'hygiène scolaire. On commence à comprendre quel puissant levier doit être l'École pour répandre dans toutes les classes de la Société les notions d'hygiène individuelle et collective indispensables aujourd'hui à connaître si nous voulons, en assurant la protection de la santé publique, régénérer et conserver notre race. »

« Dans la lutte à entreprendre contre l'ignorance et l'incurie populaires, voyons quel sera le rôle de chacun. »

« Les maîtres, et c'est bien par eux qu'il faut commencer, étant la pierre angulaire de l'édifice, les maîtres doivent se pénétrer de plus en plus de l'importance primordiale de leurs fonctions, en tant qu'éducateurs populaires d'hygiène sociale. Ils doivent être nos apôtres, les propagateurs passionnés et infatigables de la Loi Nouvelle. Il leur appartient d'en faire connaître et d'en répandre partout, sans cesse, les principes et les conséquences pratiques. A eux de s'ingénier à implanter dans l'âme de l'enfant, terre vierge toujours prête pour la bonne semence, les vérités immuables et les bases éternelles de l'Hygiène. Science incomparable, consacrée à protéger la santé de l'humanité, l'hygiène est en train, par ses bienfaits prodigieux, de s'élever à la hauteur d'une religion : elle a sa morale, son décalogue, ses vertus que pratiquent ses adeptes, elle n'en est plus à compter ses héros et ses martyrs. Sans l'observance rigoureuse et sans le respect absolu, librement consenti de ses lois, notre patrie et notre race seraient condamnées aux pires désastres et bientôt à une ruine irrémédiable. »

Le seul moyen de lutter contre les divers fléaux qui menacent l'humanité, le moyen efficace proclamé par tous les esprits éclairés, c'est l'action suggestive de l'instituteur, éducateur de l'enfant. »

« Les maîtres possédant les notions fondamentales de l'hygiène, vont pouvoir exercer leur bienfaisant ministère. La propreté méticuleuse des classes, des salles devient l'objet de leur constante sollicitude. Ils en banniront les poussières, toujours dangereuses à cause des germes morbigènes qu'elles véhiculent et l'immonde

crachat, source inépuisable de la propagation de la tuberculose pulmonaire. »

« L'instituteur enseigne à tous ses enfants leurs devoirs
à l'égard de leur corps, leur montre les bénéfices d'une
propreté constante et méticuleuse et les habitue aux
grands lavages. Il leur démontre que l'usage quotidien du
savon, de la brosse à dent et de la lime à ongles repré-
sente *une sorte de vertu sociale*, la malpropreté transfor-
mant le corps humain en un vase d'élection tout prêt
pour recevoir et cultiver les pires maladies contagieuses,
un danger par conséquent pour la communauté. »

« Agissant par persuasion et par les leçons de choses
que les évènements lui apportent au jour le jour, le maître fait pénétrer dans l'esprit de l'enfant les éléments de
la *Morale de l'hygiène,* et des devoirs contractés par l'individu à l'égard de la communauté. Il façonne pour l'avenir des citoyens modèles, respectueux de l'hygiène publique et en fait pour toujours des pratiquants de l'hygiène
privée. »

Nous pouvons affirmer par une longue expérience que
ces conférences sont très goûtées par le corps enseignant.
Les instituteurs, les institutrices sont préparés à comprendre l'importance de ce qu'on vient leur dire par ce
qu'ils ont été à même de contrôler l'exactitude du
mal.

Ils ont vu, maintes fois des enfants qui, pendant la
classe, se mettaient à pleurer silencieusement ; qui, pendant que les petits camarades prenaient leur goûter,
ne voulaient rien prendre. Ils ont eux-mêmes, bien souvent des enfants, et ils savent par expérience toutes les
souffrances que procure la carie. Dans ces conditions, il
n'est pas étonnant, qu'instruits des complications dangereuses de la carie dentaire, édifiés d'autre part sur la
souveraineté d'un remède aussi simple que l'hygiène
buccale, les instituteurs deviennent les champions passionnés de notre cause.

Pour faire une conférence, il faut obtenir l'autorisation.

Pour obtenir l'autorisation, il faut d'abord la demander. Mais il ne faut la demander que si vous êtes sûr de l'obtenir, si vous avez préparé les voies, en intéressant à votre cause les autorités compétentes.

On accorde généralement l'autorisation aux conditions suivantes :

1° Les conférences auront lieu un jour de congé ;

2° Les instituteurs seront libres ou non d'y assister ;

3° L'administration n'aura pas à intervenir dans les convocations.

Il faut donc choisir le jeudi ou le dimanche. Je croyais d'abord le jeudi préférable ; mais l'expérience m'a appris qu'il n'en est rien. Presque tous les instituteurs sont, en effet, secrétaires de mairie et profitent du jeudi pour mettre à jour les pièces officielles. Je conseille donc de faire les conférences le dimanche, le nombre des auditeurs sera plus grand.

Il faut procéder par cantons, en convoquant à l'école du chef-lieu.

Il faut écrire préalablement au directeur de l'école du canton et le prier de réserver une salle d'école tel jour, à telle heure. Il faut lui envoyer en même temps une copie de la lettre d'autorisation de l'inspecteur d'Académie, mettre un timbre pour la réponse et, aussitôt celle-ci arrivée, envoyer les lettres de convocation à tous les instituteurs et institutrices du canton.

Je convoque par déférence le conseiller général, le conseiller d'arrondissement, le maire et l'adjoint de la ville, l'inspecteur de l'enseignement primaire, l'inspectrice de l'école maternelle. En outre, comme l'attention ne saurait être trop attirée sur l'hygiène buccale et qu'il ne faut oublier aucun moyen de propagande, je conseille d'inviter les médecins, les pharmaciens, les sages-femmes.

Quant à la conférence proprement dite, voici la forme à lui donner.

Il y a lieu d'utiliser la loi des contrastes. Après avoir expliqué brièvement le but de la conférence, il faut montrer le processus de la carie détruisant successivement les tissus dentaires, ses symptômes, ses complications multiples et ensuite, lorsque l'on a montré du doigt le mal, on conclut : « Le remède simple tient en ces deux mots : hygiène dentaire ».

Le conseil comporte ainsi toute son efficacité. L'auditoire attend, il est prêt à recueillir les principes que vous allez lui donner, parce qu'il est averti de leur grande importance par la première partie de la conférence. Il faut alors exposer clairement les règles de l'hygiène dentaire.

Au cours de la conférence, on aura dû insister spécialement sur ce point que les dents atteintes de carie non pénétrante peuvent être soignées et guéries facilement et que la dent de 6 ans n'est pas une dent de lait.

En outre, il est bon d'indiquer les préjugés dentaires et de dire un mot de la lutte contre le charlatanisme.

On peut ensuite distribuer un petit opuscule où les matières de la conférence sont brièvement résumées.

La conférence est terminée. Ces maîtres qui, pour un instant se sont assis sur les bancs de l'écolier, que vous avez vus à certains instants faire des signes d'approbation, prendre soigneusement des notes à mesure que vous parliez, vont maintenant vous assaillir de questions. Il est certain qn'ils ont compris et qu'ils vont devenir les champions ardents de la prophylaxie de la carie.

Voilà comment j'ai procédé ; c'est dans cette voie que je conseille à mes confrères d'entrer franchement et courageusement.

Ces enfants qui, grâce à l'éducation spéciale des instituteurs, vont connaître le péril, s'attacheront à l'éviter. Par imitation d'abord, leur exemple sera suivi dans leur famille. Devenus hommes, ils auront à leur tour des enfants et peu à peu l'hygiène buccale pénètrera dans les masses populaires.

CONFÉRENCES DANS L'ARMÉE

Au point de vue de la lutte directe contre la carie dentaire, l'armée vient après les écoles, car on ne peut plus prévenir le mal qui existe depuis longtemps et a déjà fait, dans bien des cas, des ravages considérables.

Mais néanmoins l'action professionnelle doit s'exercer avec ardeur dans l'armée, en ce sens que des hommes de 22 à 25 ans ont déjà violemment souffert des dents et qu'ils apprécient d'autant plus les principes qu'on vient leur exposer.

En outre, il faut leur faire comprendre qu'une fois libérés, mariés, ils pourront rendre à leurs enfants un service particulièrement précieux, en empêchant à sa source la carie qui, faute d'hygiène buccale, occasionnerait à ces enfants les souffrances qu'ils ont eux-mêmes endurées.

Voici ce que j'ai pu faire en ce qui concerne les conférences dans l'armée. Je résolus de m'adresser aux officiers de la garnison pour appeler leur attention sur l'hygiène buccale dans l'armée. Je passe sous silence les démarches que je fis auprès du général commandant, puis à l'État-Major du 14e Corps d'armée et à Paris auprès du médecin inspecteur, directeur du Service de santé au Ministère de la Guerre. L'autorisation officielle me fut transmise par l'État-Major du 14e Corps d'armée, mais à cette condition que les conférences auraient lieu en dehors des bâtiments militaires. Je dus alors demander une salle d'école ; mais pour l'obtenir, je dus attendre que la demande passât successivement par la Municipalité, la Préfecture et l'Académie.

Je pus enfin réunir les officiers dans une salle d'école et leur faire une conférence analogue à celle des instituteurs, dans laquelle, après leur avoir montré les causes

de la carie, ses ravages et ses complications, je les priai
d'user de leur autorité morale sur leurs hommes pour les
encourager à pratiquer l'hygiène buccale.

Cette conférence eût ce résulat que plusieurs Chefs de
Corps me prièrent de faire une conférence pratique à
leurs sous-officiers.

J'appris alors par eux qu'une circulaire ministérielle
récente déléguait aux chefs de corps l'autorisation de
permettre, sous leur propre responsabilité, certaines
conférences dans les corps de troupes. C'était la solution
rêvée.

Quel sera le plan de la conférence à l'armée ? Tout
d'abord, en vertu des règles de la déontologie, il faut
aller faire une visite au médecin-major, lui exposer le
but que vous poursuivez. Le major ne verra aucun
inconvénient à cette conférence ; mais vous aurez rempli
un devoir de déférence envers lui. Vous allez ensuite
trouver le colonel et vous lui demandez l'autorisation.

Vous ferez d'abord une conférence aux officiers,
ensuite aux instructeurs, à ceux qui sont en contact
direct et permanent avec le soldat : c'est-à-dire aux
sous-officiers, caporaux ou brigadiers et élèves.

Pour un régiment, vous aurez donc une conférence
aux officiers, deux conférences aux sous-officiers de
deux bataillons à la fois. Si néanmoins vous possédiez
un local spacieux et une voie de Stentor, une seule
suffirait pour ces derniers.

Ces deux conférences doivent être entièrement différentes, car vous vous adressez à deux auditoires différents. Il est évident que le fond restera le même :
montrer le processus destructif de la carie, ses complications, sa gravité ; montrer d'autre part la simplicité de
l'hygiène buccale qui évitera tout ce mal et en même
temps annihilera les germes pathogènes qui résident
dans la bouche. Mais la forme changera entièrement.

Pour la troupe, il faut être bref, concis, il faut parler fort, presque brusquement, employer des mots expressifs. Il faut, pour ainsi dire, tenir constamment en haleine son auditoire d'occasion, lui en imposer. J'insiste sur ces qualités indispensables au conférencier. Il faut aussi être le plus court possible. Mes conférences durent une demi-heure ou 35 minutes, c'est le maximum que l'on puisse demander aux soldats. Lorsque la conférence est sur le point d'être finie, il faut, en quelques phrases concises, résumer la question pour bien frapper leur esprit.

La conférence terminée, quelques-uns des assistants, au lieu de sortir franchement de la salle, hésitent, laissent passer les autres, puis s'approchant enfin, font le salut militaire et posent mille questions. Ils n'ont pas très bien compris telle ou telle chose. Ils demandent quel est le meilleur dentifrice, le meilleur antiseptique. Il est évident qu'ils ont été intéressés, qu'ils se rappelleront. Votre but est atteint, vos efforts sont récompensés (1).

Lorsque la conférence est faite aux officiers le plan est tout autre.

Nous sommes en face d'hommes dont la culture intellectuelle et les études antérieures nous permettent des considérations scientifiques. Il faudra donc, très brièvement, leur donner des principes élémentaires d'histologie dentaire, de façon à leur montrer ensuite la carie qui peu à peu va détruire ces tissus. Il faudra ensuite passer rapidement en revue les complications de la carie, en donnant sur chacune d'elles une explication concise ; et surtout insister sur ce fait que l'hygiène buccale préven-

---

(1) Un capitaine me disait récemment que, depuis ces conférences, une vingtaine d'hommes de sa compagnie avaient acheté des brosses à dents et *qu'ils s'en servaient journellement*.

tive eût empêché tous ces désordres qui menacent la santé générale.

Il faudra examiner ensuite ce qui a été fait jusqu'à ce jour dans l'armée au point de vue dentaire ; noter l'existence des dentistes militaires étrangers, indiquer enfin les conditions dans lesquelles la lutte contre la carie dentaire pourrait être réalisée dans l'armée.

Dans toutes ces conférences, les projections lumineuses ne pourront être que fort utiles parce qu'elles fixent nettement dans l'esprit les points principaux sur lesquels l'attention doit être particulièrement attirée.

Voilà les conditions dans lesquelles ont été faites ces diverses conférences. J'ai cru bon de montrer le résultat de mes efforts et de mon expérience à cet égard, parce que je suis persuadé que je suis sur la bonne voie.

Il m'a fallu beaucoup de temps, beaucoup de démarches, beaucoup de patience. Il m'a fallu vaincre certains obstacles, contourner les autres, plaider sans cesse la cause de la souffrance humaine, répondre aux contradicteurs, stimuler les bonnes volontés, convaincre les indifférents. Qu'importe, puisque je n'ai fait que mon devoir.

Il faut donc que cette tentative localisée ne soit pas perdue, que cet exemple ne reste pas sans imitateurs. C'est un premier pas effectué dans la bonne voie. Le sentier est tracé, il faut le suivre et l'élargir.

LA FAMILLE

Ce que doit savoir la mère de famille.

La famille est le fondement, la cellule mère de la Société. Il importe donc de faire pénétrer dans la famille les principes de l'hygiène buccale. C'est, en effet, au foyer familial que chacun de nous recueille les bonnes habitudes qu'il garde ensuite, plus ou moins fidèlement, toute la vie.

L'auxiliaire précieux du médecin c'est la Mère. C'est celle qui toujours soucieuse de la santé des siens, sans cesse aux aguets pour prévenir les maladies, est toujours sur la brèche pour lutter contre elles.

Or, la Mère, fière de son enfant, heureuse de le contempler, le couvant de sa tendresse, va avoir à le protéger contre les milles accidents qui le menacent déjà alors qu'il vient à peine de naître à la vie. Parmi ces accidents, il en est un particulièrement redouté. C'est la *première dentition*, c'est-à-dire la poussée des *dents de lait* (V. page 22), et les divers accidents qui peuvent compliquer cette éruption.

On a fort épilogué, on a écrit bien des mémoires sur cette question. On a prétendu que les accidents de dentition ne sont pas dus à l'évolution dentaire elle-même, qu'ils doivent être imputés à l'état général de l'enfant, l'évolution dentaire n'agissant que comme cause prédisposante ou occasionnelle.

Cette théorie est loin d'être absolue : et l'expérience apprend que dans la plupart des cas, c'est bien le processus de l'évolution dentaire qui doit être mis en cause, puisqu'il suffit d'agir sur cette cause pour obtenir l'amendement des accidents.

Cette réserve une fois faite, il est bien certain que les

accidents offriront plus d'intensité chez un enfant malingre, mal portant, qui est en état de moindre résistance, de réceptivité vis-à-vis des agents pathogènes qui l'entourent. Il est certain, par contre, qu'un enfant bien portant supportera beaucoup mieux la période pénible de la dentition.

Alimentation. — De là découle une première indication au point de vue de l'alimentation des enfants. La nourriture idéale est le lait maternel, puis le lait d'une nourrice et enfin le lait féminisé stérilisé.

Dans ce dernier cas, il y a deux méthodes, acheter du lait préparé que l'on vend en flacons stérilisés, faire stériliser chaque jour le lait nécessaire à la consommation quotidienne du bébé.

De ces deux méthodes, nous rejetons franchement la première.

On peut nous accuser d'être pessimiste, nous constaterons simplement qu'il est *toujours possible* que le lait ainsi vendu soit fabriqué depuis quinze jours, un mois et même plus. Si on nous avance que le lait stérilisé peut se conserver indéfiniment, nous répondrons qu'en regard de la vogue exagérée dont jouissent certains laits stérilisés, nous constatons depuis plusieurs années la réapparition, en pathologie infantile, d'une maladie réservée autrefois aux marins qui se nourrissaient exclusivement d'aliments de conserve : le scorbut. Or, le scorbut infantile ne frappe que les enfants nourris au lait stérilisé du commerce, et la cessation du lait stérilisé entraîne la disparition de la maladie.

Reste donc la deuxième méthode, la stérilisation quotidienne du lait consistant à le faire bouillir pendant 20 minutes, après y avoir ajouté une quantité d'eau et de sucre qui varie avec l'âge du bébé. Or, chose importante, *la mère de famille ne doit pas laisser aux domestiques le soin de préparer les biberons.* Elle doit se réverver le soin de nettoyer soigneusement ou du moins de nettoyer encore une fois les bouteilles qui ont servi. Elle doit les remplir de la quantité de lait et d'eau convenable, mettre la quantité de sucre suffisante. Les biberons une fois dans le stérilisateur, elle peut laisser à d'autres le soin de faire bouillir et de retirer du feu en temps utile.

Il ne faut pas, dans tout ce qui précède, que la mère aît une fausse pudeur ou qu'elle croie s'abaisser devant ses domestiques. Ne pouvant s'acquitter de son rôle de nourrice naturelle, elle a, du moins, le devoir strict de payer son tribut à la nature, d'être la nourrice de son enfant malgré tout. Là encore, là surtout, elle rend à son enfant un service inappréciable, elle le défend réellement contre la mort : car bien des troubles graves, bien des entérites mortelles sont dues uniquement à un défaut de stérilisation du lait. Or, lorsque ce soin est laissé aux domestiques, une inattention, un oubli est toujours possible et peut avoir les conséquences les plus funestes sur la santé du bébé, tandis que la mère n'aura pas d'inattention ni d'oubli toutes les fois qu'il s'agit de son enfant. Celui-ci se portera bien, et, en ce qui nous concerne, sa santé vigoureuse supportera très bien la période pénible de la première dentition.

Bains. — Il est encore une précaution excellente, non seulement au point de vue de l'état général, mais aussi en ce qui concerne la prophylaxie des accidents de dentition. Nous voulons parler des bains tièdes auxquels on doit habituer les enfants dès leur naissance. C'est un fait reconnu que les enfants habitués aux bains souffrent moins des dents. C'est un fait non moins certain que, en cas de souffrance dentaire, un bain tiède calme l'enfant et lui procure un sommeil moins agité. Résultat infiniment précieux pour le bébé qui souffre moins, pour les parents qui peuvent dormir pendant la nuit.

Toux de dents. — C'est, en effet, pendant la nuit que les phénomènes de congestion des gencives sont plus considérables, à cause de la position horizontale. Il y a aussi un phénomène particulier qui se produit pendant la nuit et dont les parents se souviennent toute leur vie, c'est la toux de dents.

L'enfant s'est endormi calme, bien portant. Tout-à-coup, au milieu de la nuit, les parents sont réveillés par une toux rauque, creuse, sèche, angoissante, véritablement impressionnante et effrayante. Ils ont immédiatement l'idée du croup, de la mort planant dans l'air, et de leur impuissance.

La réalité est heureusement toute autre. L'enfant ne se réveille même pas, bien souvent ; et les parents en sont quittes pour une grosse émotion. Cette toux, cette sorte d'aboiement a son point de départ dans l'évolution dentaire, l'inflammation des gencives se transmettant, par continuité, à la muqueuse de la gorge.

Calmants. — Voici encore un cas où la mère va concevoir quelque inquiétude. Le bébé dort mal : il est agité, fébrile, il se retourne dans son lit. Il se réveille en criant, il a la figure congestionnée, il porte ses petits doigts à sa bouche.

Pour le calmer, on lui donne des biberons d'eau et de lait qui ne font que surcharger son estomac. La mère ne sait trop que faire, elle essaie de le prendre sur les bras ; mais elle ne peut le porter ainsi toute la nuit. Que devra-t-elle faire, dans ce cas ?

Au risque d'encourir les foudres de quelques-uns de mes confrères (ceux qui n'ont pas d'enfant, probablement) je répondrai ceci : Donnez-lui une racine de guimauve. Le bébé mordille la racine : ce qui facilite dans une certaine mesure l'éruption au travers du bourrelet de gencive. D'autre part, la guimauve est un émollient, ce qui ne peut être que très utile dans ce cas. De toute façon — et j'insiste fermement sur ce point — ayez bien soin d'attacher la racine avec un ruban, de façon à ce qu'elle ne puisse tomber à terre et servir de

véhicule à toutes sortes de saletés que l'enfant introdui-
rait ensuite dans sa bouche. Par excès de prudence.
n'attachez pas le ruban au cou de l'enfant, mais à sa robe.

Dans ces conditions je ne vois pas trop ce qu'on peut
encore reprocher à la racine de guimauve. On lui reproche de provoquer la salivation qui peut affaiblir l'enfant.
Or, soit qu'on lui donne un hochet qui n'est pas plus
propre que la racine, soit qu'on lui donne une croûte de
pain qui a l'inconvénient de surcharger l'estomac, soit
même qu'on ne lui donne absolument rien, (auquel cas,
ils se mordillera les doigts), l'inconvénient sera le même.
De toute façon, il y aura une salivation abondante. On
voit donc que ce fait n'est pas le résultat de l'emploi particulier de la racine de guimauve.

Il y a encore un remède qui réussit très bien, outre les
bains tièdes que nous avons indiqués plus haut. Ce sont
les badigeonnages de teinture d'iode de fabrication
récente. Ils donnent généralement d'excellents résultats.
Mais je ne conseillerai pas à la mère de famille de procéder elle-même à ces badigeonnages qui sont beaucoup
plus délicats à faire qu'on ne le pense. Le dentiste seul
peut les mener à bien en évitant les brûlures de la langue
et des joues du bébé, en employant une teinture récente,
en l'appliquant à l'endroit réellement convenable.

Il est encore un cas où le dentiste doit intervenir, où la
mère de famille ne doit pas hésiter à le faire appeler. Si
les phénomènes d'agitation, d'inappétence, de fièvre
continuent, il arrive un moment où le bébé maigrit, où
il a de la diarrhée, où l'état général est atteint. Dans ce
cas, le chirurgien-dentiste ne doit pas hésiter à procéder
à l'incision locale des gencives qui donne un résultat
merveilleux. Nous avons vu souvent des enfants malades
depuis deux ou trois jours s'endormir paisiblement cinq
minutes après notre intervention qui avait eu lieu au
milieu de la nuit. Il n'est pas nécessaire d'être grand
clerc pour juger qu'il y a là, entre l'état général et le processus de la dentition une relation d'effet à cause évidente,

En tout cas, et pour être consciencieux, nous devons ajouter que l'on ne doit recourir à ces incisions qu'en cas d'urgence avérée ; car le tissu cicatriciel devient dur et offre encore une résistance à l'éruption. Malgré cet inconvénient, il est certain que ces incisions libératrices sont extrêmement précieuses et évitent à l'enfant des troubles généraux fort graves. Leur opportunité doit, dans tous les cas, être laissée à l'appréciation du Médecin ou du Chirurgien-Dentiste.

Nettoyage de la bouche des bébés. — L'hygiène buccale est d'autant plus utile chez les jeunes enfants que les fermentations sont nombreuses dans leur bouche et que, d'autre part, la résistance de l'organisme est évidemment moindre chez un être aussi jeune. Les mères de famille rendront donc un grand service à leurs enfants en leur nettoyant les dents. En évitant, de ce fait, bien des maladies à leurs bébés, elles s'éviteront à elles-mêmes bien des soucis, bien des nuits blanches.

Un moyen très simple, pour le nettoyage de la bouche des bébés consiste à prendre une petite baguette de bois et à y enrouler un peu d'ouate hydrophile que l'on trempe dans de l'eau de Vichy. On nettoie ainsi la langue, les gencives et les joues ; on évite de ce fait les fermentations dues au lait. Le petit bébé s'habitue très bien à ce nettoyage, il paraît même éprouver un certain plaisir.

On pourrait de même, au moyen d'une poire en caoutchouc, seringuer de l'eau de Vichy, en ayant soin de pincer le nez de l'enfant pour qu'il soit forcé d'ouvrir la bouche, et en inclinant sa tête en avant, pour que l'eau tombe aussitôt.

Nettoyage des dents des enfants. — Il faut faire pratiquer à l'enfant le nettoyage des dents *le plus tôt possible*. Voici la règle générale. Quant à fixer un âge, on conçoit que c'est impossible. Cela dépend de la docilité de l'enfant, de l'influence que les parents ont sur lui, de l'éducation, en un mot.

En tout cas, il est un instinct de l'enfant qui, en cette circonstance, peut être d'une grande utilité, nous voulons parler de l'*esprit d'imitation*. Si l'enfant voit son père et sa mère pratiquer le brossage des dents, il réclamera de lui-même une brosse. On lui donnera une petite brosse à bébé, il fera de lui-même le geste du nettoyage. La maman guidera sa petite main pendant quelques jours et jamais, absolument jamais l'enfant n'oubliera cette pratique qu'il répétera religieusement chaque jour, presque à heure fixe. En somme, nous aurons fait servir une manie de l'enfance à un usage hygiénique. Qu'importe le moyen, pourvu que le but utile soit atteint !

Visite chez le Dentiste. — A partir de cet instant, les parents devront, tous les six mois environ, conduire leur enfant chez le dentiste qui, seul, au moyen de ses instruments spéciaux, peut découvrir les caries naissantes et les arrêter dès la phase de début.

Lutte contre les préjugés. — A cet instant, la mère aura à lutter contre un préjugé populaire qui prétend qu'il est complètement inutile de faire soigner les dents de lait, puisqu'elles doivent être remplacées.

Croyance profondément regrettable, parce qu'elle peut entraîner de graves désordres ultérieurs, croyance d'autant plus ridicule qu'elle ne résiste pas au raisonnement le plus élémentaire.

Si une dent de lait est soignée, qu'arrivera-t-il, en effet ? Tout d'abord, la carie sera arrêtée, ce qui évitera à l'enfant des douleurs et à la mère des insomnies, des heures d'inquiétude. En outre, au cas où la dent de lait ne serait pas soignée, il faudrait prévoir tout le cycle des complications dont les plus fréquentes sont les abcès, considérables en certains cas, et qui affectent vite l'état général peu résistant chez l'enfant. De même, la carie, l'abcès, peuvent avoir une influence nocive sur le follicule de la dent de remplacement qui, quelquefois reste incluse, pousse cariée, ou se carie très rapidement ensuite.

Un remède très simple paraît, du reste, tout à fait indiqué en cas de mauvaises dents de lait : leur extraction. C'est le remède populaire par excellence. Les mamans vont faire arracher les dents de lait de leurs enfants entre deux commissions chez leurs fournisseurs. Remède déplorable, il faut le proclamer bien haut. Les dents de lait ne doivent être extraites qu'en cas d'absolue nécessité, en cas de *menace réelle pour l'organisme*.

Outre leur rôle important de mastication, les dents de lait occupent, en effet, la place de la future dent de remplacement, de celle qui doit ensuite rester toute la vie. Or, si la dent de lait est extraite, la dent de remplacement peut très bien ne pas évoluer, rester incluse au maxillaire. Premier résultat désastreux.

Si la dent de remplacement pousse, l'éruption peut très bien ne pas avoir lieu à la place normale que lui gardait la dent de lait extraite intempestivement. Dans ce cas, la dent poussera soit en dehors, soit en dedans de l'arcade. Il s'en suit des déformations regrettables, surtout chez les jeunes filles. Deuxième résultat désastreux.

Il faut donc que les parents sachent que les dents de lait doivent être soignées avec autant de soin au moins que les dents permanentes. Si une dent ordinaire est cariée, la carie ne menace que cette dent seule. Si, au contraire c'est une dent de lait qui est cariée, la carie menace non plus une seule, mais bien deux dents : la dent de lait et la dent de remplacement future.

Vers la sixième année, apparaît, au fond de la bouche, en arrière de la dernière molaire de lait, une grosse dent, *qui n'est pas une dent de lait*. Ensuite toutes les dents de lait son remplacées successivement par les dents permanentes correspondantes ; puis, en fin de compte, vers 12 ans, apparaît en arrière de la dent de six ans, une autre dent, *qui n'est pas une dent de lait.* (V. chronologie, page 24).

Voici, en regard de la première dentition du bébé, la deuxième grande épreuve dentaire de l'enfant qui dure six ans. La mère de famille, par sa sollicitude éclairée, pourra, comme autrefois, éviter à son enfant bien des souffrances. Le remède sera très simple : *faire pratiquer l'hygiène buccale, mener l'enfant chez le dentiste trois ou quatre fois par an.*

Le premier soin du praticien consistera généralement à soigner les dents de six ans qui, trop souvent, sont attaquées par la carie, parce que les diverses maladies de l'enfance ont produit dans leur follicules des arrêts de nutrition. Mais, comme la conservation de ces dents est précisément de la plus haute importance, puisqu'elles doivent assurer la mastication pendant le remplacement de toutes les dents de lait, le service rendu ainsi à l'enfant est considérable.

Choix du dentiste de la famille. — Il y a une question fort délicate, importante au-delà de toute expression, à laquelle la mère de famille devra apporter tous ses soins, c'est précisément le choix du dentiste. Ceci nous amène à indiquer brièvement les nouvelles conditions de l'exercice légal de la chirurgie dentaire en France, à indiquer quelles sont les qualités que la mère de famille est en droit d'exiger du Chirurgien-Dentiste auquel elle va confier, non seulement le soin de la bouche de ses enfants, mais aussi, comme nous le verrons plus loin, une responsabilité très grosse dans la santé de sa famille.

Exercice légal de la chirurgie dentaire en France. — Peu de professions en France ont subi une modification aussi profonde et aussi rapide que celle de dentiste.

Le relèvement professionnel commencé par les Ecoles Dentaires a été définitivement consacré par la loi de 1892 qui a fait du nouveau Chirurgien-Dentiste un véritable

Médecin, un Chirurgien, possédant une instruction sérieuse, au courant des derniers progrès de la science en général et de son art en particulier.

Cette transformation complète s'est accomplie en France seulement depuis 1892. Auparavant, la profession était libre, on n'exigeait aucun diplôme, et par conséquent pas d'études spéciales.

Les études dentaires. — En 1892, à la suite d'accidents mortels causés par des dentistes non diplômés, une loi intervient. Elle oblige ceux qui voudront se faire dentistes, à justifier de certains grades universitaires ; elle soumet l'Etudiant à trois années d'études médicales et spéciales dans une Ecole Dentaire reconnue par l'Etat, où il apprendra complètement sa profession, théoriquement et pratiquement, sous la direction de professeurs expérimentés. Il suit, en outre, dans les hôpitaux des services de médecine et de chirurgie, il est astreint à la dissection, comme les étudiants en médecine.

Mais cela ne suffit pas. L'étudiant passe devant la Faculté de Médecine des examens successifs, éliminatoires. S'il en est jugé digne, il reçoit le titre de Chirurgien-Dentiste qui est un titre officiel, un titre d'Etat lui donnant tous les droit d'un Docteur en Médecine pour sa partie spéciale, la bouche.

On peut donc dire, sans être aucunement taxé d'exagération que la Science Dentaire est fondée en France depuis quelques années. Il serait plus juste de dire qu'elle a été créée. C'est de cette époque, en effet, que datent les travaux remarquables de nos éminents confrères qui ont véritablement créé la bactériologie, la pathologie, la thérapeutique dentaire, considérablement augmenté les connaissances en anatomie et en physiologie spéciales.

Il existe, du reste, une Fédération composée de dentistes des diverses nations. Le bureau de la Fédération se réunit chaque année dans un pays différent pour faire connaître et discuter les intérêts professionnels, les nouveautés scientifiques ou pratiques.

De même, l'Association Française pour l'Avancement des Sciences, comporte actuellement une section d'Odontologie. Ce fait se passe de commentaires; il donne une juste idée du niveau scientifique où s'est élevée la profession.

Les anciens dentistes. — On conçoit que la loi de 1892 n'ait pas pu avoir d'effet rétroactif, rejeter en bloc tous les dentistes qui, dès lors, exerçaient leur profession. Mais elle a décidé que ceux-ci disparaîtraient par voie d'extinction et qu'au point de vue légal, ils seraient tolérés à la condition expresse qu'ils ne pourraient pas faire d'anesthésie, d'extraction sans douleur.

Le Chirurgien-Dentiste a donc la plénitude des droits. Il peut soigner, non seulement les dents, mais les maladies de la bouche, faire de l'anesthésie générale et locale, faire des ordonnances. Le simple Dentiste peut seulement soigner les dents ou les extraire sans qu'il lui soit permis, en aucun cas, de faire aucune anesthésie même locale; sinon, il tombe dans le cas d'exercice illégal de la médecine et peut encourir des peines très sévères.

Utilité de la loi. — Cette condition, qui peut paraître draconnienne, est en réalité une mesure sage et prudente du législateur, car l'anesthésie, même locale, faite sans connaissances spéciales, peut amener des accidents très graves et même mortels.

Il y a, en effet, parmi les anciens dentistes non diplômés, des professionnels qui, à force d'attention et de persévérance, ont acquis une expérience indiscutable. Cette expérience supplée, dans une certaine mesure, les connaissances théoriques qu'ils n'ont pu acquérir; car non seulement les Ecoles Dentaires n'existaient pas, mais les matières qu'on y enseigne étaient, pour la plupart, encore à créer.

De ces anciens dentistes, on peut dire qu'ils honorent la profession qu'ils ont, du reste, contribué à perfectionner. L'expérience leur a appris à être prudents. Leur conscience leur démontre parfaitement que, pour juger des contre-indications de l'anesthésie, pour la mener à bien, pour parer aux accidents possibles, il est indispensable d'avoir fait des études médicales, que seuls le Docteur en Médecine et le Chirurgien-Dentiste ont faites. Hors de là, les autres dentistes qui ont la hardiesse inconcevable et coupable de se livrer, malgré la loi, à la pratique de l'anesthésie, agissent en véritables inconscients, car rien ne les rend hardis comme l'inconscience du danger de mort où ils mettent leurs clients.

Il est bon que le public soit éclairé à ce sujet.

Antiseptie. — Une autre considération du plus haut intérêt doit guider la mère de famille dans le choix d'un Dentiste. Nous voulons parler de l'antisepsie des instruments.

Si l'on réfléchit, en effet à ceci, que d'une part les mêmes instruments de dentiste servent pour tout le monde que, d'autre part, les maladies les plus graves (tuberculose, syphilis) peuvent être transmises d'une personne à l'autre par cette voie, la conclusion s'impose : Les dentistes qui ne font pas l'antisepsie rigoureuse, absolue de leurs instruments, constituent au point de vue social un danger public et ils sont d'autant plus coupables qu'ils connaissent le péril. On voit donc que nous n'exagérions rien tout à l'heure en disant que le choix d'un dentiste est d'une importance extrême au point de vue *de la santé de toute la famille.*

L'antisepsie est réalisée par l'installation elle-même qui, outre la propreté la plus élémentaire, devra comprendre des crachoirs à eau courante remplaçant les anciens vases, véritables nids à microbes. La têtière du fauteuil devra être garnie de serviettes changées après chaque client, car on a observé souvent que diverses maladies cutanées sont transmises par les têtières. Surtout, les instruments devront être soigneusement désinfectés et flambés avant toute intervention. Voilà le point principal.

Il suffira de signaler ces divers dangers aux mères de familles pour qu'elles s'adressent à un praticien sérieux, conscient de sa responsabilité, dans lequel elles puissent avoir une confiance absolue. On s'entoure de garanties sérieuses avant de faire choix d'un médecin ; il doit en être de même pour le dentiste.

Quant au Chirurgien-Dentiste lui-même, outre les qualités de morale sur lesquelles nous n'insisterons pas, il devra être patient, doux, avoir la main très légère, posséder un sang-froid à toute épreuve, une grande expérience, et ne jamais sacrifier une dent à moins d'urgence évidente.

De plus, et avant tout, il faut qu'il sache inspirer une confiance absolue à ses malades. Alors, la « sainte terreur du dentiste » disparaît et avec elle l'angoisse que l'on éprouvait en s'essayant sur le fauteuil. Les opérations qui, tout d'abord, paraissaient si terribles deviennent, grâce à la douceur de l'opérateur et à l'anesthésie, de simples formalités ennuyeuses, mais dont on se trouve amplement récompensé par la suite.

C'est dans cet ordre d'idée, qu'il est sage et prudent, de la part des parents, d'habituer leurs jeunes enfants à une visite trimestrielle chez le Dentiste où ils finissent par venir sans aucune appréhension.

Éruption de la dent de sagesse. — De 18 à 25 ans, un phénomène important peut avoir lieu : l'évolution et l'éruption des dents de sagesse. L'évolution a généralement lieu par poussées successives, quelquefois à plusieurs mois d'intervalle, jusqu'à l'éruption définitive, qui, dans certains cas, peut donner lieu à des accidents de la plus extrême gravité (Voy. p. 46).

C'est à ce moment surtout que l'hygiène buccale est de la plus haute importance : car les accidents sérieux ne se produisent généralement que dans les bouches septiques, ou malpropres. Les agents pathogènes répandus dans une bouche septique pénètrent entre la dent et le capuchon de gencive qui la coiffe, et ils amènent une inflammation terrible qui dans certains cas, peut se généraliser et menacer l'existence. Le rôle des parents consistera donc à prévenir, par des conseils d'hygiène buccale, l'apparition possible de tous ces accidents qui sont d'autant plus regrettables que, dans une bouche propre, bien entretenue, l'éruption des dents de sagesse a lieu, le plus souvent, sans manifestation pathologique, sans qu'on s'en doute.

L'hygiène dentaire chez les malades. — Au point de vue des maladies, l'hygiène dentaire joue un rôle immense. Tout d'abord, nous affirmons que, bien souvent, l'hygiène buccale préventive eût empêché la maladie produite par des agents pathogènes qui avaient élu domicile dans la cavité buccale. Par conséquent, les soins de bouche ayant balayé ces microbes, la maladie ne se serait évidemment pas produite. Ceci est simple et facile à comprendre, et cependant personne ne veut le comprendre. Dans le monde bien pensant, on accueillerait, sinon par des haussements d'épaule, du moins par des sourires discrets, le malheureux praticien qui s'aviserait de vouloir raconter de pareilles balivernes.

Lorsque, par malheur, la maladie a envahi l'organisme, que va-t-il arriver? Cet organisme étant, par définition, en état de moindre résistance, il importe de lui éviter une nouvelle infection. Quelle est la principale porte d'entrée de l'infection? La bouche, évidemment. Dans ces conditions, l'hygiène buccale aura une importance énorme chez les malades.

Cette importance est tellement évidente, tellement reconnue que toutes les fois qu'il s'agit d'une maladie générale, d'une fièvre éruptive par exemple, le premier soin du médecin est de recommander le brossage des dents, le bain de bouche et les gargarismes antiseptiques.

La mère de famille peut rendre, à cet égard, de grands services. Elle fait fréquemment rincer la bouche avec de l'eau de Vichy, avec un élixir antiseptique ou même simplement, dans les classes pauvres, avec de l'eau salée. Elle fait le brossage des dents et le nettoyage de la langue.

Ces différentes pratiques d'hygiène buccale amènent la disparition des matières visqueuses qui empâtent la bouche et les dents. Elles procurent une fraîcheur agréable d'où résulte pour le malade un bien être tel qu'il les réclame souvent avec insistance.

Outre son influence énorme de préservation au point de vue d'une nouvelle infection possible, l'hygiène buccale a donc sur les malades un effet agréable qui ne peut produire qu'une influence favorable sur l'état général, sur la guérison.

Appareils de redressement des dents. — Malgré tous les soins qu'elle apporte à surveiller la dentition de ses enfants, la mère de famille sera amenée quelquefois à recourir à la prothèse dentaire. Dans la plupart des cas, il s'agira de dents anormalement placées, qu'un appareil de prothèse bien compris fera rentrer dans l'arcade.

Pour que l'opération marche vite et bien, il est utile que l'enfant soit l'auxiliaire du dentiste en ce sens qu'il puisse comprendre l'utilité de cette gêne momentanée pour le résultat final qui sera tout à son avantage. Il est indispensable, en tous cas qu'à défaut de bonne volonté extrême, l'enfant n'apporte pas de mauvaise volonté.

Or qu'arrive-t-il le plus souvent? Les parents qui devraient encourager l'enfant, avoir de la volonté pour lui, viennent inconsciemment jouer un rôle déplorable.

Au lieu de laisser tranquillement progresser les choses, ils interrogent constamment l'enfant, le plaignent, le mettent sur la voie des plaintes et des gémissements qu'ils accueillent ensuite avec un emphatisme théâtral. Alors que l'enfant maintenu par des parents intelligents ne songerait nullement à se plaindre, et que le redressement serait terminé en quinze jours, il se produit ceci : l'enfant voyant qu'il est appuyé et qu'il n'a pas à se gêner, ne veut plus mettre l'appareil. Avec la complicité de ses parents ou même sur leurs instances, il interrompt le traitement, de sorte que le redressement n'est pas achevé au bout de 3 ou 4 mois. Il est vrai que celui qui paie les pots cassés, c'est toujours le pauvre dentiste qui n'est qu'un ignorant, un maladroit et un bourreau.

La mère de famille devra donc avoir la fermeté nécessaire et se rappeler que tel redressement de dents possible aujourdhui sera très difficile ou même impossible demain. S'il s'agit de jeunes filles, la chose est assez importante pour mériter réflexion. Plus tard, celles-ci seront les premières à remercier leur mère du grand service qu'elle leur aura rendu.

Appareils dentaires. — Il arrive un moment où, soit pour elle-même, soit pour les siens, la mère de famille est obligée de recourir aux dents artificielles. Toutefois, il est certain que telle personne qui aura pratiqué normalement l'hygiène buccale n'aura pas de si tôt à faire remplacer des dents. Ce sera, du reste, sa meilleure récompense.

Néanmoins il peut arriver que par suite d'une chute ou d'un choc quelconque sur la face, une dent se trouve brisée et que l'on doive procéder à son remplacement.

Dans ce cas, le moyen le plus parfait consiste à placer une dent à pivot qu'on appelle dans le peuple « une dent vissée » malgré qu'elle ne le soit nullement.

La dent à pivot a généralement une mauvaise réputation. On dit qu'elle ne dure pas longtemps et qu'elle fait mal. Le fait est malheureusement à peine exagéré. Certains dentistes anciens plaçaient la dent à pivot sans

faire préalablement une antisepsie suffisante du canal
dentaire. Il s'en suivait souvent de l'infection, des abcès
et en fin de compte l'extraction de la dent avec la racine
elle-même.

La Chirurgie dentaire moderne a fait des progrès suffisants pour qu'un dentiste consciencieux puisse placer
en toute sécurité les dents à pivot qu'il croit devoir placer
après examen sérieux de la racine qui doit la porter.

Ce qui précède se rapporte au cas où il n'y a qu'une
seule dent à remplacer, ou encore où l'on doit placer
plusieurs dents à pivot dans une bouche. Mais il y a des
cas — et ce sont les plus nombreux — où il faut procéder au remplacement d'une partie importante des dents
d'un maxillaire, de toutes les dents d'un maxillaire ou
même des deux maxillaires.

Dans ce cas, la mère de famille doit s'adresser à un
Chirurgien-Dentiste vraiment sérieux et consciencieux,
elle doit surtout se méfier des charlatans qui, à grand
renfort de réclame, à l'aide de publicité éhontée, n'ont
qu'un but, tromper le plus de gens possible pour voler le
plus d'argent possible. Il ne faut donc pas se laisser prendre à leurs promesses alléchantes : appareils sans plaque
ni crochets, ni ressorts, imitation parfaite de la nature
(Voy. page 146).

Il faut simplement aller trouver un praticien que l'on
connaisse, en qui l'on sache qu'on peut avoir une
confiance entière, absolue.

Un appareil dentaire mal fait, gène, blesse la bouche. Il
vaut mieux ne pas avoir d'appareil que d'en porter un
qui soit mal fait.

Un appareil dentaire fabriqué par un dentiste consciencieux ne gène ni ne blesse nullement, rend des services
inappréciables, en permettant la mastication, la digestion
et l'assimilation des aliments. On peut réellement dire que,

dans certains cas, un appareil bien fait sauve la vie de certaines personnes.

Nous répétons donc qu'il est absolument indispensable qu'un appareil dentaire soit *parfait*. Il ne faut pas qu'il aille à peu près, il faut qu'il aille très bien pour rendre les services précieux qu'on est en droit d'attendre de lui.

Or, rien n'est plus difficile à fabriquer qu'un appareil *bien fait*. Le dentiste consciencieux est obligé de surmonter une foule d'obstacles, de difficultés, qu'un professionnel seul peut comprendre. Mais lorsque le résultat est acquis, il se trouve amplement récompensé par la satisfaction et la reconnaissance des intéressés.

Au point de vue de la composition, les appareils se font en vulcanite (caoutchouc vulcanisé) (1), ou en or, ou bien en combinant ces deux matières.

Ceci varie suivant l'articulation, suivant le nombre de dents qui restent. D'une façon générale l'or est idéal, parce que, lui seul, résistant aux acides buccaux, peut durer indéfiniment.

Mais on conçoit facilement que, l'habileté du dentiste mise à part, il faut que les matières premières de la fabrication soient de *toute première qualité*. Il y a des titres différents d'or, des épaisseurs variables, des dents artificielles dont la fabrication revient plus ou moins cher. Toutes ces conditions ont une influence énorme sur la solidité et la durée du dentier, mais aussi sur son prix.

Pour les appareils, en effet, rien n'est plus cher que le bon marché de certains dentistes peu scrupuleux. On en a toujours pour son argent. Si les appareils gênent, bles-

---

(1) La vulcanite est une matière parfaite à tous égards. Il faut simplement procéder à un nettoyage quotidien.

En tous cas, ce qu'il faut dire et répéter, c'est que jamais, dans aucun cas, un appareil en vulcanite n'est malsain, c'est, qu'à plus forte raison, il ne peut jamais causer une intoxication, si minime soit-elle. Il est bon que le public connaisse la vérité à cet égard.

sent la bouche, s'ils se cassent plus ou moins vite, on sera obligé, pour un second appareil, de s'adresser à un praticien sérieux et capable. Comme consolation au aura deux dépenses au lieu d'une seule. On finit par où on aurait dû commencer.

La prothèse dentaire a fait depuis quelques années d'immenses progrès. On utilise maintenant, pour la rétention des appareils, des racines compromises que l'on parvient à guérir. Dans certains cas, quelques racines suffisent à placer à demeure un appareil complet dont la plaque palatine très réduite, est invisible. D'autre part, on est parvenu à imiter absolument la gencive, ce qui permet de combler les pertes de substance de la gencive. On peut dire qu'un appareil bien exécuté, fait partie intégrante de celui qui le porte et lui rend des services inappréciables.

Pour ce qui est du redressement des dents mal placées, on est arrivé actuellement à modifier non seulement la position des dents, mais aussi, dans les cas de prognatisme, de menton de galoche, à modifier la forme, l'allongement du maxillaire, de l'os lui-même.

De même, lorsqu'il s'agit de malformation de la voûte ou du voile du palais, des différentes variétés de bec de lièvre, de gueule de loup, la perfection de la prothèse moderne permet au chirurgien-dentiste, grâce à un appareil soigneusement étudié et bien exécuté, de donner une mastication convenable, une parole correcte aux malheureux qui jusque là, ne pouvant plus se nourrir normalement ni articuler une phrase, vivaient réellement en dehors de la Société.

ÉCOLES

Écoles primaires, Écoles normales. — Au point de vue de la lutte contre la carie dentaire et des terribles conséquences qu'elle peut entraîner, ces soins sont précieux et efficaces entre tous, parce que la lutte est engagée contre la carie à son stade de début, c'est-à-dire lorsqu'on a toutes chances de succès.

En outre, beaucoup plus que l'adulte, l'enfant a besoin de l'intégrité de la mastication; car, chez lui, la nutrition doit compenser non seulement l'entretien de l'organisme, mais aussi le développement progressif de l'individu qui grandit constamment.

Utilité. — Mais avant toutes choses, ces soins des dents sont-ils bien nécessaires. Y a-t-il vraiment urgence ?

Des statistiques consciencieusement établies montrent que sur 100 enfants des écoles il y a, en moyenne, de 75 à 90 enfants ayant dans la bouche des caries *multiples*. Je suis persuadé que ce nombre est encore au-dessous de la vérité, si l'on considère, non pas telle ou telle région, telle ou telle ville en particulier. mais une nation tout entière. Il faut avoir pénétré dans la fournaise pour se rendre compte du danger, il faut avoir étudié longuement la question, examiné des milliers d'enfants pour avoir une idée nette du mal qui menace notre pays, je le dis sans exagération aucune.

Commençons par les petits enfants.

Dans les Ecoles maternelles, il n'est pas rare de voir un enfant de cinq ans dont toutes les dents, sauf les incisives inférieures sont cariées, quelques-unes d'entre elles ayant plusieurs points de carie. Dans ces conditions et d'une façon habituelle, sur vingt dents de laits, l'enfant a *au*

moins dix caries (1), avec cette circonstance aggravante
que les dents les plus cariées sont les molaires dont le
rôle est si précieux pour la mastication. Ces dents étant
souvent le siège de pulpites ou d'abcès, on conçoit, qu'à
part des souffrances très vives et des nuits d'agitation ou
d'insomnie, l'état général de ces pauvres petits soit rapidement atteint. Bien des décès d'enfants se produisent,
qu'on met sur le compte de faiblesse de constitution ou
de quelque autre cause, et qui, lorsqu'on remonte le
cours des responsabilités, *ne sont dûs qu'à la carie dentaire*.

Ceux qui liront ces lignes apprécieront et jugeront dans
leur conscience si ce ne serait pas faire œuvre d'humanité élémentaire et aussi œuvre de défense sociale, que
d'instituer les soins dentaires dans les écoles.

Mais ce n'est pas tout. L'enfant a 6 ans. A ce moment,
quatre grosses dents vont faire leur éruption dans le fond
de la bouche, puis de 7 à 12 ans, toutes les dents de
lait vont être remplacées par des dents qui devraient
rester toute la vie. Phénomène important puisqu'il s'agit
d'assurer le premier acte de la nutrition de l'homme
futur ; phénomène qui demande à être surveillé de très
près puisqu'il peut avoir des conséquences graves sur
l'existence même de l'individu.

Or, examinons la bouche d'un enfant de 10 ans. Neuf
fois sur dix, les quatre dents de six ans, dents *permanentes*, qui devraient servir de bases solides à la mastication pendant le remplacement de toutes les dents de
lait, ces quatre dents *sont déjà détruites par la carie* et
ont donné lieu à des accidents. Les petites molaires
ne vont pas tarder à suivre le même processus. D'une
façon générale, les dents nouvelles ont fait leur éruption

---

(1) J'ai vu un enfant, à 4 ans, présentant 20 caries. Le pauvre
enfant a succombé 6 mois après. Si on me l'avait amené à 3 ans
il eût été sauvé.

au milieu d'un véritable chaos d'inflammation, enfermant entre elles des portions de racines de lait. En outre, l'éruption n'ayant pas été surveillée, s'est effectuée un peu au hasard ; il y a des anomalies de place, des rotations sur l'axe. Certaines dents ont poussé en dehors ou en dedans de l'arcade.

Sans plus de détails, il est certain que, si les soins dentaires avaient existé dans les écoles, les grosses dents de six ans ayant été soignées à temps auraient constitué à la mastication des bases solides d'abord, *auraient été conservées ensuite pendant de longues années* pour le plus grand bénéfice de la santé de l'individu. De plus, le remplacement des dents de lait ayant été surveillé lors des visites semestrielles, se serait effectué normalement, non seulement au point de vue esthétique toujours respectable pour les jeunes filles au moins, mais aussi et surtout au point de vue des conséquences pathologiques.

Si maintenant, nous examinons la dentition d'un élève de l'école primaire supérieure ou de l'école normale primaire, d'une jeune fille de 14 à 17 ans, nous voyons les quatre dents de 6 ans réduites à l'état de chicots infectés et pouvant donner lieu à tous les accident que nous avons décrits (voy. p. 39), trois ou quatre dents de 12 ans cariées et pouvant donner lieu aux pulpites, aux rages de dents. Sur les quatre prémolaires supérieures, deux au moins sont rapidement cariées et exposent, de même que les dents de 6 ans, aux phénomènes pathologiques si graves que nous avons décrits à propos de l'empyème du sinus maxillaire (voy. page 41). En outre, il y a, principalement dans les interstices dentaires et au niveau du collet, de nombreuses caries à des stades divers, caries particulièrement douloureuses.

En somme, d'une façon normale, il y a, tout compte fait, de quinze à vingt caries réparties sur douze ou quinze dents.

J'ai observé vingt dents cariées chez une jeune fille

de seize ans. C'est presque normal. J'ai observé trente-
trois caries ou dents absentes chez une jeune fille de
dix-sept ans. C'est heureusement une exception, au
point de vue général, bien que, dans certaines régions
de la France, ce soit, pour ainsi dire presque normal.

Si nous nous arrêtons au minimum de quinze caries,
il n'en est pas moins vrai que bien des misères dues à la
pathologie dentaire, viendront assaillir cette jeune fille.
Souvent *elle dort mal*, puisque chacune des caries en
cours d'évolution dans sa bouche, pourra donner lieu à
des souffrances. Certaines dents gêneront considérablement la *mastication* parce qu'il n'y aura plus que des
chicots dont les saillies plus ou moins acérées pourront
causer des *piqûres*, des *coupures* de la langue ou des
joues.

D'autres caries seront très sensibles au *froid* ou au
chaud. D'autres donneront lieu a des *périodontites*, à
des *fluxions*, à des *abcès*. Enfin, la jeune fille aura des
névralgies fréquentes et douloureuses, quelquefois exa-
cerbées au moment des époques. En somme, si l'on ajoute
à cette *vie normale de souffrance*, l'inflammation presque
constante des *ganglions lymphatiques*, certains accidents
véritables d'origine dentaire, la possibilité de l'éruption de
la *dent de sagesse* et de ses manifestations infectieuses,
nul ne songera à me taxer d'exagération ou de manie si
je dis que la constitution de cette enfant devait être particulièrement robuste pour résister à de pareilles attaques
qui, sans trêve ni repos sensible, assaillent son organisme en voie d'évolution.

Dans ces conditions, ce serait un miracle que la jeune
fille ne fût pas en état de moindre résistance, en état de
réceptivité vis-à-vis des agents pathogènes. On peut donc
dire que c'est la carie dentaire, et nulle autre cause initiale, qui, comme couronnement de son œuvre sourde et
lâche de préparation, vient offrir cette victime à la maladie, à la tuberculose, à la mort lente. *Cette jeune fille est*

d'autant plus sûre de s'éteindre graduellement, que,
par surcroît, la carie lui aura supprimé sa seule chance
de salut, la nutrition, l'alimentation.

Voici l'œuvre de la carie dentaire. C'est pour dénoncer
ce mal que nous lutterons sans repos, c'est pour repous-
ser la mort de bien des maisons, de bien des familles,
que nous voulons que la Société organise la lutte contre
ce mal perfide qui, chaque année, bien qu'en pensent
les sceptiques, coûte à la France bien des futurs citoyens,
bien de futures mères de familles, à moins qu'elle ne
vienne prendre de jeunes femmes à leurs époux et les
enlever à leurs petits enfants.

Les soins dentaires dans les Ecoles auraient évité tout
cela.

Mais, sans aller plus loin, et puisque l'utilité, la nécessité des soins dentaires n'est pas contestable, examinons
brièvement pourquoi, ayant la volonté d'organiser la
lutte contre la carie dentaire, la Société devra songer, en
premier lieu à faire soigner les dents des enfants de
Ecole.

L'école est une collectivité sociale ou tout le monde
passe. Première raison, qu'il s'agisse des écoles primaires ou supérieures, des écoles normales, des lycées,
collèges, des écoles départementales ou nationales d'arts
et métiers, de *toutes les écoles,* en somme, quelles qu'elles
soient.

Néanmoins, dans cette généralité, nous tenons à bien
spécifier que les soins dentaires doivent être organisés en
toute urgence, en tout premier lieu, dans les écoles maternelles, dans les écoles primaires.

Pourquoi cette urgence, pourquoi cette nécessité pri-
mordiale, impérieuse ?

La réponse est simple. Pourquoi le capitaine d'un vais-
seau s'efforce-t-il de faire étouffer la voie d'eau avant que
le navire ne sombre ? Pourquoi va-t on chercher un seau
d'eau pour éteindre un commencement d'incendie qui, en

s'étendant, détruirait tout le village ? Lorsque vous voyez un homme cramponné des deux mains à un rocher qui surplombe un abîme, pourquoi lui tendez-vous la main ? *Pour le sauver*, cela est certain.

Il en est de même dans le cas qui nous occupe. Si les soins dentaires doivent être organisés, en tout premier lieu dans les écoles, c'est que, là seulement, nous pouvons étouffer le mal à son début, à sa naissance, sauver l'enfant, sauver l'homme futur, en maintenant à son organisme les facteurs indispensables de l'alimentation sans laquelle il n'y a pas de vie.

Mais, me direz-vous, nous vous prenons en flagrant délit de contradiction. Vous prétendez que l'hygiène buccale doit empêcher la carie dentaire. Par conséquent, au au lieu d'organiser à grand frais les *soins dentaires* dans les écoles, souvenez vous de ce vieux principe : « Il vaut mieux prévenir que guérir » Organisez l'*hygiène buccale* dans les écoles, apprenez aux enfants pourquoi et comment il faut se brosser les dents et pratiquer l'antisepsie de la bouche. Vous aurez ainsi rendu un grand service, et vous aurez évité au budget une grosse dépense.

Voici, en effet, quant à la lutte contre la carie dentaire, le principe des principes. Il est écrit à chaque page de cet ouvrage. Mais il est un autre principe issu de la sagesse des nations et qui est celui-ci : « *Rien n'est parfait, rien n'est absolu* ». Or, si en théorie, l'hygiène buccale doit empêcher la carie dentaire, en pratique, il arrive ceci : que, si l'on considère la prédisposition héréditaire et l'imperfection fatale du nettoyage, l'hygiène se bornera *à limiter considérablement les cas de carie dentaire.*

Sans l'hygiène buccale, le nombre des caries serait si élevé qu'il serait impossible de songer à lutter efficacement contre le mal. Nous pourrons donc dire avec raison que tout effort serait, par avance, frappé d'inutilité, étant donné la disproportion énorme entre le foyer de l'incendie et la quantité d'eau dont on disposerait pour l'éteindre, la disproportion énorme entre le mal et la lutte contre le mal.

Avec l'hygiène buccale, il en est tout autrement, le foyer de l'incendie devient si localisé qu'on peut facilement l'éteindre, *le nombre des caries devient si restreint* qu'on peut alors songer à installer des soins dentaires qui donneront des résultats d'autant plus certains et utiles que la carie sera combattue chez les enfants des Ecoles, c'est-à-dire, dès son principe, dès son origine. *Voici pourquoi les soins dentaires sont nécessaires dans les Écoles.* Voici pourquoi il y a là, au point de vue social une obligation absolue, une urgence extrême.

Dans certaines villes tout à fait privilégiées et que nous placerons immédiatement hors de pair, les écoles dentaires soignent annuellement un bon nombre d'écoliers. Le jour, que nous voulons croire prochain, où les soins dentaires seront obligatoires dans les écoles primaires, la ville pourra facilement et économiquement s'adresser aux écoles dentaires. Voici une solution toute trouvée.

En dehors de ces villes privilégiées, il y en a d'autres où les médecins inspecteurs des écoles, après s'être rendu compte que le système dentaire de l'enfant est déplorable, lui donnent un bon qui lui permet de se présenter chez un dentiste. Système excellent en théorie, défectueux en pratique, parce que ceux-là seuls sont adressés au dentiste qui, étant réellement malades, ont été présentés au médecin inspecteur. En conséquence, l'immense majorité des enfants qui auraient besoin d'avoir les dents soignées *échappe ainsi à tout examen* et de fait, à toute guérison possible.

Enfin, dans certaines villes, une clinique dentaire scolaire existe en principe, mais ne fonctionne guère ou ne fonctionne pas du tout.

Voici, d'une façon générale, comment, jusqu'à ce jour, on soigne en France les dents des écoliers. Dans les petites villes, les soins n'existent pas. On voit, qu'à cet égard, nous n'avons pas lieu d'être fiers de nos efforts, nous autres Français. A l'étranger, il n'en est pas de même, en Belgique, en Allemagne, en Suède et Norvège, non seulement on a commencé l'étude approfondie de la question, mais il existe des cliniques scolaires où, dans certains cas plus de 18.000 enfants sont soignés.

Ce qu'il faudrait faire

DANS LES CAMPAGNES

Considérons immédiatement le cas le plus commun, le plus général, celui des campagnes. Il est évident qu'on ne pourra pas faire soigner les enfants des écoles de villages. On devra, dès lors, donner une extension considérable à l'hygiène préventive, à l'éducation hygiénique de l'enfant.

D'abord et avant tout, il faudrait que, dans chaque arrondissement par exemple, un Chirurgien-Dentiste fût désigné, *pour faire des conférence aux instituteurs et aux grands élèves.* Ces conférences auraient lieu par cantons s'il s'agissait seulement des maîtres, par communes importantes, s'il s'agissait en outre d'un certain nombre d'élèves. Le conférencier aurait évidemment une certaine indemnité de déplacement.

Le résultat de ces conférences ne se ferait naturellement pas sentir avant quelques années ; mais il serait précieux au point de vue social, au point de vue de l'éducation hygiénique des masses populaires.

DANS LES VILLES

Ici, nous pouvons organiser non seulement l'œuvre de préservation par les conférences, mais aussi l'œuvre de guérison par les soins dentaires.

Conférences. — Elles se feront soit par écoles, soit en une salle qui servirait, à tour de rôle, pour toutes les écoles.

Inspection dentaire. — Une fois par an, au moins, le *Dentiste inspecteur* des écoles examinerait les dents de chaque enfant et indiquerait l'état shématique de sa bouche sur une fiche individuelle.

Cette fiche, le dentiste doit-il la garder ? Doit-il la donner à l'enfant, en lui recommandant de la montrer à ses parents et de la rapporter à la prochaine visite ? Nous adopterons cette dernière solution.

De cette façon, les parents ne pourront pas se retrancher derrière leur ignorance. En outre, sur le verso de ces fiches, devront être imprimés les principes élémentaires de l'hygiène buccale qui pénétreront ainsi dans chaque famille.

Ici se pose une question d'importance extrême. Etant donnée l'inspection dentaire dans les écoles, le rôle du dentiste devra-t-il se borner strictement à indiquer le mal, de façon à ce que les parents n'aient plus l'excuse de l'ignorance ? Devra-t-il, en outre, soigner ces dents atteintes ? En un mot, faut-il rendre obligatoire l'inspection dentaire seulement ou bien l'*inspection et les soins dentaires ?*

Il suffit d'avoir un peu vécu, un peu observé, pour se rendre compte de la négligence vraiment inconcevable des parents au point de vue de la dentition de leurs enfants. En outre, puisqu'il faut considérer la généralité, bien des parents, sans être complètement indigents, pourraient alléguer leur état de gêne. Voici pourquoi nous estimons que la Société, ayant le devoir de lutter hardiment contre la carie dentaire, ne doit pas regarder aux moyens. Il faut que les municipalités fassent soigner d'office les dents des écoliers, sous réserve d'étudier ensuite le moyen de faire participer dans une certaine mesure à cette dépense certains parents tout au moins, la gratuité complète étant réservée aux indigents.

L'installation proprement dite de la clinique dentaire scolaire pourrait être faite à la mairie ou à l'hôpital, lorsqu'il comprend un service dentaire. Il ne faut pas exagérer la dépense nécessaire. Une installation simple mais très claire et très propre est idéale ; et dans ces conditions, surtout si l'on procède par voie d'adjudication, la dépense serait minime, on aurait le strict indispensable, le fauteuil et les instruments en nombre suffisant. Dans la plupart des cas, cette somme pourrait être réduite considérablement, puisque le praticien apportera ses instruments.

Du reste, un tronc destiné à l'entretien de la clinique, aiderait certainement à payer les menues dépenses. La Caisse des Ecoles pourrait également donner tous les ans une légère subvention.

Le titulaire de la clinique scolaire devra être naturellement le dentiste inspecteur. A mesure qu'une dent serait soignée, il l'inscrirait sur la fiche individuelle de l'élève.

Etant donné le nombre élevé des enfants des écoles, on peut se demander si un seul dentiste suffirait à la besogne, surtout s'il doit encore, de temps en temps, faire des conférences. Ceci dépend évidemment de l'importance des Ecoles. Il est bien certain que, souvent, un seul dentiste ne suffirait pas. Je crois que, dans cette occurence, les syndicats régionaux des dentistes n'hésiteraient pas à établir un roulement entre leurs membres pour soigner les dents des écoliers. Les choses se passeraient ainsi le mieux du monde et à peu de frais. Depuis longtemps nos Syndicats nationaux réclaclament les soins dentaires dans les Ecoles. Ils seraient sûrement les premiers à répondre à l'appel des municipalités ou du Ministère. Quelques distinctions honorifiques décernées à bon escient au bout d'un certain nombre d'années de services scolaires seraient amplement méritées, et encourageraient les bonnes volontés.

Collèges, Lycées, Pensions. — Nous pouvons, en somme, considérer ces diverses collectivités scolaires à l'égal des Ecoles de l'enseignement primaire, et nous pouvons affirmer hardiment que les soins dentaires y ont autant d'importance au point de vue préventif, qu'au point de vue curatif.

Il suffit, du reste, de réfléchir à ce fait : qu'à quelques rares exceptions près, les jeunes gens ou les enfants des pensionnats, des collèges ou des lycées n'ont pas passé par l'école primaire. Ils ont donc échappé à la bonne parole. La Société a donc le droit et le devoir d'éclairer leur esprit, de leur indiquer le danger et de veiller à ce que la lutte soit engagée contre lui.

En est-il ainsi actuellement? Hélas, non! Combien de spectacles lamentables il nous a été donné de voir et de déplorer! Combien avons-nous vu de jeunes gens qui, travaillant presque toute la journée, astreints au régime de l'internat, ne pouvaient pas manger autant qu'ils l'auraient voulu! Combien en avons-nous vu d'autres que la mort a pris à la fleur de l'âge! Ceux-là, leur acte de décès porte tuberculose, il devrait porter carie dentaire. A l'heure où j'écris ces lignes, je viens de recevoir le billet de décès d'un jeune homme que j'ai soigné au Lycée. Le pauvre enfant n'avait plus que 14 dents. Il était parti, plein d'espoir pour Paris, jeune étudiant; et maintenant on a ramené un cercueil. Sur ce cercueil on aurait dû écrire ce seul mot « carie dentaire ».

Il serait donc urgent de soigner les dents des lycéens comme celles des écoliers. Je sais bien qu'il existe, tout à fait en théorie et très peu en pratique, un dentiste de chaque Lycée. De cette façon, l'administration est à couvert, elle s'en lave les mains.

Que fait donc ce dentiste? Il fait des extractions, il fait quelques pansements sommaires; et surtout il ne vient généralement qu'une fois par semaine. En conséquence, un élève qui se trouverait pris d'une pulpite le jeudi à

2 heures doit souffrir *officiellement* jusqu'au jeudi suivant à 11 heures, époque de la visite du dentiste. Officiellement, il n'a pas le droit de sortir, il n'a pas le droit de recevoir des soins.

Je sais bien que la sollicitude des maîtres adoucit le règlement, qu'en cas d'urgence, on fait venir le dentiste, que les parents, s'ils sont prévenus à temps, peuvent envoyer une autorisation qui permettra à l'élève de sortir pour faire soigner ses dents. Mais enfin, voici la lettre du règlement, et le règlement peut être appliqué strictement à la lettre.

Dans certains lycées de jeunes filles, l'intelligente sollicitude de la Directrice va jusqu'à faire accompagner chez le Dentiste les élèves qui ont besoin de soins dentaires. Cette visite a généralement lieu le jeudi matin. C'est un progrès incontestable et cela frise l'idéal. Mais qu'arrive-t-il ? Le Dentiste, soucieux à juste titre de reconnaître la confiance qu'on lui témoigne, soucieux d'autre part de l'esthétique future de ses jeunes clientes, veut faire de la conservation. De nombreuses séances sont nécessaires, et l'administration revendique ses droits en faisant remarquer justement que le dérangement devient excessif.

Ce qu'il faudrait précisément obtenir, c'est que dans chaque établissement scolaire de l'Etat (lycée, collège), il y ait une *installation très modeste et très peu coûteuse* qui permettrait au Dentiste de soigner réellement et sérieusement les dents, d'arrêter la carie dès le début.

Le Dentiste viendrait au Lycée le jeudi matin pendant le temps nécessaire (trois ou quatre heures s'il le faut).

De cette façon il n'y aurait aucun dérangement pour l'Administration et un dérangement insignifiant pour l'élève.

Il faudrait également que le dentiste établisse des fiches dentaires individuelles lui permettant d'inscrire le shéma buccal de chaque élève, de soigner toutes les dents cariées.

13.

À ce propos, il nous est tout particulièrement agréable d'exprimer publiquement notre respectueuse reconnaissance à Madame la Directrice du Lycée de jeunes filles de Grenoble.

Se considérant comme responsable de la santé de ses élèves internes, frappée d'autre part du mauvais état dentaire de ces enfants, la Directrice du Lycée voulut bien nous permettre d'examiner soigneusement la bouche des élèves. Chaque élève possède ainsi un shéma indiquant l'état exact de ses dents, les caries à obturer. Elle doit prévenir ses parents et leur demander l'autorisation de sauver ces dents pendant qu'il en est temps encore. Dans certains cas urgents, on peut soigner d'office certaines dents tout au moins.

En somme, c'est toujours le même principe. Le système de l'inspection, du shéma, est excellent parce qu'il vient avertir l'élève, et les parents ensuite, que la maladie existe, qu'il faut lutter contre elle.

Nous ajouterons que ces examens répétés nous ont malheureusement révélé un état dentaire absolument déplorable, presque incroyable, alarmant en tout cas.

En attendant la modeste installation que nous réclamons plus haut, ce qu'il faut surtout obtenir, c'est que le règlement accorde à l'élève le temps nécessaire aux soins dentaires.

Que les maîtres et les parents se rassurent. Ces quelques heures prises sur les études seront amplement compensées au point de vue des études elles-mêmes. Et, en effet, quel travail utile peut bien fournir un élève qui souffre d'une pulpite ou d'un abcès ?

Quelle somme de labeur peut-il donner après une nuit ou deux d'insomnie ? Il est facile de conclure. Malade pendant la nuit, malade pendant le jour, il passe tout son temps à souffrir, à se désespérer d'autant plus que le jour de l'examen approche.

D'autre part, la fièvre, l'émotion habituelle aux veilles

d'examen provoque des névralgies dentaires. Ces névralgies n'auraient pas lieu si les dents avaient été soignées.

En résumé, dans tous les établissements scolaires, appartenant à l'Etat ou placés sous son contrôle, les soins dentaires devraient être organisés sans retard et d'une façon sérieuse.

A ce propos — et sans qu'il y ait aucunement de notre part méconnaissance de la valeur de nos confrères — qu'il nous soit permis de regretter profondément la méthode actuelle de recrutement des dentistes dans les établissements de l'Etat, lycées, collèges, grandes Écoles

Je suis honteux d'être obligé de dire que l'Etat *fait une adjudication, une soumission,* donne la place au dentiste qui fait le meilleur marché. Cette méthode détestable, non seulement ravale une science médicale au rang de fourniture d'épicerie ou autre, non seulement ne peut donner que de piètres résultats au point de vue de la valeur du concours (de l'adjudication, veux-je dire), mais encore elle est profondément immorale en ce sens qu'elle donne à l'adjudicataire un *titre officiel* d'autant plus injuste qu'il paraît être le fruit d'un mérite réel.

Il est inconcevable que l'on soit obligé de protester contre une pareille mesure dans un siècle où toutes les situations officielles s'acquièrent par un travail acharné, par la voie du concours. Le concours est la seule méthode donnant des garanties sérieuses et permettant à des praticiens éminents de faire acte de candidature. Les jeunes gens des Lycées, des collèges, des grandes écoles n'y perdraient rien, on peut nous croire sur parole.

En ce qui concerne les pensionnats, les institutions, les écoles privées, je crois que la solution rationnelle serait de les placer dans le champ d'action et de responsabilité du Dentiste Inspecteur des Écoles. Celui-ci se présenterait au Directeur de l'Institution et après avoir décliné son titre, il examinerait la bouche de chaque enfant, indiquerait les opérations urgentes sur une fiche individuelle et s'assurerait, l'année suivante, de leur exécution.

On va crier à la persécution. Est-ce, en vérité, une grosse persécution que l'obligation de recevoir une fois par an la visite d'un monsieur, très convenable du reste, qui examine la bouche de vos élèves ? En quoi cette obligation serait-elle plus vexatoire que la vaccine, la déclaration des maladies contagieuses, et surtout que celles résultant de la visite des inspecteurs du Travail qui peuvent se présenter chez un industriel ou un commerçant à toute heure du jour *et de la nuit*, et, au besoin réquisitionner la force armée ?

Nous n'avons, en somme, pas d'autre intérêt que celui de ces enfants. Or, ils ne sont pas chez eux, ils ne sont pas dans leur domicile privé. La Société a donc le droit de s'assurer que toutes les prescriptions sont observées en ce qui concerne ces enfants, ces jeunes gens. Si elle estime, avec juste raison, que l'hygiène buccale tient une place capitale dans l'hygiène individuelle, n'accomplit-elle pas, au contraire au point de vue social, un acte élémentaire de préservation de la santé publique ?

CONCLUSIONS

1° Circulaire Ministérielle appelant l'attention des Instituteurs, des Directeurs d'Ecoles, des Principaux de Collèges, des Proviseurs de Lycées, sur l'importance de l'hygiène buccale.

2° Causeries-conférences aux Enfants des Ecoles par le Chirurgien-Dentiste Inspecteur.

3° Dans les campagnes surtout, il faudrait distribuer

aux enfants des brosses à dents et de la poudre, de façon à ce qu'ils soient pour ainsi dire forcés de se nettoyer les dents. Il serait bon de s'en assurer. Dans tous les cas où cela serait possible, on pourrait même leur faire nettoyer les dents à l'école, comme on leur fait nettoyer les mains et la figure.

4° Création dans chaque lycée, collège, école normale primaire d'un petit cabinet réservé au dentiste. A défaut d'un cabinet spécial, un coin de salle d'infirmerie conviendrait parfaitement. Le principal est que les dents puissent être soignées.

5° Création dans chaque ville d'une clinique dentaire scolaire où seront soignées les dents des enfants des écoles primaires.

Il n'est pas strictement obligatoire, pour certaines villes de seconde importance, que la clinique soit uniquement réservée aux enfants des écoles. Il suffirait que certaines heures leur soient réservées.

6° Nomination de Chirurgiens-Dentistes inspecteurs.

Leur rôle consistera :

A faire au moins *une conférence annuelle* par écoles ou par collectivités scolaires réunies suivant un mode à déterminer. Ceci, dans les écoles des campagnes et des villes, dans toutes les collectivités scolaires publiques ou privées.

A *visiter la bouche des enfants*, à faire une fiche individuelle indiquant les différentes caries à traiter, à *traiter ces caries*.

Pour cette dernière mission, le Chirurgien-Dentiste inspecteur sera assisté d'un certain nombre de confrères désignés par les syndicats professionnels et auxquels, au bout d'un certain nombre d'années de services dans les écoles, on pourra accorder des distinctions honorifiques.

Pour les instituteurs libres, le Chirurgien-Dentiste inspecteur devra, non seulement faire une conférence suivant un mode à déterminer; mais aussi dresser le shéma de la dentition. L'année suivante si les parents n'ont pas fait soigner les dents de leur enfant, celui-ci devra se rendre à la clinique scolaire où les soins seront faits d'office aux frais des parents.

D'une façon générale, il en sera de même pour tous les enfants des écoles, c'est-à-dire que tous les parents seront libres de les faire soigner par leur dentiste attitré. Ce qu'il importe d'admettre, c'est l'obligation absolue des soins dentaires au début de l'existence, cette mesure étant prise dans l'intérêt général du Pays et de la Société.

ARMÉE

L'armée est, à notre avis, la deuxième collectivité sociale dans laquelle la réalisation des soins dentaires doit être poursuivie, la première place revenant à l'école primaire.

La tâche sera sûrement dure et pénible, on rencontrera bien des obstacles. On en sera quitte pour les tourner ou les vaincre ; mais, de toute façon, il faut absolument arriver à une solution pour le plus grand bien de la santé publique.

L'armée est une collectivité *où tout le monde est obligé de passer*, dans laquelle, par conséquent, *l'hygiène peut poursuivre et atteindre chaque individu*. Voici une circonstance précieuse et dont la Société serait coupable de ne pas profiter.

On a si bien compris ce raisonnement en ce qui concerne la prophylaxie de la variole, que tous les soldats de l'armée active sont vaccinés à leur entrée au corps, puis revaccinés à chaque période d'appel des réservistes et des territoriaux.

Du reste, et en thèse générale, nous estimons que la Société a *le devoir* d'assurer la santé des soldats qui, somme toute, lui sont confiés bien portants par la Nation. Lorsqu'un soldat s'est fait une blessure quelconque, lorsqu'il souffre d'un furoncle, d'une angine, on admet la nécessité des soins médicaux. Mais aussitôt qu'il souffre des dents, voici un changement radical. Les soins dentaires n'existent pas. Le seul traitement *officiel*, c'est l'extraction. C'est un peu comme si, pour un cor au pied, on offrait d'amputer le pied. Le remède est évidemment pire que le mal.

Et, en effet, si dans quelques cas, l'extraction est réellement indiquée, tout est parfait, à moins que ce soit un infirmier qui, se trouvant élevé subitement au rang de chirurgien, casse la dent avec accompagnement de plus ou moins étendu de maxillaire.

Or, dans l'immense majorité des cas, il s'agit de pulpites, douloureuses il est vrai, mais qu'un dentiste peut soulager par un simple pansement, et soigner ensuite, évitant l'extraction.

Une statistique récente prouve que dans un régiment d'infanterie, il y aurait lieu de soigner 4.400 dents, et de faire 50 appareils. Le dentiste conserverait sûrement aux soldats des organes qui sont d'autant plus précieux, qu'il s'agit toujours à cet âge de grosses molaires dont le rôle est extrêmement important pour la mastication, la nutrition, et, par conséquent pour la santé générale.

On a dit avec raison qu'une armée n'est vraiment forte que lorsqu'elle est bien portante. Quand un soldat souffre des dents, on peut considérer que son état général est atteint, qu'il ne peut plus faire son service convenablement. Par conséquent, dès cet instant, il devrait recevoir les soins si simples qui le rendraient de nouveau disponible. Un homme que l'armée a reçu sain, bien portant, doit être rendu de même à la Société.

Voici un passage tiré d'un article de la *Tribune Médicale* sous la signature de M. Baratier.

Sous une forme un peu caustique, il dénonce vigoureusement le mal, et nous estimons qu'il fait œuvre de bon citoyen, car il vaut mieux dévoiler franchement la vérité que de l'enfermer sous le boisseau :

Dans une armée dont l'entretien annuel nécessite l'emploi d'une quantité incommensurable de pièces de cent sous, rien ne devrait manquer, sinon au point de vue de l'instruction militaire, du moins à celui de l'organisation matérielle et pratique.

Or, si l'armée française est à l'heure actuelle une des plus belles armées du monde civilisé, si aucun bouton de guêtre ne manque dans les magasins d'équipement, si chaque soldat est en possession du nombre d'aiguilles réglementaires dans son étui, avec le fil nécessaire pour recoudre avec les dites aiguilles les dits boutons en cas d'absence, si en un mot le fameux matériel est au grrrand complet, il y a néanmoins une petite lacune qui existe et cette petite lacune montre au fond que tout n'est pas pour le mieux dans les meilleures armées possibles. Ce « trou béant » dans notre organisation militaire actuelle est une preuve de l'insouciance qui préside au bien être physique du soldat.

L'armée française n'a pas de dentistes régimentaires.

Or, on a beau être soldat, tout comme un simple civil on peut avoir mal aux dents ; les microbes de la carie, de la périostite ou de l'abcès peuvent envahir une molaire ou une incisive militaire sans craindre d'être traités de factieux ou d'insulteurs ; le mal de dents est une maladie journalière au régiment et la garde qui veille aux barrières n'en défend pas les soldats ! Chaque jour l'infortuné pioupiou souffre inutilement faute de soins spéciaux et on le laisse inutilement souffrir faute d'hommes spéciaux capables de lui donner les secours que nécessite son état, et cette odontalgie (qui trop souvent est cause de punition plus ou moins motivée) par suite de malpropreté et de manque d'hygiène, par suite de l'usage inopportun du tabac à fumer ou à chiquer, par suite de remèdes plus ou moins fantaisistes, peut devenir le point de départ et l'origine d'affections, sinon graves, du moins longues et douloureuses. Un simple civil qui a maille à partir avec un chicot récalcitrant ou une gencive lancinante va chez le dentiste et, quatre-vingt-dix-neuf fois sur cent, d'un tour de main il est guéri ; chez le troupier il n'en est pas ainsi, faute de soins, faute d'argent, faute de permission spéciale pour sortir de la caserne et, quatre-vingt-dix-neuf fois sur cent, ce même chicot ou cette même gencive va le plonger dans de térébrantes infortunes pendant des jours et des nuits, sans qu'il reçoive aucun soulagement.

Il existe bien des clés et des daviers, voire même des pinces et autres outils destinés à l'art dentaire, dans l'arsenal chirurgical des infirmeries régimentaires, il y en a même de tout neufs, brillants de mille éclats, mais on ne s'en sert pas ; professionnellement personne ne sait ou ne veut s'en servir. Quand un fluxionné se présente à la visite, M. le major à quatre galons le renvoie à M. le major à trois galons ; celui-ci l'expédie à M. le major à deux galons, qui le repasse à M. son collègue à un seul galon ; M. l'aide-major à l'unique galon l'adresse paternellement au caporal infirmier et enfin de renvois en renvois un sous-apprenti infirmier finit par casser la dent malade ou par arracher une dent parfaitement saine (1).

Voici un autre passage tiré de la presse quotidienne :

(1) *L'Odontologie*, 30-VII-1900.

Vous êtes au régiment, et aujourd'hui tout le monde y passe ; on y a un fils, un frère, un parent. Parmi les deux mille hommes qui composent un régiment d'infanterie ou les mille hommes qui constituent un régiment de cavalerie, vous pensez bien qu'il y a chaque jour des soldats dont la mâchoire est en triste état. Quel est celui d'entre nous qui n'a pas été torturé par cet horrible mal ? Ce sont des nuits atroces à passer !

Eh bien ! dans les régiments de notre bonne armée française, il n'y a pas un seul dentiste. Quand un soldat, un bon innocent, se présente à la visite, la joue fluxionnée, le major lui rit au nez, et si d'aventure le pauvre troupier exprime le vague désir qu'on lui extirpe sa molaire, le médecin l'envoie à l'ours d'un geste de mépris : « Est-ce que tu me prends pour un dentiste mon garçon ?... Faudrait voir à ne pas te ficher de moi. » C'est toute la réponse qu'il obtient (1). Les médecins militaires, du haut de leur grade de docteur, ne veulent pas s'abaisser à faire un métier qu'ils considèrent tout à fait au-dessous d'eux. Le soldat est obligé de recourir à la camaraderie d'un infirmier quelconque qui, armé d'une clef de Garangeot, vestige des âges préhistoriques, lui massacre la mâchoire, détermine des hémorragies parfois très dangereuses, et le laisse pantelant avec le maxillaire brisé. Tout cela au milieu des éclats de rire de la chambrée.

Quand ce n'est pas un infirmier, c'est quelque vieille sœur de l'hôpital qui s'acharne après la dent, la luxe, la casse, et laisse dans la plaie des éclats qui engendreront la gangrène.

Nulle part, en un mot, il ne semble qu'on ait prévu dans l'armée les moyens de soulager ou de guérir un mal qui est archi-fréquent, au point que dans un régiment il y a toujours trente ou quarante hommes par jour qui souffrent de la mâchoire.

On a multiplié le nombre des médecins, on les a assimilés à des officiers du service actif : les médecins principaux portent des képis à cinq galons et se laissent agréablement traiter de colonels ; ils sont prêts à couper les bras et les jambes de toute une division ; mais il n'y a personne pour extraire la molaire de Pitou qui souffre de malemort depuis des semaines et des mois.

Pourquoi n'admettrait-on pas les jeunes dentistes diplômés à faire un service militaire abrégé, où, si cela paraît excessif, à

_____

(1) Nous nous faisons un devoir de reproduire cet article sans en changer une syllabe. Qu'il nous soit néanmoins permis de défendre quelque peu les médecins militaires et d'affirmer que, d'une façon générale, ils sont pleins de sollicitude envers leurs hommes.

remplir un emploi spécial au régiment avec charge expresse de donner les soins de leur art, avec des instruments convenables, à nos malheureux troubades ?

Est-ce que vraiment ce progrès ne s'impose pas ? Et comment se fait-il qu'on n'y ait jamais songé ? Est-ce que les ministres de la guerre n'ont jamais mal aux dents ? Peut-être arrivés à ce grade, n'en ont-ils plus !

LOUIS MANINI, *Le Français*, 2 décembre 1901.

Voici un article tiré de *La France Militaire* et qui offre d'autant plus d'intérêt que n'étant pas écrit par un professionnel, il ne peut être soupçonné de parti pris.

En somme, pourquoi le War-Office du Royaume-Uni tient-il à ce que les jeunes hommes qu'il recrute, avec suffisamment de difficultés déjà, pour les envoyer dans l'Afrique du Sud, aient tous une dentition passable ?

L'information ayant trait à une semblable exigence des bureaux de recrutement anglais est encore présente à tous les esprits. Elle a même eu le don de faire épiloguer sur la dentition dans notre armée : et, comme nous l'expliquerons tout à l'heure, l'examen comparatif auquel s'est, par le fait, inconsciemment adonné le public, en France, aura, tout au moins, le mérite d'attirer l'attention de l'autorité militaire sur la question un peu négligée de « l'hygiène de la bouche dans l'armée ».

Oui, pourquoi les Anglais ne veulent-ils que des soldats pourvus d'une assez bonne dentition ?

Mais uniquement afin d'arriver à diminuer dans la mesure du possible l'encombrement de leurs hôpitaux dans l'Afrique du Sud.

On sait, en effet, que les maux d'estomac sont presque toujours engendrés par une mauvaise dentition — et réciproquement, dit-on (1).

Or, en campagne, ces maux d'estomac revêtent un caractère d'acuité tout particulier, et il a été dûment constaté que, là où un soldat français pourrait encore avoir l'énergie de traîner sa gastralgie, de rester debout avec elle, de marcher et de combattre tout en souffrant, un soldat anglais sera forcé de s'aliter.

Cependant, de ce que le soldat français peut parvenir à triompher de la souffrance, il ne s'ensuit pas qu'elle ne doive pas être prise en considération. S'il est impossible de la faire disparaître

_____

(1) Voyez p. 144.

chez tous les soldats prédisposés à l'éprouver, on peut, toutefois en enrayer la propagation par des soins donnés à la bouche.

Nous entendons encore le docteur Lachaud nous disant dans un des couloirs du Palais-Bourbon :

« Ah ça ! hésiteriez-vous, par hasard, à croire que les soins de la bouche sont, pour la santé des soldats, autrement plus importants que la propreté des mains ? »

Et l'honorable député de la Corrèze, qui, grâce à la lutte entreprise si énergiquement par lui contre la propagation de la tuberculose dans l'armée, peut, à juste titre, être qualifié de spécialiste en matière d'hygiène militaire nous déclara qu'il voudrait voir une brosse à dent dans le bagage de garnison et de campagne de tout militaire. Point ne serait besoin de poudres ou de pâtes dentifrices ; le savon seul suffirait parfaitement.

« Que de rages de dents, ajouta-t-il, une prescription réglementaire imposant semblable objet de toilette, éviterait à la troupe ! »

Donc, la coutume anglaise, qui veut que le soldat porte sa brosse à dents dans le même sac que ses paquets de cartouches, est plus prévoyante que la coutume française qui néglige cette précaution.

Et, cependant, la dentition de l'armée française semble devoir exiger plus de soins que celle de l'armée anglaise.

Malgré cela, les infirmeries régimentaires ne sont nullement outillées soit pour parer aux inconvénients des mauvaises dents, soit même pour soulager tant soit peu des souffrances parfois intolérables.

Ces infirmeries possèdent en tout et pour tout, à l'heure actuelle, tant pour l'extraction des dents que pour les soins à leur donner, d'antiques appareils, fournis, jadis, au temps du second Empire, et dont les médecins-majors hésitent à se servir, tellement ils sont démodés.

Comment se fait-il, du reste, que les élèves des différentes écoles militaires reçoivent les soins d'un dentiste, et qu'il n'en soit pas de même pour les soldats ?

La réponse semble facile.

Tout d'abord il y a moins d'individus, par conséquent, l'organisation des soins dentaires est plus réalisable. Ensuite, ces élèves sont destinés à être officiers, par conséquent, il est bien juste qu'ils aient quelques privautés que n'ont pas les soldats,

J'avoue que ce raisonnement ne me convaincra guère ; car enfin, à mon sens, l'armée joue un rôle énorme au point de vue social, en montrant que tout le monde est égal devant la loi, sans privilége de fortune ni d'instruction. Or, si je ne me trompe, voici un privilège à l'avantage de quelques-uns au détriment de toute la masse. Et, chose plus grave, ce privilège est relatif *à la santé du soldat*, principe qui devrait échapper à toute discussion, et surtout à toute économie.

Les inégalités de traitement au point de vue sanitaire doivent disparaître de l'armée, ou bien alors il faut généraliser ces mesures.

De deux choses l'une : ou bien les soins dentaires sont complètement inutiles — et alors supprimez les dentistes des écoles militaires, ou bien ils sont utiles et répondent à une nécessité et alors instituez les dentistes militaires.

Quoi que vous fassiez, quelle que soit la solution frustre que vous cherchiez, quel que soit le temps nécessaire à cette évolution, vous serez forcés d'en arriver là, poussés par l'opinion publique, comme le gouvernement a été obligé de le faire aux États-Unis, en Angleterre, en Allemagne, pour ne citer que ces puissances.

A ceux qui pourraient croire que la création des dentistes militaires est une affaire de luxe ou d'exagération ridicule des soins de propreté individuelle, nous répondrons ceci: Il ne faudrait pourtant pas que notre civilisation soi-disant si avancée nous fît oublier les principes les plus élémentaires et les plus naturels de l'hygiène, ceux que pratiquent la plupart des sauvages de l'Afrique qui débarrassent leurs dents des particules alimentaires au moyen de petits morceaux de bois. Si les nègres se curent les dents à tout instant de la journée, si de même que les Annamites, ils ont des petits râcloirs destinés à se gratter la langue, ne voyez-vous pas qu'ils comprennent mieux que nous la nécessité des soins de la bouche, et surtout qu'ils ont compris par empirisme que ces soins si simples les préservent de bien des maladies ? Voici une leçon qui devrait nous servir.

Il est une autre leçon de laquelle nous devrions faire notre profit c'est celle qui nous fût donnée par les journaux qui relatèrent qu'au lendemain des batailles qui ensanglantèrent la Mandchourie, on trouvait dans le sac des Japonais morts au combat, soigneusement envelop-pées de papier soie comme des objets particulièrement précieux, *des brosses à dents.*

Ceci prouve que notre vieille France qui se targue tant de sa belle civilisation et même de son culte de tout ce qui constitue le progrès dans toutes les autres sciences, oublie de réfléchir et de voir autour d'elle, tout au moins en ce qui concerne la science de l'hygiène.

Pleine de bonne volonté, prête à faire tous les sacrifices pour la santé nationale, disposée à provoquer toutes les expositions internationales d'hygiène, à faire appel à tous les concours, à toutes les bonnes volontés, elle voit le compliqué et ne songe pas à la simplicité elle est occupée à considérer les résultats du mal sans remonter à la cause première de ce mal.

Ceci est l'avis d'un Français qui aime sa patrie et qui serait heureux de ne pas avoir à émettre cette opinion. Il est bon de dire les choses franchement, telles que l'ex-périence et une étude particulière des faits vous les ont révélées. Ce n'est pas en flattant les hommes et en masquant la vérité qu'on rend service à son pays, mais en montrant le danger et, en même temps, le remède fort simple.

Réfléchissons donc. Soyons dignes de nous-mêmes, et si nous nous sommes laissé distancer sur la route si noble de l'hygiène, profitons en revanche de ce retard, pour éviter les tâtonnements et les fautes de nos voisins, pour créer de toutes pièces, et très simplement néan-moins, une organisation parfaite.

Ce que les Dentistes ont fait en France pour démontrer l'utilité de la lutte contre la carie dentaire dans l'armée.

Plusieurs de nos confrères ont eu cette excellente idée : que pour montrer l'utilité des soins dentaires dans l'armée, le mieux serait peut-être de faire des démonstrations pratiques de cette utilité. En conséquence, ils ont proposé au Colonel ou au Major, de soigner les soldats qu'on leur enverrait. Dans l'immense majorité des cas, au bout d'un certain temps et pour éviter l'encombrement de leurs cabinets, ils en sont arrivés à soigner les soldats, soit à la caserne, soit à l'hôpital ; et il faut ajouter que, non seulement les soldats, mais aussi l'autorité militaire leur en était reconnaissante. C'était la preuve tacite de l'utilité de ces soins.

Bien des confrères n'ont pas hésité à sacrifier ainsi leur intérêt particulier à un intérêt que j'appellerai volontiers intérêt national, pour bien indiquer son importance. Ils ont, ce faisant, apporté leur pierre à l'édifice social. Ils ont ensuite contribué à préparer le terrain, si j'ose m'exprimer ainsi, de telle sorte qu'à l'heure actuelle, bien des chefs de corps ou de services sont acquis en principe à la cause des soins dentaires dans l'Armée.

A côté de cette œuvre isolée, privée, il y a une œuvre générale, issue des travaux discutés dans les Congrès dentaires nationaux, sortes d'Etats généraux de la Profession, et aussi par le Congrès dentaire international de 1900 où les dentistes de toutes les nations du monde se réunirent dans un effort commun, pour l'avancement des sciences professionnelles et la défense sociale contre la carie dentaire.

Nous empruntons à notre éminent confrère le Dr Godon, le résumé de ces travaux :

La question de l'utilisation des chirurgiens-dentistes dans l'armée s'agite dans la profession depuis plusieurs années.

Déjà, au 1er Congrès dentaire national, tenu à Bordeaux en

1895, avant de l'aborder directement, il avait été émis le vœu que le nombre des instruments dentaires du service médical militaire fût augmenté, que ces instruments fussent choisis d'une façon plus moderne.

L'année suivante, au 2e Congrès dentaire national, tenu à Nancy, fut présenté un rapport sur la chirurgie dentaire dans l'armée, concluant à ce que les médecins militaires fussent pourvus d'une trousse assez complète pour faire les opérations courantes et donner les soins de bouche indispensables ; à ce que les élèves des écoles dentaires appelés sous les drapeaux fussent mis à la disposition des médecins militaires en temps de paix dans les cadres des infirmiers et comme comptant à l'effectif des sections ; à ce qu'en temps de guerre les dentistes de la réserve et de la territoriale fussent affectés au service d'infirmiers dans les hôpitaux et ambulances ; à ce qu'il fût créé dans chaque école de santé militaire une chaire d'Odontologie et un service de chirurgie dentaire ; enfin, à ce que l'étude théorique et technique de la chirurgie dentaire fût imposée aux élèves, et formât, lors des examens de sortie, l'objet d'interrogations au même titre que les autres parties du programme médical.

Ces conclusions furent adoptées en principe.

Au 3e Congrès dentaire national tenu à Paris en 1897, M. Godon traitait la question d'une façon plus complète, dans une communication intitulée « Le Service militaire et les dentistes », qui concluait à ce que la dispense de deux années de service actif dont bénéficiaient, aux termes de la loi de 1889, les jeunes gens qui poursuivaient certaines études, fût étendue aux jeunes gens pourvus du diplôme de chirurgien-dentiste, délivré par les Facultés de médecine de France.

Ces conclusions furent adoptées sous forme d'un vœu

Le Congrès de Paris a adopté également plusieurs autres vœux, tendant, *le premier*, à ce que les chirurgiens-dentistes, pour les périodes d'instruction militaire de vingt-huit et treize jours, soient appelés à titre de médecins auxiliaires ; *le second*, à ce que les médecins militaires soient pourvus d'une trousse dentaire leur permettant de donner les soins de bouche ; *le troisième*, à ce que les dentistes appartenant à la réserve ou à la territoriale soient employés comme infirmiers dans les hôpitaux ambulances ; *le quatrième*, à ce qu'il soit créé, dans chaque école de santé une chaire d'Odontologie, un service de chirurgie pratique, que des études techniques et théoriques de chirurgie dentaire soient imposées aux élèves et forment, lors de l'examen de sortie, l'objet d'interrogations au même titre que les autres parties du programme médical.

Au 5e Congrès dentaire national qui avait lieu à Lyon, l'année suivante (1898), MM. Godon et Viau présentaient une communication ayant pour titre « Le Service militaire et les mécaniciens-dentistes » tendant à ce que les ouvriers fabriquant des appareils de précision et de chirurgie dentaire, ou mieux les ouvriers mécaniciens-dentistes pussent bénéficier de la dispense de deux ans de service militaire accordée aux ouvriers d'art.

Un vœu dans un sens fut émis par le Congrès ; un autre vœu demandant la création d'emplois de chirurgiens-dentistes dans l'armée fût également émis.

Enfin, le 3e Congrès dentaire international réuni à Paris à l'occasion de l'Exposition de 1900 a émis *deux vœux* tendant, le *premier*, à ce que partout où l'Etat assure le service médical, il assure aussi le service dentaire par les dentistes ; le *deuxième*, à ce que le service de santé des armées de terre et de mer comprenne des dentistes comme il comprend des médecins, des pharmaciens, les soins dentaires étant nécessaires en général aux soldats en temps de paix comme en temps de guerre, et la collaboration des chirurgiens-dentistes étant nécessaire aux médecins militaires pour la confection d'appareils de prothèse en cas de mutilation du visage par des blessures. (Ce vœu visait principalement l'expédition de Chine.)

A la suite de chacun de ces Congrès, ces divers vœux furent transmis aux pouvoirs compétents (Ministre de la Guerre et Commissions de l'Armée, au Sénat et à la Chambre des députés). (Voir *L'Odontologie*, 30 octobre 1900, page 358).

A ces vœux nous devons ajouter ceux qui ont été émis par l'Association Française pour l'Avancement des Sciences (Congrès de Grenoble 1904), à la suite d'un travail présenté par nous même (1). Ces vœux sont les suivants :

Les soins dentaires dans l'armée répondent à un besoin véritable et urgent, digne d'attirer l'attention des pouvoirs publics. La solution la plus pratique et la moins dispendieuse consiste à utiliser les connaissances professionnelles des étudiants en chirurgie dentaire appelés sous les drapeaux. Leur recrutement devra

___

(1) Jean CHATEAU. *La lutte contre la Carie dentaire dans les Ecoles et dans l'Armée.* Association Française pour l'Avancement des Sciences. (Congrès de Grenoble 1904).

être modifié de telle façon qu'ils soient répartis dans tous les corps de troupes ou, au moins, dans chaque garnison importante.

Ces soins dentaires doivent être donnés sous la surveillance de médecins-majors dont l'éducation spéciale pourra s'acquérir soit par un stage dans une école dentaire, soit par la création d'un dispensaire dentaire militaire au Val-de-Grâce ou à l'Ecole de Lyon.

Les soldats doivent posséder une brosse à dents, et, à défaut de dentifrice, ils doivent employer du savon. Un tonnelet contenant une solution antiseptique doit être placé en évidence dans les lavabos. Des placards apposés aux murs des lavabos ou des chambrées résumeront en quelques phrases nettes et concises, propres à frapper l'esprit, les règles de l'hygiène buccale et son importance. La réalisation des soins dentaires dans l'armée doit nécessairement être complétée par des théories pratiques et des conférences faites par les médecins majors ou les étudiants.

Ceux-ci devront s'attacher à bien expliquer aux soldats l'importance de l'hygiène et de l'antisepsie buccale qui détruit dans l'antichambre de l'organisme les agents pathogènes qui n'attendent qu'une occasion favorable pour l'envahir tout entier et provoquer une maladie quelquefois mortelle.

Les soldats sont d'autant plus préparés à recevoir les conseils d'hygiène buccale, qu'ils ont déjà, pour la plupart, cruellement souffert. Plus tard, ils seront soucieux d'épargner à leurs enfants les mêmes souffrances et de contribuer ainsi à répandre les bons principes.

Mais de tous ces vœux qu'est-il advenu ? Quels résultats ont-ils eu jusqu'à présent ? Une décision ministérielle a prescrit l'affectation des étudiants en Chirurgie dentaire aux sections d'infirmiers.

C'est un pas en avant, évidemment ; mais bien imparfait comme on peut en juger par les lignes suivantes que nous empruntons à notre éminent confrère M. Martinier.

Les jeunes gens qui se destinent à la profession de chirurgien-dentiste et qui sont appelés sous les drapeaux, à la fin de leurs études, sont attachés actuellement à l'infirmerie. Tout comme des soldats dépourvus de connaissances spéciales, ils servent d'infirmiers ordinaires, de salle ou de visite. On ne tient pas compte du tout que ces jeunes gens ont fait au moins trois années d'études spéciales dans des écoles dentaires avec stage dans les hôpitaux, ont subi trois examens devant une Faculté de médecine et ont obte-

nu un diplôme d'Etat, qui les habilite à exercer une partie importante de l'art de guérir, y compris l'anesthésie générale. On n'a
recours à leur savoir que lorsqu'il y a lieu de procéder à une
extraction, qui s'exécute sous la direction du médecin-major!
L'extraction est, en effet, la seule opération pratiquée au régiment.
Les traitements variés et multiples que comportent les maladies
des dents, et qui sont de règle dans la vie civile, sont inconnus
dans l'armée. Pourtant, comme un simple *pékin*, un militaire
peut avoir mal aux dents et, comme lui, il est justiciable de la
thérapeutique dentaire ; mais cette thérapeutique demeure lettre
morte.

Cependant, l'Etat a la charge et la responsabilité de la santé des
soldats et de la conservation dans de bonnes conditions de leurs
divers organes. Or, les dents sont des organes d'une utilité incon-
testée : elles servent à la mastication, à la phonation, à la déglu-
tition, à la nutrition et influent indirectement sur la digestion par
la préparation des aliments pour l'ingestion, ainsi que sur la vi-
gueur de la race. Quand un soldat a un bras, une jambe, une main,
le nez, le foie, etc., malades, on lui soigne ce membre ou cet organe. A-t-il une dent malade, on ne la lui soigne pas, mais on la
lui extrait tout bonnement, alors qu'il serait plus simple et surtout plus utile de la lui conserver.

Le service de santé manque, à cet égard, à un des devoirs qui
lui incombent : il devrait assurer des soins dentaires, comme il
assure des soins pour toutes les parties du corps qui en ont besoin. Il paraît ignorer les progrès considérables réalisés depuis
une vingtaine d'années par l'Odontologie, dont les méthodes
actuelles tendent uniquement à conserver les dents et à les remplacer quand elles n'existent plus et ne recourent à l'extraction
que comme à un dernier moyen, quand tout espoir de sauvegarder
ces organes doit être abandonné. Ces progrès n'ont pas encore
pénétré, cependant, dans les infirmeries régimentaires et les médecins militaires n'emploient pas d'autre instrument que le davier, quand par hasard la trousse régimentaire en contient.

Pourtant, avec l'obligation du service militaire pour tous, l'armée compte des jeunes gens de toutes les conditions et dans toutes
les situations de fortune. Il est hors de doute que ceux qui ont des
ressources s'adressent au dentiste lorsque leur denture a besoin
de son assistance, tandis que ceux dont la bourse est peu garnie
ou même vide — et c'est le plus grand nombre — sont dans la nécessité de se priver de son intervention quand leur dentition la
réclame. Il y a là une méconnaissance regrettable du principe
d'égalité qui est une des bases du régime démocratique sous lequel nous vivons.

État actuel de la question dans l'Armée Française.

Il convient tout d'abord, en tête de ce chapitre, de rendre un hommage mérité aux médecins militaires, toujours soucieux de la santé de leurs hommes, et auxquels l'importance de la question n'a pas échappé.

Du reste, l'utilité des soins dentaires dans l'armée est tellement évidente, tellement urgente, que les médecins militaires eux-mêmes, les réclament autant que les règles de la discipline le leur permettent. Il ne faut pas oublier, en effet, que les initiatives les plus généreuses sont souvent brisées par des considérations tirées de la discipline, ou même par des nécessités budgétaires.

En conséquence, et sauf exceptions que nous verrons tout à l'heure, on peut dire que la seule opération dentaire *officielle* au point de vue militaire, c'est l'extraction. Or, dans la plupart des cas, c'est une véritable mutilation, car ces dents auraient pû être conservées et rendre encore de précieux services pendant de longues années.

Il est vrai que l'on peut accorder aux hommes la permission d'aller en ville pour se faire soigner par un dentiste. Moyen bien imparfait, en vérité ! Comment un soldat, avec sa pauvre solde, peut il se faire soigner les dents ? Comment les nécessités du service pourront-elles s'accorder avec l'attente fatale chez le dentiste ?

Et puis, en fin de compte, l'Etat ne doit-il pas tout au moins assurer la santé de ceux qui consacrent à le servir le meilleur de leur temps et de leur jeunesse ?

Les médecins-majors connaissent si bien cette situation, qu'ils ont essayé de réagir. Ils ont fait tout ce qui était en leur pouvoir pour signaler cette grave lacune du service de santé de l'armée, pour organiser, avec leurs propres moyens, la lutte contre la carie dentaire.

Un d'entre eux dont nous devons signaler l'intelligente initiative, a fait l'expérience suivante :

Systématiquement, il a fait soigner les dents des hommes d'un demi-bataillon, en laissant les autres à l'état normal. En fin de compte, les hommes du demi-bataillon dont on avait soigné les dents *avaient augmenté considérablement de poids* par comparaison avec l'autre demi-bataillon.

Voici une conclusion dont il est inutile de souligner l'importance, et qui vient bien confirmer l'utilité des soins dentaires au point de vue de la santé générale

Mais ceci n'était, en somme qu'une expérience, une indication. A côté de la théorie, voici la pratique.

Frappés de l'imperfection des règlements militaires au point de vue des soins dentaires, suppléant par leur humanité et leur intelligence au manque d'organisation, certains majors ont eu l'idée de profiter de la présence sous les drapeaux des étudiants en chirurgie dentaire pour organiser ces soins.

C'est ainsi que, dans certains régiments, il existe de véritables petits cabinets dentaires, sommaires mais suffisants, qui rendent beaucoup de services. Les étudiants possèdent leurs instruments, et même bien souvent un fauteuil d'opérations ; la dépense incombant au régiment est ainsi absolument nulle.

Cette organisation, quelque séduisante qu'elle paraisse au premier abord, est, en réalité, absolument factice, elle n'a pas de fondement ; car, l'étudiant une fois libéré, les soins dentaires disparaissent avec lui.

Toutefois, bien que frappées d'imperfection par la nature même de leur organisation, ces tentatives auront eu un heureux résultat en ce sens qu'elles auront montré l'utilité des soins dentaires dans l'armée et la nécessité de leur généralisation.

Les médecins militaires qui en ont pris l'initiative ont donc droit à la reconnaissance publique.

———

État actuel de la question dans les Armées Étrangères.

La France, toujours à l'avant garde du progrès, s'est laissé distancer, à cet égard, par les armées étrangères dans lesquelles, comprenant mieux l'importance des soins dentaires, on a procédé progressivement, par essais successifs qui ont été si concluants que la création de corps de dentistes militaires s'est imposée.

Avant de passer rapidement en revue ce qui a été fait à l'étranger il faut bien comprendre qu'il n'y a pas d'amour propre national sur le terrain de la science et de l'hygiène. Il faudra, au contraire, profitant de l'expérience des autres, organiser en France un corps de dentistes militaires qui puisse servir de type définitif.

États-Unis. — Aux Etats-Unis, le projet de loi soumis à la Chambre des Députés tendait à nommer un chirurgien-dentiste militaire par brigade, avec le grade de major, et un autre par régiment avec le grade de capitaine.

J'emprunte les documents suivants au rapport du Chef du service de santé de l'Armée des Etats-Unis sur le fonctionnement du corps des chirurgiens-dentistes militaires.

« Au 30 juin 1902, trente chirurgiens-dentistes étaient en service. (Maximum fixé par la loi du 2 février 1901.)

« Le nombre des soldats traités a été de 16.102, soit un cinquième de l'effectif moyen de l'armée avec 49.483 opérations, soit 3 opérations, 97 par homme ».

Des instructions ont été données aux hommes sur la nécessité de soigner leur bouche et leurs dents.

Un second rapport puisé à la même source officielle nous apprend que du 30 juin 1902 au 30 juin 1903, sur un contingent de 80.778 hommes, les chirurgiens-dentistes militaires des Etats-Unis ont fait 23.879 opérations sur les dents et les gencives, 99 dans la bouche et les mâchoires, 23.433 obturations simples, 1.315 obturarations compliquées, 512 ponts et couronnes, 146 dentiers artificiels, 9 appareils pour fracture des maxillaires, soit au total 49.473 opérations.

Voici une statistique qui est éloquente. Mieux que toutes les plaidoiries du monde, tombant sous les yeux d'un homme sérieux et réfléchi, elle doit prouver la nécessité de ces soins dentaires que nous sommes pour ainsi dire obligés de mendier en France.

Quant à l'organisation du corps des dentistes militaires américains, voici les renseignements complets extrait d'une communication faite à l'Association dentaire nationale, dans son congrès de Milwaukee tenu du 6 au 9 août 1901, par M. John S. Marshall, dentiste militaire de la garnison de San-Francisco (Californie) et président de la Commission d'examen et de surveillance des chirurgiens-dentistes militaires. Cette communication a été publiée *in extenso* dans le *Dental Digest* de novembre 1901.

En conformité d'un ordre du Ministre de la guerre, le chirurgien général de l'armée des États-Unis réunit à Washington le 18 février 1901 les membres du Conseil d'examen et de surveillance des chirurgiens-dentistes. Les membres de ce Conseil avaient été d'abord nommés par le chirurgien général, avec l'approbation du Ministre, conformément à la loi portant réorganisation de l'armée votée le 2 du même mois, pour examiner les candidats au grade de chirurgiens-dentistes militaires. Le Conseil reçut aussitôt l'ordre de dresser un programme d'examen et de se tenir prêt à recevoir la première série de candidats le 25 février.

Après délibération le Conseil présenta au chirurgien général le programme suivant :

I. Les candidats doivent subir un examen écrit et oral satisfaisant sur les matières théoriques suivantes, qui représentent le programme d'études des écoles dentaires faisant partie de l'Association nationale des Facultés dentaires, savoir : anatomie, physiologie, histologie, physique, métallurgie, chimie, anatomie dentaire, physiologie dentaire, matière médicale dentaire, thérapeutique dentaire, pathologie dentaire, bactériologie, orthodontie, chirurgie buccale, dentisterie opératoire et prothétique.

II. Les candidats doivent prouver à la satisfaction du Conseil leur habilité à exécuter toutes les opérations dentaires usuelles et le travail de laboratoire par des épreuves cliniques sur des patients fournis à cet effet.

Ces épreuves sont les suivantes :

Dentisterie opératoire. — 1º Examen et exposition de l'état de la bouche et des dents. — 2º Préparation de cavités avec des instruments à main et le tour dentaire. — 3º Instrumentation et technique. — 4º Préparation et manipulation de matières obturatrices. — 5º Insertion d'obturations. — 6º Traitement et obturation de canaux radiculaires et préparation de racines pour des couronnes à pivot. — 7º Technique de l'enlèvement des dépôts calcaires. — 8º Application de la digue, de séparateurs métalliques de matrices, etc. — 9º Diagnostic, pronostic et traitement des maladies de la bouche. — 10º Soins et stérilisation des instruments et des mains.

Dentisterie prothétique. — 1º Empreintes en plâtre de Paris et en compositions à modeler, moulage, articulation et antagonisme. — 2º Confection d'un dentier en vulcanite. — 3º Confection de la matrice et du poinçon d'après le modèle, en sculptant le modèle édenté dans un bloc solide de plâtre de Paris. — 4º Confection d'une plaque estampée avec attaches en métal et en caoutchouc, de deux couronnes (bicuspide et molaire) et d'une couronne Richmond. — 5º Confections d'attelles interdentaires (Dunning et Kingsley).

Une moyenne de 95 % est exigée pour chaque matière dans l'épreuve théorique et de 85 % dans l'épreuve pratique.

Le chirurgien général donna son approbation à ce programme qui fut mis à exécution par le Conseil. L'examen dura 15 jours, la première semaine étant consacrée aux épreuves théoriques, la deuxième aux épreuves pratiques. Les patients furent fournis par l'hôpital général, la caserne Washington et le fort Meyer.

La plus grande partie des candidats qui réussirent dans les épreuves avaient de 2 à 5 ans de pratique. Le résultat fut le suivant :

Candidats inscrits......	86
— qui firent défaut...............	16
Nombre d'examinés.....................	70
Admis et nommés...................	19
Refusés pour des causes physiques.......	8
Examinés et refusés....................	3
Ont échoué à l'examen théorique.........	7
Se sont retirés avant la fin des épreuves..	33
Age moyens des candidats admis........	27 ans.

Aux 19 candidats nommés après examen il y a lieu d'ajouter les 5 dentistes nommés directement par le chirurgien général sans examen, conformément à la loi, plus les trois membres de la commission, de sorte que le nombre total des dentistes militaires est de 27.

Les épreuves pratiques eurent lieu avec tous les accessoires nécessaires (instruments, appareils, outils, etc.) fournis par le Ministère de la guerre dans un local approprié.

Chaque dentiste militaire est pourvu d'une cantine contenant tous les instruments nécessaires et toutes les fournitures pour 3 mois ; elle est assez légère pour être portée par 2 mulets de bât avec un petit meuble de campagne, 2 tables pliantes et 2 fauteuils pliants.

La Commission s'est également occupée de la confection d'une nomenclature dentaire qui assurera l'uniformité dans l'enregistrement des opérations dentaires et des rapports mensuels des dentistes militaires. Elle a imaginé un système consistant à désigner les dents par des nombres, à indiquer la situation et le caractère des cavités cariées, la nature des matières obturatrices employées, la nature et le caractère des autres opérations et le traitement des dents malades au moyen de lettres et d'une combinaison de lettres assez simple pour être apprise en une heure ou deux.

Ces rapports permettront d'étudier l'étiologie des maladies dentaires et buccales et serviront au bureau des pensions pour reconnaitre les demandes de pensions frauduleuseument basées sur une inaptitude physique attribuée à la perte des dents pendant le service.

Le nombre des chirurgiens-dentistes militaires a été fixé à 30, conformément aux dispositions de la loi de réorganisation de l'armée. Les soins dentaires ne doivent être donnés qu'aux officiers et aux hommes de l'armée régulière et des corps de volontaires. De 9 heures du matin à 4 heures du soir le dentiste militaire doit tout son temps aux troupes ; en dehors de ces heures, il est autorisé à soigner des civils et à percevoir des honoraires, à condition d'en rendre compte dans son rapport mensuel.

D'après les renseignements parvenus jusqu'à présent, les dentistes militaires ont été parfaitement accueillis par le corps d'officiers et ont trouvé ample matière à leur activité. (1)

Espagne. — Dans l'armée espagnole, on a nommé trois chirurgiens-dentistes et deux aides.

Leur petit nombre s'explique aisément par ce fait qu'il s'agit d'une tentative, d'un essai récent. Nos renseignements particuliers nous permettent de penser que

(1) *L'Odontologie*, 15-VI-1902.

la généralisation de ce service sera étendu prochainement à toute l'armée Espagnole.

Italie. — En Italie, il est problable qu'on va nommer prochainement quelques dentistes militaires, à titre d'essai.

République Argentine. — Il n'est pas jusqu'à l'Inspecteur Général du service de santé de l'armée de la *République Argentine* qui ait adressé aux chefs de corps une circulaire pour appeler leur attention sur la nécessité des soins dentaires.

Angleterre. — L'armée anglaise possède un corps de dentistes militaires.

Ils ont le grade de capitaine, reçoivent 25 francs par jour avec leurs frais de déplacement en plus. Ils sont affectés aux garnisons de Aldershot, Devonport, Cork, Edimbourg, Portsmith, Dublin, Colchester et Woolwich.

Pendant la guerre sud-africaine, suivant une information du War-Office, le nombre des soldats réformés et rapatriés *pour cause de mauvaise dentition* s'est élevé à 2.451.

Ceci semble presque inconcevable, et néanmoins ce renseignement a été puisé à une source officielle qui ajoute qu'un chirurgien-dentiste militaire avait été chargé d'accompagner l'armée anglaise dans l'Afrique du Sud. Comme, à lui seul, il ne pouvait suffire à donner des soins aux soldats qui souffraient d'affections dentaires, quatre autres dentistes lui furent adjoints, indépendamment des dentistes réfugiés.

Le corps des chirurgiens-dentistes anglais, tel qu'il a été organisé, tel qu'il fonctionne actuellement, rend de grands services. Il peut néanmoins donner lieu à quelques légères critiques de détails, que nous résumerons en regrettant qu'ils ne fabriquent pas d'appareils dentaires ni d'attelles pour les fractures.

De même, il serait absolument logique qu'ils fassent aux soldats, des conférences sur l'hygiène buccale.

Allemagne. — L'armée allemande possède un corps de chirurgiens-dentistes militaires parfaitement organisé. Avant d'étudier les détails de cette organisation, il est bon de dire qu'elle ne fut généralisée qu'après une période d'essai.

Le premier dentiste militaire allemand, M. Wilhelm Lippol, a été nommé en janvier 1901. Il devait accompagner le corps expéditionnaire en Chine. Les services considérables qu'il rendit en campagne, furent si probants qu'à l'heure actuelle, toutes les troupes allemandes ont des chirurgiens-dentistes militaires.

Son traitement mensuel était de 300 marks. Il avait reçu une mise de premier équipement de 1.200 marks et un crédit de 5.000 marks pour achat d'instruments et de matériel. Son uniforme ressemblait à celui de pharmacien militaire.

Il était désigné pour accompagner le corps expéditionnaire de Chine.

Je dois à l'obligeance de mon excellent confrère belge, M. Franz Delmelle (1) de pouvoir rapporter les détails que l'on va lire et qui sont particulièrement précieux en ce sens qu'ils ont trait au rôle du chirurgien-dentiste militaire en campagne.

A peine M. Lippol était il embarqué sur le « Valdivia », depuis une demi-heure que le premier patient se présenta à lui, c'était un lieutenant.

A Tientsin, on avait mis à la disposition du chirurgien-dentiste militaire une chambre d'opérations. Pendant trois mois, son livre accuse 462 patients dont 21 traitements pour périodontite, 23 obturations plastiques,

---

(1) Franz DELMELLE, *L'art dentaire au point de vue social et économique*. Bruxelles, 1904.

45 métalliques, 29 aurifications, 61 pansements, 28 obturations provisoires et 83 traitements divers.

De Tientsin, il se rendit à Pékin. Dans cette dernière ville, son rapport indique *qu'il fut obligé de soigner non seulement les Allemands, mais aussi des Anglais, des Italiens, des Français et des Russes, en y comprenant les médecins militaires.*

M. Lippol fait remarquer que les dents des soldats se trouvaient dans des conditions tellement mauvaises, *qu'un seul dentiste ne pouvait suffire à la tâche.* Mais les résultats furent cependant remarquables si l'on considère, qu'en temps d'expédition, il avait trouvé moyen *de sauvegarder les dents des soldats.* Certains jours, il devait recourir à 70 opérations diverses.

En ce qui concerne la prothèse, notre confrère a pu faire 26 réparations, c'est-à-dire que 26 hommes ont pu, grâce au dentiste militaire, conserver l'intégrité de la mastication, rester disponibles pour l'expédition.

Il a fabriqué 21 appareils, c'est-à-dire que, par ses soins, 21 soldats ont pu s'alimenter normalement, chose particulièrement précieuse en campagne, puisque seule, la nutrition assure la résistance de l'organisme. En ajoutant les 26 réparations, cela fait un total de 47 hommes qui sont dans ce cas. De plus, il a placé 128 dents artificielles.

N'est-ce pas en vérité un homme utile que celui auquel plus de 500 hommes doivent la conservation de leur santé?

Un homme perdu, c'est un capital perdu; et n'est-ce pas de l'argent réellement bien placé par la Société et l'Armée, que celui qui est consacré à s'assurer les services d'un praticien si utile?

M. Lippol termine ainsi. « Je suis persuadé que les dents que j'ai pu conserver par les différents traitements *auraient été extraites* sans ma présence, et je suis convaincu que *toutes les dents pansées par mes soins rendront encore d'immenses services.* »

Ces conclusions furent reconnues si exactes que la création de dentistes militaires fut décidée en Allemagne.

Actuellement les chirurgiens-dentistes rendent de grands services, et nous n'éprouvons aucune hésitation à dire que leur organisation nous semble être parfaite en tous points.

Le chirurgien-dentiste militaire allemand est considéré exactement comme le médecin militaire. Il a le même uniforme, le même grade, le même solde. En résumé, c'est un médecin militaire spécialiste pour les soins des dents.

Dans chaque garnison une ou plusieurs salles sont installées dans lesquelles sont envoyés les soldats qui souffrent des dents. Après examen du dentiste militaire, celui-ci suivant le cas, procède aux extractions ou donne ses soins aux dents malades.

Les douleurs qui, au premier abord semblaient devoir rendre le soldat indisponible, cessent généralement cinq minutes après le premier pansement. La dent est ensuite soignée et continue à rendre des services.

Les opérations les plus courantes ne sont pas, comme on pourrait le croire, les extractions; mais les pansements suivis d'obturations à la gutta, à l'émail ou à l'amalgame. En résumé, les opérations les plus courantes sont les soins des dents après ablation des prolongements radiculaires de la pulpe dans les racines. Les opérations les moins fréquentes sont les extractions. Ceci prouve surabondamment que les dentistes militaires comprennent bien l'importance de leurs fonctions au point de vue de la santé des troupes, puisqu'ils s'attachent nettement *au traitement conservateur*.

Voici déjà un rôle incontestablement utile, mais ce n'est pas tout : les dentistes militaires rendent encore de grands services en fabriquant des appareils ou des dents artificielles pour les soldats.

Pour ceux qui pourraient être tentés de sourire, en lisant que l'on fait des dents artificielles pour les soldats, je crois devoir rappeler ici que la coquetterie n'a rien à faire dans l'espèce. Les dents étant considérées comme facteurs indispensables de la mastication qui est un facteur indispensable à la vie du soldat, il est certain, qu'en plus de la question d'humanité qui entre certainement en ligne de compte, c'est, de la part du commandement, un acte sage et prévoyant que celui qui consiste à remplacer les organes absents de la mastication. C'est ainsi que les dentistes militaires allemands placent des appareils partiels ou même complets, et font les réparations lorsqu'il y a lieu. En outre, ils placent un grand nombre de dents à pivot, surtout des incisives et canines du maxillaire supérieur. Outre l'esthétique, on obtient, dans ce dernier cas, un résultat appréciable au point de vue militaire, en évitant les défauts de phonation des commandements faits à haute voix.

Ce n'est pas tout, les chirurgiens-dentistes militaires font des attelles pour la consolidation des fractures du maxillaire.

Il ne sera pas inutile de souligner l'importance d'une pareille mission. Dans les régiments de cavalerie ou d'artillerie, il arrive trop souvent qu'à la suite d'une chute de cheval ou d'un coup de pied, on observe des fractures plus ou moins étendues et quelquefois graves. De là fabrication de l'attelle dépend une grosse part de la guérison. Or, le dentiste militaire est constamment à l'hôpital, prêt à mettre les ressources de son art au service des blessés ou des mutilés, qu'il s'agisse d'une fracture simple ou encore de véritables restaurations faciales. En outre, chose qui n'est pas à dédaigner, le prix de revient de ces divers appareils est notablement moins élevé.

Bien que leur service soit très chargé, les dentistes militaires allemands doivent faire, aux soldats, à époques fixes, des conférences sur l'hygiène buccale et l'impor-

tance des soins de la bouche. En outre, si par hasard,
ils étaient disponibles, ils seraient employés dans les
divers services médicaux de l'hôpital. Mais, comme on
a pu en juger, ils ne doivent guère avoir de temps à
eux. C'est du moins ce qui résulte de ce fait qu'une
augmentation notable des dentistes militaires est prévue
tout prochainement en Allemagne. Cette conclusion porte
en elle-même sa moralité. Ceux qui, au début, étaient
les plus rebelles, reconnaissent maintenant que la santé
du soldat est meilleure, et ils avouent que l'institution
des dentistes militaires est précieuse entre toutes.

Le gouvernement Allemand a si bien compris cette
importance que dans les petites villes de garnison qui
ne possède pas un chirurgien-dentiste militaire, il a
prescrit aux chefs de corps de s'assurer les services
des dentistes civils. L'Administration militaire a fait des
démarches auprès de la Fédération dentaire d'Allemagne, exprimant son désir de voir des dentistes
s'établir dans certaines villes.

D'autre part, un comité d'initiative a pris en mains
cette question, et favorise l'établissement de ces dentistes.

Quelles sont les différentes solutions

que l'on pourrait proposer pour l'organisation des soins dentaires dans l'Armée Française ?

A tout esprit dégagé de parti pris ou de préjugés, à
tout homme pleinement conscient, il nous semble que
la nécessité des soins dentaires dans l'armée doit
apparaître comme une nécessité. Si nos voisins l'ont
mieux et plus vite compris que nous, ce n'est pas une
raison pour nous enliser dans une erreur. Etudions donc
les diverses solutions possibles, les différents moyens

par lesquels pourraient être réalisés les soins dentaires
pour les soldats.

**Les médecins militaires pourraient-ils soigner les
dents dans l'état actuel.** — Lorsqu'on n'a pas étudié
la question à fond, il y a une question qui vient immédiatement à la pensée et que l'on peut formuler ainsi :
« Vous montrez la nécessité des soins dentaires dans
l'armée, c'est parfait; mais au lieu de chercher à créer de
nouveaux services, peut-être même de nouveaux fonctionnaires, ne pourriez vous pas utiliser les forces vives
qui se trouvent déjà dans le corps de santé de l'armée. »

Les médecins militaires. — Cette observation ne
manque pas de justesse, nous le verrons à propos de
l'utilisation des étudiants en chirurgie dentaire qui sont
sous les drapeaux.

Mais en ce qui concerne les médecins militaires, c'est
une erreur tellement évidente que les intéressés sont les
premiers à le proclamer.

Ceci n'est pas toutefois l'avis d'un rédacteur du *Progrès militaire* » qui dit ceci : «Nos médecins militaires
savent de l'art dentaire ce qui est nécessaire» et plus
loin « et les médecins de l'armée savent et pratiquent
l'essentiel de l'art dentaire. »

De deux choses l'une, ou l'auteur est un médecin, et
alors il ne pense pas un mot de ce qu'il écrit, ou il n'est
pas médecin, et alors il aurait mieux fait de ne rien
écrire, car on ne doit parler que de ce qu'on connaît.

En réalité et sauf exceptions d'autant plus honorables
qu'elles sont plus rares, on peut dire que non seulement
les médecins militaires ne connaissent pas les principes
les plus élémentaires des soins dentaires, mais aussi
qu'ils ignorent à plus forte raison les procédés techniques
et les détails d'exécution qui seuls, font du dentiste un
praticien utile.

Je prétends encore ceci. Un médecin militaire fût-il dentiste habile, il ne pourrait pas, avec les instruments dont il dispose, faire un travail utile. Il suffit de jeter les yeux sur la nomenclature générale des instruments de chirurgie mis à la disposition du service de santé. (*Circulaire ministérielle du 12 avril 1890*). Quant au cahier d'or qui est également prévu, il est d'une ironie cruelle pour ceux qui connaissent la difficulté de l'aurification.

En résumé, nous pensons ceci :

Un médecin n'est pas dentiste, pas plus qu'il n'est oculiste ou otologiste. Ces diverses spécialités exigent comme leur nom l'indique, des études spéciales, longues et difficiles que les médecins n'ont jamais faites, un tour de main, une expérience qui ne s'acquiert qu'en plusieurs années, bien qu'en pensent certaines individualités qui s'imaginent qu'elles n'ont qu'à se montrer pour que toute science leur soit infuse.

Un avis qui, en tous cas, ne sera pas soupçonné de partialité : c'est celui de M. le professeur Brouardel, qui, alors qu'il était Doyen de la Faculté de Médecine de Paris, s'exprimait ainsi:

« Si autrefois, il suffisait d'un apprentissage manuel et d'une certaine dose d'aplomb pour se dire Dentiste; aujourd'hui que le dentiste manie le poison et les anesthésiques, cet apprentissage n'est qu'une partie de ce que l'on doit connaître. Il faut désormais commencer par un enseignement encyclopédique analogue à celui qui sert de base aux études médicales. *Ceci n'implique pas que le fait d'être docteur en médecine suffit pour exercer avec compétence votre profession.* Suivre les cours d'une école spéciale lui est nécessaire, *et si le moi n'était haïssable, je pourrais dire que je ferais un déplorable dentiste. Je crois aussi pouvoir le dire de tous mes confrères.* »

Aucun médecin, s'il descend réellement au fond de sa conscience, ne songera à contredire ces paroles, parce

15.

qu'elles sont l'expression exacte et sincère de la vérité.

Evidemment, il n'en serait plus ainsi, si l'on devait se borner à l'extraction des dents. Encore faudrait-il, étant données les complications d'une avulsion mal faite, les chances d'infection ou d'hémorragies graves, que toute intervention soit pratiquée par le médecin, et non par des étudiants ou même des infirmiers, qui, s'exerçant sans aucune méthode sur les molaires des pauvres malheureux, font de la mutilation et de la vivisection.

Mais, ne l'oublions pas, la thérapeutique actuelle a rendu l'extraction exceptionnelle. Le dentiste militaire ne serait pas destiné à extraire les dents ; mais précisément à éviter ces extractions par des soins préalables.

Opinion sur le service de santé. — D'une façon générale et quelque hardie et mal fondée que puisse paraître notre opinion, nous estimons que dans le corps de Santé militaire, il y aurait tout à gagner, si l'on mettait plus en pratique le vieil adage qui dit qu'il vaut mieux prévenir que guérir. Si l'on mettait plus en pratique les règles de l'hygiène, il y aurait moins de malades.

Si toutefois, on veut bien pénétrer le fond de la question on verra que la faute n'en est pas aux médecins militaires, mais à l'organisation du service de santé qui, malgré la bonne volonté de tous, n'est pas en état de rendre les services qu'on serait en droit d'attendre de lui.

La plupart des médecins militaires appellent de tous leurs vœux le moment où, sans échapper au commandement *pour tout ce qui regarde le service*, le médecin militaire sera vraiment autonome, indépendant, où il ne sera plus sous l'autorité directe du chef de corps.

Cette opinion peut être discutée indéfiniment. En tous cas, et puisqu'il faut savoir profiter de l'expérience des autres, il ne serait pas inutile de jeter un coup d'œil en

Allemagne où le service de santé rend des services précieux parce que c'est une arme spéciale, étendant sa responsabilité et, par suite, son autorité sur tous les détails de l'hygiène militaire.

M. le docteur Bard, dans une étude de cette question, dit fort bien qu'il faudrait que cette arme fut autonome, respectée à l'égale de toutes les autres, indépendante comme elles dans son champ particulier, et *pourvue de tous les moyens d'action* dans sa sphère de compétence.

En est-il ainsi actuellement? Le corps de santé devrait être à la fois le conseiller médical du commandement et l'éducateur des soldats, en ce qui concerne l'hygiène.

Si les médecins militaires étaient bien pénétrés de l'importance de ce rôle d'éducation sanitaire, s'ils s'appliquaient à ne rien négliger qui puisse convaincre les hommes de l'utilité des précautions hygiéniques, ils rendraient, par ce moyen, un service considérable à la nation toute entière, puisque tout le monde est obligé de passer par la caserne. Ce serait, du même coup la solution assurée d'un problème social, l'éducation hygiénique du peuple, par l'école et par le service militaire.

Actuellement, le commandement s'imagine volontiers qu'il est à même d'assurer la santé des troupes, et aussi de prendre les mesures hygiéniques propres à la sauvegarder. Il abandonne aux médecins militaires les hôpitaux et les infirmeries; mais il n'aime guère leur ingérence dans la vie quotidienne du soldat.

Bien au contraire, le commandement devrait comprendre que le rôle du médecin est admirable, s'il s'ingénie à pratiquer et à enseigner aux hommes l'hygiène prophylactique, de façon à les préserver des maladies et à maintenir l'intégrité sanitaire qui rend les armées fortes.

Nous ferons remarquer en passant qu'il y a une grosse

condition, une condition indispensable à la santé du soldat, que l'on a, jusqu'à présent passée sous silence, qui est l'hygiène buccale sans laquelle toute l'hygiène est plus ou moins frappée d'inutilité.

Nous réservant d'insister, en temps utile, sur cette question, résumons-nous, en disant que dans les conditions actuelles, le service de santé militaire n'a peut-être pas assez d'indépendance.

Nous voudrions et avec nous tous ceux qui aiment réellement l'armée, nous voudrions, dis-je, que le corps de santé militaire, sans échapper à l'obéissance des ordres du commandement, soit une arme réellement autonome, ne dépendant que de ses propres jugements et de sa propre initiative.

Donnez au service de santé militaire une pleine liberté. Le jour où il sera livré à son propre mouvement, à ses propres réflexions et à ses inspirations, lorsqu'il aura le droit de prescrire toutes mesures préventives au point de vue de la santé des soldats, la logique la plus élémentaire l'amènera fatalement à réclamer et à organiser, d'une façon quelconque, les soins dentaires pour les soldats.

Au risque de me répéter mille fois, je dirai ceci : Pour qu'un homme ne soit pas malade, il faut qu'il soit en état de résistance.

Pour arriver à ce résultat, il faut qu'il puisse s'alimenter normalement, et cela est matériellement impossible si les aliments ne sont pas digérés et mastiqués, si le système dentaire est défectueux.

Faites de l'hygiène prophylactique. Faites soigner les dents des soldats, et vous verrez que le niveau sanitaire de la troupe sera notablement amélioré.

Ceci peut sembler étrange, en vérité. Qu'importe, pourvu que cela soit exact. D'autres ont été traités de visionnaires, de maniaques. Et cependant on a fini par voir qu'ils avaient raison. Demandez à l'Angleterre, à l'Amérique, à l'Allemagne qui, en nommant des dentistes

militaires, ont pris franchement le taureau par les
cornes, ont proclamé l'utilité, de l'hygiène préventive.
Voilà ce qu'il faut faire en France.

**Soins par les Etudiants en chirurgie dentaire appe-
lés sous les drapeaux**. — Depuis longtemps, la presse
professionnelle a discuté cette question des étudiants.
Voici un passage de M. Baratier, tiré de la *tribune
médicale* et qui résume ces desiderata :

« Sans grever le budget de la guerre d'une façon formi-
dable, on pourrait doter notre armée de dentistes professionnels. Si, créer une nouvelle fonction utile au plus
haut degré dérangeait la routine ministérielle ou déséqui-
librait la douce harmonie des habitudes administratives,
rien ne serait plus facile néanmoins que de rendre
service aux soldats de tous grades et de toutes armes, en
employant pour les soins des dents de nos troupiers les
nombreux étudiants dentistes qui passent leurs années
de services sous les drapeaux en qualité de soldats
quelconques de seconde classe. »

« Ces jeunes gens, qui pendant les longues années sont
initiés chaque jour à la position du tirailleur à genoux
ou aux profonds mystères de l'astiquage à sec, seraient
bien plus utiles et rendraient des services bien plus
précieux en exerçant leur profession sur les molaires et
les gencives de leurs camarades forcés. Leur nombre est
assez grand pour que l'on puisse sans difficulté aucune
les répartir d'une façon judicieuse dans chaque régiment
ou dans chaque corps de troupes, au lieu de les abrutir
dans d'insipides et oiseuses corvées. En leur donnant
une situation militaire en harmonie avec leurs aptitudes
spéciales, en leur conférant le droit de soigner les dents
et la bouche de leurs camarades, en leur donnant tout
le temps nécessaire pour se consacrer à cette fonction
de dentiste, on en ferait des soldats utiles, dispensés
après les formalités et l'éducation militaire des premiers
mois d'incorporation, de tout service actif. Se livrant

exclusivement à leur tâche au régiment, dans les corps
de troupe ou à l'hôpital ces jeunes gens ne feraient que
gagner dans l'exercice et l'instruction de leur profession ;
ils serviraient à quelque chose d'utile au lieu qu'en les
laissant oisifs et abrutis comme ils le sont à l'heure
actuelle, ils ne servent à rien. »

Voici un passage qui, sous une forme peut-être un
peu véhémente, dénonce bien des vérités. Nous pouvons
le rapprocher de celui qui suit, dû à la plume de notre
éminent confrère M. Martinier :

Les dentistes remplissent dans la vie civile une fonction ; ils
exercent l'art de guérir, ils détiennent une portion de la santé
publique ; cette fonction n'est pas seulement utile ; elle rend des
services appréciés et incontestés. Pourquoi l'Etat se prive-t-il
volontairement de ces services, lorsqu'il lui en coûterait si peu
pour les utiliser ? L'Etat a des médecins, des pharmaciens et des
vétérinaires militaires ; pourquoi n'aurait-il pas aussi des dentistes militaires ?

Cette négligence de la part de l'Etat est d'autant moins compré-
hensible que ce service coûterait une somme bien minime au
budget de la Guerre et, par suite, aux contribuables : quelques
objets seulement à ajouter aux boîtes de pansement et d'instruments des infirmeries et des hôpitaux militaires, avec les matières premières nécessaires aux traitements et à la confection
des appareils.

Les avantages qui résulteraient de l'utilisation des spécialistes
pour les maladies des dents tombent sous le sens : d'abord la
conservation en bon état d'organes nécessaires à la santé, le
soulagement de douleurs parfois intolérables, la vulgarisation
dans l'armée des principes d'hygiène buccale, et, comme conséquence, la propagation de ces principes dans toutes les couches
de la population, principalement dans celles qui en ont le plus
besoin, une fois les hommes libérés : la collaboration efficace des
dentistes aux restaurations nécessitées par des accidents, des
blessures ou des mutilations en temps de paix et en temps de
guerre : enfin la possibilité pour les dentistes sous les drapeaux
d'entretenir leur connaissances en faisant bénéficier leurs camarades de leur art spécial. Une lacune serait ainsi comblée dans
le corps de santé militaire et la santé publique y gagnerait. C'est
ce qu'ont bien compris les Congrès dentaires nationaux de
Nancy en 1896, de Paris en 1897 et de Lyon en 1898, qui ont émi

des vœux conformes à l'utilisation des chirurgiens-dentistes dans l'armée, et ces vœux ont été ratifiés par le Congrès dentaire international de 1900, qui a lui-même émis le vœu « que le Service de santé des armées de terre et de mer comprenne des dentistes, comme il comprend déjà des médecins, des pharmaciens, etc. ».

Des réformes dans ce sens ont été faites par le Gouvernement allemand, le Gouvernement anglais et le Gouvernement américain, puisque le premier a nommé un dentiste militaire avec rang d'officier et un uniforme particulier pour le corps expéditionnaire de Chine, puisque le second a créé pour les hôpitaux de campagne de l'Afrique du Sud douze dentistes militaires secondés par des praticiens civils établis dans la contrée, et puisque le troisième a organisé un corps de dentistes militaires placé, avec le corps des médecins militaires sous la direction d'un chirurgien-major, chef du Service de santé.

Nous ne pouvons croire que le Gouvernement français se refuse à prendre une mesure qui ne peut donner que de bons résultats, qui est réclamée par la profession, qui est attendue par les plus intéressés dans la question, ceux qui ont mal aux dents, c'est-à-dire tous ceux qui passent par la caserne, à peu d'exceptions près, et qui est déjà mise en pratique dans d'autres pays. Nous ne pouvons croire que le Gouvernement français se refuse à tenir compte à des jeunes gens d'études sérieuses et d'examens sérieux qui sont de nature à leur assurer dans la hiérarchie militaire un rang plus honorable que celui qu'ils occupent actuellement.

Dentistes, nous demandons à faire de la dentisterie, non pour nous, mais pour les autres. Espérons que, mieux éclairé sur le but humanitaire que nous poursuivons, le chef suprême de l'armée accueillera notre requête et y donnera satisfaction.

Du reste cette idée de l'utilisation des étudiants sous les drapeaux est si naturelle qu'elle a déjà été mise en pratique dans plusieurs régiments, comme nous l'avons vu dans un chapitre précédent.

Faut-il en conclure que ce soit l'idéal? Je ne le crois pas.

S'il est, en effet, incontestable que ce serait un sérieux progrès, il y a, en revanche de nombreux inconvénients. Examinons donc cette éventualité.

Supposons que le recrutement soit modifié de façon à ce que chaque régiment ou chaque hôpital soit pourvu d'un étudiant dentiste. Ceci est déjà de toute impossibilité à cause du nombre restreint d'étudiants appelés, dans une même année, sous les drapeaux.

Cet étudiant aurait ses instruments ; ne coûterait rien puisqu'il est soldat, En outre, il rendrait évidemment certains services.

Tout ceci est indéniable.

Mais, en revanche, tout ceci est provisoire, sans fondement, cesse avec le départ de l'étudiant. Je suis loin de contester les services réels qui seraient ainsi rendus à la troupe, mais je ne vois pas les étudiants opérer sous leur propre responsabilité.

Il faut qu'il y ait un chef responsable.

Sera-ce, dans l'espèce, le médecin-major ? C'est évidemment possible. Mais, en fait, on ne peut surveiller et être responsable que d'un service que l'on connaît, et les majors seront les premiers à avouer qu'ils ne connaissent rien des soins dentaires.

Faudrait-il alors, faire accomplir à certains d'entre eux un stage dans une École dentaire de façon à ce qu'ils puissent surveiller les étudiants ? Mais alors, ces majors seront de véritables dentistes militaires, avec cette grosse réserve toutefois qu'ils se cantonneront dans leur rôle de surveillance, et que, par conséquent on ne pourra pas exiger d'eux le travail matériel des soins dont s'acquitteraient de véritables chirurgiens-dentistes militaires de carrière.

Nous ne concevons donc les étudiants que comme des auxiliaires, précieux sans doute, mais n'ayant pas de responsabilité par ce qu'ils ne sont pas capables de l'assumer. Il n'est pas moins certain que, sous la direction des chirurgiens-dentistes militaires ils contribueraient pour une large part au soulagement des souffrances de leurs camarades. On pourrait reconnaître ces services par quelques faveurs, en les assimilant, par exemple, aux sous-officiers au point de vue de la solde et de la permission de la nuit.

Dentistes civils attachés à la troupe

Une première idée vient à l'esprit. Pourquoi ne ferait-on pas soigner les dents des soldats par des dentistes civils avec lesquels l'autorité militaire aurait passé un traité, soit à forfait, en donnant une somme annuelle, soit à tant par dent ou par homme ?

Tout en retenant cette solution comme *possible* dans certains cas, lorsque la garnison est très faible, par exemple, je ne crois pas que cette solution soit pratique.

En effet, si nous admettons que certains praticiens s'acquittent consciencieusement de leur tâche, il est fort à craindre, par contre, que, considérant la faible rétribution qui pourrait être consentie par l'autorité militaire, le dentiste ne soit tenté de faire passer avant tout sa clientèle civile. Il en résulterait une négligence évidente, et aussi une déception fatale dans les résultats qu'on serait en droit d'attendre de cette organisation.

De ce raisonnement, nous tirerons immédiatement une conclusion: *il faut que le dentiste ne fasse pas de clientèle civile*, il faut qu'il se consacre exclusivement à sa clientèle militaire. Or le moyen certain, infaillible, consiste à ce qu'il n'ait pas d'autre préoccupation, à ce que tout son avenir soit dans cette spécialité professionnelle. En un mot, il semble dès à présent que, si les soins de la bouche doivent être confiés à des dentistes, ceux-ci *doivent être militaires*, qu'ils portent l'uniforme ou non.

Et, en effet, on ne saurait sans grave dommage séparer ce *fonctionnaire militaire* du commandement militaire, sinon en ce qui concerne son art, du moins en ce qui concerne l'obéissance. Il faut qu'il soit prêt à répondre immédiatement et sans hésitation possible à toutes les réquisitions militaires. Il ne saurait évidemment en être ainsi, si ce rôle n'est pas son rôle exclusif. Il faut donc que le dentiste soit soldat, comme le médecin, le pharmacien et le vétérinaire sont soldats.

Il faut, en outre, que l'organisation dentaire de l'armée

qui, comme nous le verrons plus tard, sera appelée à jouer un rôle très utile, en cas de guerre, au point de vue de la prothèse, il faut que cette organisation fonctionne dès le temps de paix, afin d'être prête à rendre les services qu'on sera en droit d'exiger elle.

Cas particuliers. — Quelle que soit la solution que l'on adopte au point de vue de l'Armée Française, il est certain que *dans certains cas au moins*, on sera obligé d'avoir recours aux dentistes civils.

En effet, si la création de dentistes militaires est décrétée, il faudra forcément en limiter le nombre et les placer seulement dans les garnisons importantes où leurs fonctions seront amplement justifiées. Dans les petites garnisons, l'autorité militaire s'entendra facilement avec un dentiste civil qui, après traité, aura la mission de soigner les dents des soldats. Le médecin militaire pourra lui adresser directement les hommes malades, ou, ce qui serait mieux, le dentiste devrait faire des visites périodiques. Dans ces conditions, il y a une chose qu'il ne faut pas perdre de vue, c'est ce qu'il faut sauvegarder ce qui fait respecter la mission dont on est revêtu. En conséquence, je ne vois pas pourquoi, étant donné qu'il existerait un grade de Chirurgien-Dentiste militaire, il n'existerait pas ce même grade dans la réserve. Le dentiste civil chargé d'un service militaire devrait passer l'examen conférant ce grade. Les visites périodiques pourraient parfaitement lui tenir lieu de périodes de 28 ou 13 jours. Dans ces conditions, le principe immuable de la discipline militaire serait sauvegardé. Il est indispensable, en effet, que tout fonctionnaire militaire soit revêtu d'une autorité réelle qui le fasse respecter.

A part certains cas absolument exceptionnels, comparables aux cas où ce sont des médecins civils qui passent la visite, nous estimons donc, après mûre réflexion, que les Dentistes civils ne devraient être nommés qu'après examen spécial leur conférant le grade dans la

Réserve. Ils auraient ainsi droit à l'uniforme, ils auraient ainsi une autorité effective. Le service de chirurgie dentaire de l'armée serait ainsi absolument homogène, assuré par des fonctionnaires de l'armée active, lesquels seraient suppléés par des réservistes dans les cas particuliers que nous venons d'indiquer.

Y aurait-il lieu d'organiser

un corps de Chirurgiens-dentistes militaires de l'armée active ?

Il est particulièrement délicat et difficile de montrer ce que devra être le futur Chirurgien-Dentiste militaire. Une foule de questions devraient être étudiées de très près. Nous n'avons pas, du reste, la prétention d'inventer de toutes pièces et du jour au lendemain, un nouveau fonctionnaire du corps de Santé militaire. Il y aura forcément des imperfections dans notre projet ; peut-être même certaines personnes autorisées relèveront-elles des impossibilités matérielles. Peu importent les détails, pourvu que le principe soit admis.

Dans le cours de cet ouvrage, notre souci constant a été de nous faire l'avocat de ceux qui souffrent et de montrer comment on pourrait les soulager ou leur éviter ces souffrances. On peut être médecin sans être organisateur. Nous avions même, un instant, eu l'idée de ne pas indiquer l'organisation, même approximative du futur corps des dentistes militaires, nous disant que si l'opinion publique pouvait arriver à reconnaître leur utilité évidente, elle saurait confier le soin de leur organisation à des hommes dont la compétence serait sûrement plus grande que la nôtre.

Il nous a semblé néanmoins que nous devions tout au moins esquisser l'organisation possible de ce service.

Cette prétention pourrait sembler étrange, à vrai dire, si, nous ne nous étions entourés de renseignements précieux en l'espèce, et que nous avons puisés à la source la plus indiquée, dans les Armées étrangères qui, plus favorisées que la nôtre, possèdent un Corps de Chirurgiens-Dentistes militaires.

Je dois, à cette occasion, m'acquitter d'une dette de reconnaissance, en remerciant publiquement deux éminents confrères étrangers, pour lesquels l'humanité et le progrès n'ont pas de patrie spéciale, et qui ont bien voulu, avec une bonne grâce charmante, me donner des renseignements. Je remercie M. le professeur Cunningham, de l'Université de Cambridge et M. le professeur docteur Hesse, de Leipzig, grâce à qui j'ai pu avoir des détails précieux sur l'organisation du Service de Chirurgie Dentaire de l'Armée en Angleterre et en Allemagne.

Étudions donc cette organisation dans ses grandes lignes tout au moins, discutons cette organisation, tirons ensuite telles conclusions qui nous sembleront les meilleures et les plus pratiques.

Tout d'abord, d'une façon générale, commençons à dire que dans les deux pays, l'opinion publique a été difficile à convaincre et que c'est à la suite d'enquêtes très sérieuses et nullement partiales que la création des Dentistes militaires a été décidée en haut lieu. On pourrait objecter qu'en Angleterre, le service militaire n'étant pas obligatoire, l'État peut se croire obligé à quelques faveurs, certains diront à quelques coquetteries, envers les soldats qui consacrent une grosse partie de leur existence au service du pays. Mais cette objection tombe d'elle même si l'on considère que le service de Chirurgie dentaire a été organisé avec grand soin en Allemagne où le service militaire est obligatoire, où le gouvernement ne peut guère être soupçonné de faire soigner les dents des soldats par coquetterie, où on ne fait pas de dépenses sans en contrôler longuement la nécessité absolue.

A défaut d'autres raisonnements, ce simple fait devrait donner à réfléchir aux sceptiques qui ne veulent rien entendre et se contentent de hausser les épaules en disant : « Bah ! Jusqu'ici, il n'y a pas eu de dentistes militaires, nous avons évité des dépenses et les soldats ne s'en sont pas porté plus mal. »

A ces gens qui ferment les yeux pour ne rien voir, on pourrait répondre que si l'opinion publique l'exige, on trouvera bien de l'argent. La République et le Parlement n'ont pas l'habitude de ménager l'argent chaque fois qu'il s'agit de l'Armée et surtout de la santé des soldats.

Sans vouloir être juge et parti, je pourrais ajouter qu'on a quelquefois dépensé des sommes beaucoup plus considérables pour des organisations dont l'utilité était au moins douteuse. Si vous ne voulez pas croire au péril que vous dénoncent les dentistes français, puisqu'on dit que nul n'est prophète en son pays, jetez les yeux en Allemagne, en Italie, en Angleterre, en Espagne, en Amérique. Vous verrez que l'opinion publique qui n'est pas moins intelligente qu'en France, a depuis longtemps compris le péril de la carie dentaire qui, quoi qu'en disent les stratégistes en chambre, ceux qui ne veulent pas ouvrir les yeux de peur de voir la vérité, a, soit par elle-même, soit par ses complications, *une grosse influence sur la santé générale*. Or, à l'Etranger, non seulement, on a compris la nécessité des soins dentaires, mais, ce qui plus est, *on a organisé des corps de dentistes militaires*.

Cela ne s'est pas fait sans hésitation, sans luttes, sans enquêtes, mais, en fin de compte, et nous ne voulons considérer que ce résultat, la vérité a vaincu les obstacles qui l'enserraient.

Pourquoi en serait-il autrement en France ? Sommes-nous moins intelligents ou plus casaniers que dans le reste du monde civilisé ? Non pas, certainement. Mais nous nous sommes laissé distancer.

Il faut donc rattraper ce retard, tout en profitant de

l'expérience de nos devanciers, pour éviter les imperfections qui ont pu se glisser dans leur organisation. Voici quelle devra être notre œuvre.

Les dentistes militaires.

Si nous considérons ces fonctionnaires en Allemagne ou en Angleterre, nous voyons qu'ils sont soldats et qu'ils portent l'uniforme.

Nous remarquons ici avec plaisir que, conformément à notre manière de voir, on a reconnu la nécessité de l'uniforme. Pour diriger des soldats, il faut être soldat, surtout lorsque vos attributions vous obligent à être en contact direct avec la troupe, ce qui est le cas.

Ces dentistes militaires ont passé les examens d'Etat, ce sont des officiers du Corps de santé de l'Armée active, au même titre que les médecins militaires. En conséquence, ils ont exactement la même situation que ces derniers, soit comme grades, soit comme solde, soit, sauf un petit insigne, comme uniforme. Ce sont, en résumé, des médecins militaires spécialistes.

Je m'arrête ici, car je touche à un point qui, suivant quelques personnalités, serait assez délicat. « Vous voulez, me disent-elles, introduire dans l'armée, des médecins spécialistes. Mais prenez garde, vous vous engagez sur une pente dangereuse. Le corps des médecins militaires doit être autonome. Il n'y a donc pas de place pour les dentistes militaires. » J'avoue bonnement ne pas pénétrer la subtilité de cet argument, car enfin, s'il est vrai qu'il faut tout faire à bon escient et après réflexion, il n'est pas moins vrai que nos soldats ne se porteraient pas plus mal, bien au contraire, s'il y avait dans l'armée quelques médecins spécialistes. Je ne suis prisonnier d'aucune théorie, d'aucun système préconçu, je ne vois que le bien qui pourrait se faire et qui ne se fait pas.

Organisation. — En Angleterre et en Allemagne, pour ne citer que les puissances les plus importantes, il y a

donc, tout au moins dans les villes ayant une grosse
garnison, des Chirurgiens-dentistes militaires, véritables
médecins militaires de l'armée active.

En Angleterre, la répartition a lieu par régiments. En
Allemagne, on paraît avoir adopté une solution plus
avantageuse en attribuant les dentistes aux hôpitaux ou
infirmeries. Il y a une ou plusieurs salles aménagées
spécialement à cet effet où tous ceux qui souffrent des
dents, sous-officiers ou hommes de troupe sont conduits.

Soins. — Les opérations les plus courantes sont les
pansements calmants, les obturations à l'amalgame, à
l'émail et à la gutta.

Je dois ici faire une remarque générale, c'est que le
service dentaire de l'armée allemande paraît être conçu
d'une façon plus complète que dans l'armée anglaise. Ainsi
je constate que les extractions dentaires sont moins nombreuses, que les traitements des racines sont courants.
En un mot, en Allemagne, on paraît s'attacher beaucoup
plus à conserver les dents. Cela prouve, en tout cas, que
le Chirurgien-dentiste comprend mieux son rôle, car s'il
est vrai qu'il doive combattre la souffrance, il doit s'attacher surtout à conserver à l'organisme humain de précieux organes de nutrition et de résistance.

Prothèse des maxillaires. — Cette remarque n'est
pas, du reste, la seule à l'avantage de nos voisins d'outre-
Rhin, nous devons le constater en bonne et impartiale
justice.

Chez eux, le dentiste militaire fait de la prothèse,
c'est-à-dire que, sans avoir besoin de s'adresser aux
dentistes civils, comme cela se fait en Angleterre, il fa-
brique lui-même ou fait fabriquer sous sa direction par
des mécaniciens ayant rang d'infirmiers, les différents
appareils de prothèse ou de restauration.

Il y a là une grosse question professionnelle qui semble
avoir échappé au Législateur anglais. Il est, en effet,

indispensable pour que le dentiste militaire rende toute la somme de services qu'on est en droit d'attendre de lui, il est, dis-je, indispensable qu'il puisse fabriquer des appareils de prothèse.

Dans un régiment de cavalerie ou d'artillerie, les chutes de cheval ou les coups de pied sont des accidents fréquents. Il en résulte souvent des fractures de dents et aussi de la branche montante ou du corps du maxillaire inférieur, quelquefois aussi des fractures du maxillaire supérieur. Il est évident que, dans ces cas, il est de toute première nécessité que l'on puisse fabriquer des attelles pour la consolidation des fractures. Il faut aussi que l'on puisse fabriquer, en cas d'ablation chirurgicale, des pièces de restauration médiate ou immédiate. Le chirurgien-dentiste seul peut s'acquitter de cette mission fort délicate.

De même, lorsque, à la suite d'un accident, certaines dents ont été brisées, il faut bien les remplacer. Dans les cas courants, lorsque les dyspepsies sont dues à un manque de mastication provenant d'une dentition réellement incomplète, il serait bien naturel de confectionner aux soldats des appareils dentaires plus ou moins importants.

Dans ces conditions, et du moment que les dentistes militaires existent en Angleterre, pourquoi priver les soldats mutilés de leur précieuse intervention? Pourquoi, en s'adressant aux dentistes civils, imposer une dépense au budget de l'hôpital? Car je me refuse à croire qu'on laisse cette dépense au soldat. En tous cas, il ne faudrait pas qu'en France, il en fût ainsi.

Il semble, du reste, qu'en Angleterre, la réflexion soit venue avec l'expérience, et aussi que cette critique ne doive être imputée qu'au nombre trop restreint des dentistes militaires, car *on se dispose à en augmenter très prochainement le nombre*. En serait-il ainsi je le demande à toute personne dénuée de parti pris, si ce service, malgré ses légères imperfections, n'était reconnu comme réellement utile ?

Préparation au rôle de guerre. — Il est donc certain qu'en Allemagne, l'organisation est mieux comprise, en ce sens que l'on exige du dentiste tous les services qu'on est en droit d'attendre de son habileté. Il y a, du reste, une grosse raison qui milite en faveur de ce fait : c'est que le dentiste s'habitue, dès le temps de paix, à remplir le rôle important qu'il assumerait en temps de guerre. Il fait de la prothèse restauratrice, et en même temps, il ne se cantonne pas uniquement dans cette spécialité ; mais il participe au service général de l'hôpital, remplissant les fonctions d'aide du chirurgien, qui, au lieu d'un infirmier, peut compter sur le concours d'un homme instruit qui se spécialise vite dans la pratique de l'anesthésie. Voici, en tous cas, ce qui se passerait en France où le Chirurgien-dentiste a reçu une éducation médicale qui lui permet de faire de l'anesthésie générale.

Prothèse des membres. — S'il nous était permis sinon de formuler une critique, du moins de préciser un désir, nous dirions ceci : Nul, parmi les professionnels de toutes les nations, n'ignore les tentatives de restauration osseuse des membres qui, en France, ont été faites par Michaëls. Il nous semble qu'il n'y aurait pas de milieu plus favorable à cette étude et à ses perfectionnements que les services de prothèse restauratrice des chirurgiens-dentistes militaires.

Conférences sur l'hygiène buccale. — Puisque je viens de formuler quelques réserves sur le fonctionnement du service dentaire de l'Armée Allemande, je dois, en revanche, lui reconnaître une grande supériorité en ce sens que — chose absolument indispensable à notre avis — on fait aux soldats plusieurs fois par an, des théories sur la nécessité des soins dentaires et de l'hygiène buccale. Il ne faut pas commander au soldat de se servir de sa brosse à dents, il faut qu'il le fasse parce qu'il en comprend la nécessité. En Angleterre,

16.

l'obligation de ces théories n'existe pas pour l'instant.

Dans les deux pays, chaque soldat possède une brosse à dents.

Solde et indemnités. — Une réflexion vient immédiatement à l'esprit. La dépense nécessitée par la création de ce service sera très importante.

A notre sens, elle serait beaucoup moindre qu'on le pense. Tout d'abord, la solde des aide-majors ou des majors, quelque modeste qu'elle soit évidemment, pourrait suffire aux chirurgiens-dentistes. Il n'y aurait donc plus que la question d'installation professionnelle. Or, il ne faut rien exagérer. Les dentistes posséderaient déjà un grand nombre d'instruments. Quant à l'installation proprement dite, il n'est nullement nécessaire qu'elle soit somptueuse. Bien au contraire, elle devra se limiter aux instruments indispensables (Voyez p. 247). Il est certain, en outre, que la fourniture par voie d'adjudication amènerait des rabais énormes.

Etudiants. — Bien que le service dentaire de l'armée ne soit pas encore organisé en France, nous avons cependant fait un premier pas dans la bonne voie, en ce sens que, les étudiants en chirurgie dentaire sont affectés aux sections d'infirmiers.

Nous verrons, en temps utile, tout le parti que l'on pourrait tirer de cette circonstance. Mais ne soyons pas trop fiers de cette infime supériorité et constatons franchement que nous sommes en retard, puisque le service dentaire lui-même qui rend de si grands services à l'étranger, n'est pas encore organisé en France.

Officiers, sous-officiers et leur famille. — Les dentistes militaires devraient-ils donner leurs soins aux officiers et à leur famille ? Ces soins seraient-ils payants ou gratuits ?

La question est plus délicate qu'elle ne paraît au premier abord. En Angleterre, le règlement paraît assez élastique. En principe, les soins ne sont pas dûs, mais en pratique, les officiers se font soigner par les dentistes militaires, eux et leur famille. Il est évident que, dans ces conditions, les officiers ont l'obligation morale de payer les soins qui ont été donnés.

Si le service dentaire était organisé dans l'Armée française, à quelle solution devrait-on s'arrêter ? Accepterions-nous le règlement élastique de l'armée anglaise ? Accepterions-nous, au contraire, le règlement formel de l'armée allemande qui, en principe, interdit aux officiers et à plus forte raison à leur famille de se faire soigner par les dentistes militaires.

Sans aucune hésitation, j'interdirais franchement les soins et voici pourquoi.

Tout d'abord, étant donné que, fatalement un règlement ne sera jamais appliqué à la lettre, ou du moins qu'on ne pourra jamais en contrôler l'observation strictement rigoureuse, il est bon d'exagérer la défense pour éviter les abus.

N'oublions pas, en effet, que le dentiste militaire est fait pour soigner les dents *des soldats*. Or, il est indispensable qu'il ne soit pas dérangé dans son travail.

Pendant qu'il soignera les dents des officiers et de leur famille qui peut être nombreuse, surtout s'il y a beaucoup d'officiers dans la garnison, pendant ce temps, dis-je, il y a beaucoup de soldats qui auraient pu être soignés et qui ne le sont pas.

En outre, il y a du côté des dentistes civils, certains principes à observer. Il ne faut pas qu'ils puissent croire que cette institution est dirigée contre eux. Bien plus, il faut que le législateur s'applique à éviter tous froissements possibles dans les droits légitimes des dentistes civils.

Le soldat est pauvre. D'autre part, l'Etat a le devoir de sauvegarder sa santé. Voici qui est parfait, voici la raison d'être des dentistes militaires, et de l'utilité de leur création.

Admettez les sous-officiers, personne ne réclamera. Avec cette restriction toutefois qu'une très légère indemnité proportionnelle au grade et à la solde pourrait être versée pour la clinique militaire.

Tout ceci sera admis par tout le monde, et en premier lieu par les dentistes civils, mais arrêtez là votre règlement. Les officiers ne doivent pas être admis à la gratuité des soins dentaires, et à plus forte raison leur famille ne doit pas être admise, même en versant à la clinique une certaine indemnité.

Quant aux sous-officiers, ils seront soignés gratuitement ou moyennant une très légère indemnité parallèle à leur solde. Mais leurs femmes ni leurs enfants ne devraient être admis à ce bénéfice. Ce serait la porte ouverte à toutes sortes d'abus. Ce serait surtout une concurrence directe aux chirurgiens–dentistes civils, et ceci doit être évité à tout prix.

Je ne veux pas dire, pour cela, que jamais le règlement ne sera violé. Il le sera certainement trop souvent ; mais du moins, dans certains cas, le dentiste militaire pourra se retrancher derrière lui. D'autre part, les dentistes civils auront une satisfaction morale vis à vis de leur confrère militaire. En outre, et d'une façon générale, comme il sera impossible de contrôler l'observation strictement rigoureuse du règlement, il est sage d'exagérer la défense pour éviter les abus.

CE QU'IL FAUDRAIT FAIRE

La solution vraie, logique, celle à laquelle on arrivera fatalement, après des tâtonnements qu'il faudrait éviter à toute force, c'est la création des Chirurgiens-dentistes militaires de l'armée active.

Le recrutement serait évidemment facile. Au sortir de leurs examens, bien des jeunes confrères préféreraient évidemment à l'incertitude et aux risques de la profession civile, une situation sûre, agréable, indépendante, pleine d'avenir. En outre, l'attrait de la situation d'officier, avec ses avantages, ne contribuerait pas peu à tenter les jeunes gens. On pourrait donc, par voie de concours, avoir des sujets brillants, capables de rendre les services qu'on serait en droit d'attendre de leur science et de leur habileté professionnelles.

Examinons quelles seraient leurs attributions, leur rôle. Essayons d'indiquer sommairement les services qu'ils pourraient rendre.

La situation de ces nouveaux officiers serait exactement la même que celles des majors de même grade, tant au point de vue des galons, de la solde, qu'au point de vue de l'uniforme. On pourrait néanmoins, soit par un insigne, soit par une couleur différente de parements, marquer leur spécialité.

DANS LES GRANDES VILLES DE GARNISON

Chirurgiens-Dentistes Militaires. — L'avancement des chirurgiens-dentistes devra se faire comme celui des pharmaciens ou des vétérinaires militaires.

On évitera de la sorte tous froissements entre les médecins et les dentistes. Le chirurgien-dentiste sera responsable dans son service, il n'aura comme chefs directs que ses pairs, des dentistes. Cependant lorsqu'il sera appelé auprès d'un blessé pour confectionner une attelle de fracture ou une pièce de prothèse immédiate, il va sans dire qu'il deviendra alors *ipso facto* aide du chirurgien, son auxiliaire, et qu'il devra mettre toute son habileté, toute sa sollicitude au service du chirurgien. En un mot il y aura, à ce moment entre les deux praticiens, une étroite collaboration.

Le chirurgien-dentiste militaire devra consacrer tout son temps aux soldats et sous-officiers. Pour éviter les abus qui ne manqueraient pas de se produire, toute perte de temps, tout froissement, il lui sera formellement interdit de soigner les officiers, à plus forte raison les membres de leur famille.

Nous estimons que quitte à augmenter ce nombre après expérience, il faudrait nommer un dentiste militaire par garnison importante, à condition bien entendu, que des étudiants en chirurgie dentaire sous les drapeaux, lui soient adjoints.

Dans certaines garnisons particulièrement importantes, il y aurait lieu de nommer deux chirurgiens-dentistes au lieu d'un seul.

Clinique. — De toute façon, la clinique dentaire militaire devrait avoir son siège à l'*hôpital*. Il y aurait une petite salle de visite où seraient envoyés par les majors les soldats dont l'état réclamerait les soins du dentiste, et aussi où viendraient à tour de rôle ceux que le dentiste aurait marqués au cours d'une visite périodique. Cette salle de visite pourrait même ne pas être spéciale au dentiste, pourvu qu'elle soit laissée à sa disposition à certaines heures.

Il suffirait donc d'affecter une seule salle à l'usage spécial du Chirurgien-dentiste. Cette salle serait évidemment la salle d'opérations qui est indispensable. Elle devrait être surtout bien éclairée, c'est le point principal, comprendre le gaz et, si possible, l'électricité.

Elle contiendrait un certain nombre de fauteuils de clinique, instruments essentiellement simples, nullement somptueux, — bien que puissent croire ceux qui nous accuseraient d'efféminer l'armée — et surtout d'un bon marché réel, que l'adjudication rendrait encore plus abordable.

Prothèse. — Il y aurait en outre, chose absolument essentielle, un service de prothèse générale dont l'installation à l'hôpital serait absolument indiquée, puisque c'est là que sont transportés les malheureux dont la guérison serait assurée par les appareils de fractures, et aussi les mutilés de la face ou des membres auxquels le concours précieux des dentistes militaires rendrait réellement la vie, puisqu'il les empêcherait de se considérer comme des rebuts de l'humanité.

Ce service de prothèse, à lui seul, suffirait à justifier la création des praticiens qui se prépareraient ainsi au rôle merveilleux qu'ils seraient appelés à jouer en temps de guerre pour le plus grand bien de leurs semblables.

Des mécaniciens spécialistes en prothèse dentaire pourraient être attachés à ce service, en qualité d'infirmiers. De même, dans certains cas, et moyennant une faible rétribution à l'autorité militaire, certains mutilés de l'hôpital civil, pourraient recevoir les soins éclairés de ce service.

Instruments. — Voici la liste des instruments les plus indispensables aux Dentistes. Il suffit de la rapprocher de la liste officielle pour voir qu'elle en diffère notablement.

Extraction des Dents	
Davier à racine mâchoire supérieure.	1
Davier à racine mâchoire inférieure.	1
(Ces deux daviers peuvent servir à l'extraction de toutes les incisives, canines et prémolaires des deux mâchoires).	
Davier grosses molaires supérieure droite.	1
Davier grosses molaires supérieure gauche.	1
Davier molaire inférieure.	1
Davier de dent de Sagesse supérieure	1
Davier de dent de Sagesse inférieure.	1
Langue de Carpe.	1
Pied de biche ou élévateur.	1

Nettoyage des Dents	
Six instruments	
Préparation des Cavités	
Excavateurs	12
Fouloirs pour obturations.	
Spatules	3
Brunissoirs.	2
Fraises	
Tour.	
Accessoires	
Limes à séparer assorties.	24
Seringue à eau.	1
Seringue a air chaud. . . .	1
Seringue hypodermique pour cocaïne.	1
Miroir à bouche.	
Lampe à alcool.	

Accessoires (suite)

Flacon à mercure........	1
Gutta (une boîte).........	
Ciment....................	
Amalgame..............	
Acides arsénieux.........	
Acide phénique.........	

Oxyde de zinc...........
Chlorhydrate de cocaïne..
Ciseaux à gencives.......
Bistouri................. ..
Ouvre bouche...........
Masque ....
Stérilisateur...............

Une certaine indemnité annuelle devrait être consacrée à l'entretien et au remplacement des instruments.

Le rôle principal du Chirurgien-Dentiste militaire consistera — il semble presque puéril de le dire — à entretenir les dents des soldats, de façon à conserver, autant que possible, l'intégrité de la mastication de laquelle dépend celle de la digestion, de la nutrition et de l'assimilation générale, de la santé en un mot.

Pour bien exprimer le fond de notre pensée, leur raison d'être sera la résultante de ce grand principe médical qui s'énonce ainsi : Il vaut mieux prévenir que guérir.

L'intervention éclairée de ces praticiens permettra, en effet, si l'on considère la carie dentaire et ses complications multiples, d'éviter au soldat bien des souffrances, bien des jours d'indisponibilité, d'infirmerie ou d'hôpital.

Les accidents d'éruption de la dent de sagesse souvent si graves, si terribles quelquefois, seront évités ainsi que la stomatite ulcéro-membraneuse dont l'évolution pathologique n'a lieu que dans les bouches septiques.

S'il y a lieu de pratiquer des extractions, le dentiste les pratiquera d'une façon réellement chirurgicale en faisant profiter les patients des découvertes de l'anesthésie moderne. Pour être soldat, on n'en est pas moins homme, et je ne vois pas pourquoi les bénéfices merveilleux de l'anesthésie seraient réservés aux seules classes privilégiées de la fortune. Tout le monde doit être égal devant la souffrance.

Les extractions étant pratiquées suivant toutes les règles professionnelles, on ne verra plus de fractures, ni de douleurs à longue échéance provoquées par une avulsion imparfaite, ni d'hémorragies post opératoire, toutes les précautions ayant été prises.

Il est absolument indispensable que le dentiste soit à même de fabriquer des appareils partiels ou complets qui rendront à la mastication son intégrité première. De même, il pourra rendre les plus grands services dans les cas de fractures du maxillaire ou des membres, en faisant bénéficier les patients des immenses progrès de la prothèse restauratrice.

En résumé, si on considère d'un coup d'œil les services que rendrait le Chirurgien-Dentiste militaire, au point de vue de la lutte contre la souffrance et de la prophylaxie des maladies générales, si on calcule les nombreux jours d'indisponibilité que ses soins éviteront, les frais de pharmacie et d'hôpital disparus de ce chef, si, en regard, on met le pauvre traitement du praticien et les frais accessoires, je crois bien qu'en fin de compte, la balance sera en faveur du Dentiste.

Mais il nous faut pénétrer dans le corps de notre sujet, analyser chacune des opérations possibles et démontrer leur utilité.

Conseils de revision. — Il nous semble, qu'en toute justice, un Chirurgien-Dentiste militaire devrait être appelé à faire partie des conseils de revision.

Et cependant, me direz-vous, nous ne sommes plus au temps où on déchirait la cartouche. C'est entendu, mais il y a certaines choses qui échappent aux médecins et qui n'échappent pas à un dentiste. Dans notre pratique, nous avons vu certains soldats qui *auraient dû être réformés*. Sauf les dents de devant, ils n'avaient dans la bouche que des racines infectées, sources intarissables de phlegmons à répétitions et de graves complications toujours possibles.

Visites dans les Corps de troupes. — En arrivant au régiment, le jeune soldat passe la visite. Il devra, de même, passer la visite dentaire *Dans certains cas exceptionnels, il pourrait être proposé pour la réforme* par le dentiste. Nous estimons, en effet, que ces soldats sont réellement dangereux pour leurs camarades. Leur haleine est fétide, leurs crachats sont chargés de microbes. Lorsqu'ils boivent dans le quart d'un autre homme, lorsqu'ils lui empruntent sa cuiller ou sa fourchette, ils transmettent fatalement des germes pathogènes. Le couteau qu'ils emploie pour couper le pain d'un camarade, ils s'en sont préalablement servi en guise de cure-dents, geste d'une élégance douteuse et d'une malpropreté certaine. Lorsqu'ils parlent, lorsqu'ils éternuent, ils projettent littéralement autour d'eux l'infection. Nous répétons que ces individus constituent un véritable danger pour leurs camarades, il est certain qu'ils devraient être réformés.

Fiches buccales individuelles. — Si le soldat est définitivement reconnu bon pour le service, l'état de son système dentaire sera enregistré dans un shéma tout préparé sur une fiche de carton. (Voy. figure p. 22). A partir de cet instant, l'homme est à la disposition du Dentiste qui, tout en respectant les nécessités du service, a pour mission de mettre sa bouche en bon état.

Les fiches individuelles seront rangées par compagnies ou par classes de mobilisation. De toute façon, à mesure qu'une dent sera terminée, elle sera pointée sur le shéma. Celui-ci ne sera retiré des casiers qu'à la suite d'une visite semestrielle ou annuelle du dentiste ou bien en cas d'extraction d'urgence.

Nous pouvons affirmer par expérience que la confection de ces fiches dentaires est simple et surtout très utile. Il serait même beaucoup plus logique de réserver sur le *livret individuel* une page réservée à cet usage ou d'attacher la fiche dentaire au livret. En cas de guerre ce shéma relatant l'état des dents et le détail des obturations plastiques ou métalliques pourrait être d'une grosse utilité pour la *reconnaissance des morts sur le champ de bataille.*

Organisation du service de clinique. — De toute façon, le dentiste devra organiser les soins de manière à commencer par les hommes dont la pulpe dentaire n'est pas encore atteinte. C'est rendre aux hommes un service incalculable ; car du même coup, c'est éviter les douleurs horribles de la pulpite, c'est fermer la porte à l'infection consécutive de la pulpe et de ses prolongements radiculaires, et aussi à toutes les complications de la carie. (Voy. page 39).

Ensuite, par ordre d'importance, viendra l'ablation du tartre, opération qui doit être le principe de toute intervention buccale et qui est si importante au point de vue de la prophylaxie des maladies générales, et aussi des accidents d'éruption de la dent de sagesse qui ont souvent une gravité considérable dans une bouche mal entretenue.

Les obturations devront être faites à la gutta, au ciment où à l'amalgame, surtout avec cette dernière substance. Dans certains cas, l'aurification pourrait être prévue dans le règlement ; mais elle donnerait naturellement lieu à une indemnité spéciale, qui ne serait pas acquise au Dentiste, mais au fond spécial de la clinique dentaire de l'hôpital militaire.

Prothèse. Son importance énorme en temps de guerre. — Le rôle du Dentiste consisterait également à faire de la prothèse et de la restauration chirurgicales pour les blessés et mutilés. C'est, à notre avis, un des grands services que rendront les dentistes militaires, et il est important qu'ils s'exercent dès le temps de paix au rôle principal qu'ils seraient appelés à jouer en temps de guerre.

Voici ce que dit, à ce propos, notre distingué confrère M. Delair :

En principe, tout soldat mutilé d'un membre pendant l'exercice du tir, la manœuvre de cavalerie, d'artillerie ou le combat, a droit à un appareil de prothèse. Le chirurgien-dentiste militaire devrait donc pouvoir exécuter un appareil pour fractures du maxillaire ou de restauration, soit en temps de paix lorsque le malade est à l'hôpital, soit en temps de guerre lorsque les blessés à la tête sont évacués sur une ambulance de corps d'armée.

Les blessures du visage sont le plus souvent accompagnées de fractures des mâchoires En 1870, le nombre des blessés à la face était considérable ; dans toutes les ambulances on soignait des blessés par coups de crosse de fusil et l'état de ces malheureux était lamentable avec leurs mentonnières de toile maculées de sang et de salive. Qu'il survienne, ce que nul ne désire, une nouvelle guerre, il faut que nos dentistes militaires soient chargés d'appliquer promptement divers appareils, selon les cas, exécutés par eux pour le plus grand soulagement des blessés.

Une objection qui paraît juste et qui a été maintes fois formulée c'est qu'il faudrait pour cela un outillage compliqué au dentiste militaire. Si l'on y songe bien, ce matériel peut se réduire à son minimum.

L'appareil pour fractures du maxillaire inférieur le plus parfait est assurément, en principe, la mentonnière de cuir de Péan ; plus tard, le Dr Cl. Martin substitua la tôle au cuir ; enfin M. Michaëls remplaça la tôle par le maillechort estampé et le Musée de l'Ecole dentaire de Paris possède un spécimen remarquable de cet appareil : mentonnière et gouttière intra buccale estampées sont réunies par des tiges verticales extra buccales permettant le serrage sur les différentes parties fracturées et les maintenant bien en place. M. Martinier a, depuis, perfectionné d'une façon très ingénieuse le mode de réunion de la gouttière à la mentonnière par des vis de rappel permettant un serrage, un réglage et un maintien parfaits.

Le chirurgien dentiste militaire devrait donc avoir sous la main un matériel restreint lui permettant de faire promptement cet appareil : mais comme la confection d'une estampe de métal presque pour chaque cas exigerait un outillage très lourd et très encombrant, il est préférable et facile de substituer l'aluminium à la tôle ou au maillechort estampés.

Une demi-heure de travail suffit pour transformer en une mentonnière s'adaptant exactement à la forme du maxillaire du blessé, une plaque d'aluminium d'un millimètre d'épaisseur ; le martelage et le repoussage lui donnent la rigidité et la forme, et cet appareil a de plus l'avantage d'être extrêmement léger. Il faut ensuite moins d'une heure pour y ajouter, si besoin est, des charnières, puis les vis de rappel. Par ce procédé, le blessé peut être vite soulagé par la mentonnière, sa mâchoire étant maintenue. La gouttière intra buccale peut être faite et ajoutée ensuite Pour l'exécution d'une mentonnière en aluminium, il faut pour tout bagage deux ou trois emboutissoirs à manches courts et un tas de plomb.

En temps de paix, le rôle médical du dentiste militaire est donc indiscutablement nécessaire. Dans nos régiments montés surtout où les accidents de cheval sont fréquents, nos chirurgiens dentistes pourraient mettre à profit leurs connaissances mécaniques acquises dans les écoles dentaires pour l'exécution d'appareils.

Voici encore, à cet égard, l'avis de notre éminent confrère M. Martinier :

En dehors du traitement des dents, le dentiste est appelé à prêter une aide efficace au chirurgien militaire dans les fractures du maxillaire et dans les restaurations prothétiques buccales, nasales et faciales à la suite d'accidents ou d'opérations chirurgicales ayant entraîné une perte de substance étendue. Et si ce rôle peut s'exercer utilement en temps de paix, en cas d'accidents de tir ou avec les multiples accidents de la vie journalière, à la caserne, à l'exercice, dans les marches et les manœuvres, c'est surtout en temps de guerre où les mutilations de tous genres causées par les projectiles, les armes à feu, les armes blanches ou les explosions sont malheureusement si nombreuses qu'il a un vaste champ d'activité. Chacun se rappelle les restaurations que Préterre exécuta sur les mutilés de la guerre d'Italie et de la campagne de 1870 ; un autre dentiste. Delalain se distingua également par ses restaurations de blessés après cette dernière campagne.

En temps de guerre, les dentistes deviendraient donc les collaborateurs précieux des chirurgiens, des collaborateurs indispensables même à cause de leur habileté manuelle et de leur compétence dans ce genre de travaux. Préterre et Delalain étaient, de leur temps, des praticiens exceptionnels ; ils avaient peu d'égaux, tandis que les chirurgiens dentistes actuels. qui reçoivent dans les Ecoles dentaires un enseignement spécial très complet en cette matière sont à peu près tous à même d'entreprendre ces restaurations.

Les chirurgiens-dentistes militaires devraient donc confectionner tous les appareils de fracture des maxillaires et de restauration de la face. Les sujets ne manqueront malheureusement pas : fractures des maxillaires consécutives à des coups de pied de cheval ou à des chutes diverses, restaurations partielles de la face consécutives à des explosions.

En outre, dans leurs ateliers de prothèse, les praticiens devront poursuivre la réalisation de la prothèse des membres qui a été si bien commencée par notre distingué confrère Michaëls. Il y a là une grosse et très grosse question. Il n'y aura pas de milieu plus favorable à cette étude, que les ateliers militaires ; il n'y aura pas de praticiens plus indiqués que les chirurgiens-dentistes militaires. On arrivera certainement, après résection partielle d'un os, ou même dans certains cas, après résection totale, à remplacer, à restaurer artificiellement l'organe disparu.

Ceci n'est pas une opinion émise à la légère, mais la stricte vérité. On conçoit dès lors les immenses services que rendraient au pays en cas de guerre les chirurgiens-dentistes militaires. Combien d'amputations de membres seraient évitées ! Combien de restaurations seraient ainsi rendues possibles et même faciles !

Cette opinion peut paraître au lecteur fortement exagérée. Nous ne la croyons pas telle. Il faut voir les choses au point de vue pratique ; et, en cas de guerre, il est certain que, surtout avec les blessures dues aux armes modernes, il y aurait une foule de cas où les restaurations de la face seraient indiquées, où les chirurgiens ayant sous la main des auxiliaires si précieux, feraient des résections partielles au lieu de procéder à des ablations totales.

Le résultat serait simple à calculer.

Il y aurait une diminution évidente des amputations en cas de guerre, et bien des malheureux mutilés qui, à cause d'une blessure de guerre à la face, traînaient une existence misérable et désiraient la mort libératrice, pourront désormais ne pas rougir en public de leur horrible infirmité.

Ne serait-ce pas, en vérité, un rôle beau et utile que celui de ces Chirurgiens-Dentistes militaires, nous le demandons à tous les hommes clairvoyants et véritablement sincères ? Quelques-uns de nos confrères se sont

distingués pendant la guerre de 1870, en fabriquant des
appareils de restauration pour les mutilés, et le Gouvernement décerna la croix de la Légion d'honneur à notre
confrère Delalain, comme signe de reconnaissance
nationale, comme il l'a donnée depuis à notre confrère
Michaëls en récompense de ses travaux de prothèse
restauratrice des membres.

Je ne voudrais, certes pas mettre en doute le dévouement et le patriotisme des dentistes civils, et il est certain
qu'en cas de guerre, une foule de dévouements analo-
gues se produiraient ; mais il est non moins certain que
bien des restaurations ne seraient possibles que sur le
voisinage immédiat du champ de bataille et au prix d'une
organisation et d'un matériel que posséderaient seuls les
Chirurgiens-Dentistes militaires, aidés par les réserves
qui seraient constituées par les dentistes civils.

Visites périodiques. — Outre la visite générale passée
par le Chirurgien-Dentiste militaire au moment de l'arrivée des jeunes soldats, il devrait y avoir périodiquement, une fois par année au moins, des visites générales.

L'examen serait fait très rapidement, grâce aux fiches
dentaires individuelles. Il permettrait, en même temps
une sorte de contrôle.

Réserve et Territoriale. — Lors de l'appel des réserves,
de même que l'on vaccine les hommes, un chirurgien-
dentiste militaire serait chargé de faire aux sous-officiers et soldats une conférence sur l'hygiène buccale
et son influence sur la santé générale. Cette conférence
serait une sorte de tribut payé à la Société, la contribution
personnelle de l'Armée considérée comme collectivité
sociale, à la lutte contre la carie dentaire et ses complications.

Au point de vue militaire, les dentistes civils pourraient passer l'examen de Chirurgien-dentiste militaire

de réserve correspondant au grade de sous-lieutenant, ou bien celui de dentiste auxiliaire correspondant au grade d'adjudant.

Ils pourraient être convoqués à certaines époques particulières : au moment de l'arrivée des jeunes soldats par exemple, et à toute autre époque où leur concours serait utile. On pourrait même, au lieu de leur faire accomplir des périodes de 28 ou 13 jours, les appeler deux ou trois jours de suite en cas urgent, de façon à ce que le total de leurs jours de service ne dépasse pas le temps normal, il est vrai, mais soit réparti plus utilement.

DANS LES PETITES VILLES DE GARNISON

Dentistes civils nommés par l'autorité militaire. — Dans les villes où la garnison est trop faible pour justifier la création et l'entretien de dentistes militaires, un dentiste civil serait nommé.

Dans certains cas de force majeure, ce dentiste pourrait être simplement agréé. Mais, en principe, il faudrait qu'il eût passé un examen spécial, lui conférant, dans la réserve ou la territoriale, le grade de chirurgien-dentiste, militaire, dont il porterait l'uniforme pendant le service afin de sauvegarder les règles immuables de la discipline militaire. Pour encourager les bonnes volontés, ces dentistes seraient tout d'abord exemptés de leurs périodes. D'autre part, après un certain nombre d'années de services, ils pourraient être admis au tableau de concours pour la Légion d'honneur au titre de la réserve ou de la territoriale.

Étudiants

Comme nous l'avons déjà dit, les étudiants en chirurgie dentaire sous les drapeaux entreraient de droit dans le service dentaire de l'Armée.

Ils devraient être répartis entre les différentes villes de garnison d'une façon aussi équitable que possible en ce sens qu'il en faudrait quelques-uns dans les garnisons particulièrement importantes. D'autre part, un étudiant pourrait parfaitement être envoyé dans une petite ville de garnison, avec la situation et les avantages du chirurgien-dentiste auxiliaire bien qu'il n'en ait pas le grade, comme cela a lieu pour les étudiants en médecine délégués aux troupes alpines.

HYGIÈNE BUCCALE INDIVIDUELLE ET COLLECTIVE

du Soldat.

Tout d'abord, il est indispensable que chaque homme possède une brosse à dents.

A ce propos, il est curieux de constater que, depuis quelques années la brosse à dents a cessé de faire partie du petit équipement du soldat, c'est-à-dire qu'à ce point de vue tout au moins, l'hygiène, loin de faire un pas en avant, a reculé. On l'a supprimée sous prétexte qu'elle servait de brosse à graisser le fusil.

Eh bien, cherchons la raison de ce fait malheureusement exact en soi. Ce qu'on aurait dû comprendre, c'est qu'il ne suffit pas de donner une brosse à un homme, il faut d'abord lui expliquer comment il faut s'en servir. En outre et surtout, il faut lui expliquer *pourquoi* il faut qu'il s'en serve, et alors, il s'en servira.

Or, que se passait-il, en réalité. Il est certain que bien des hommes connaissaient l'usage de la brosse à dents et ne s'en servaient pas par pure négligence. Mais il est non moins certain que le plus souvent, bien des jeunes soldats du recrutement des campagnes, retournaient cet objet nouveau entre leurs doigts, ne sachant à quel usage

17.

il était destiné. Comme ils voyaient leurs anciens se servir de la brosse pour graisser leur fusil, ils en faisaient autant. Voici sur quel motif on s'est appuyé pour retirer la brosse à dents aux soldats.

Mais cela ne veut pas dire qu'ils ne s'en seraient pas servi, s'ils avaient appris, non pas seulement son usage, mais aussi et surtout pourquoi il fallait en faire usage.

J'ai, au contraire, de sérieuses raisons de croire le contraire.

Et ces raisons ne sont pas basées sur une simple opinion, mais sur une longue observation des faits. A la suite des conférences que j'ai faites dans les troupes de la garnison de Grenoble, bien des soldats ont acheté des brosses et s'en servent quotidiennement parce qu'ils ont compris l'importance du brossage des dents. Auparavant c'était pour eux un acte de coquetterie, tandis qu'ils ont conscience maintenant de pratiquer à peu de frais, un acte important d'hygiène.

On pourrait évidemment laisser les soldats libres d'acheter des brosses ; c'est-à-dire que le régiment se désintéresserait complètement de cette dépense. Or, en réalité, une excellente brosse à dents coûte quelques centimes, surtout si on achète par quantités ; que ce soit la compagnie, le régiment ou l'État qui les fournisse. On donne bien aux soldats des brosses à habits, à souliers, à graisse et à boutons. Ce serait la moindre des choses qu'on lui fournisse une brosse à dents qui, en fin de compte, a une autre importance au point de vue de la santé.

Nous devons noter toutefois que les régiments d'infanterie coloniale possèdent des brosses à dents.

Voici à titre de curiosité, la Dépêche ministérielle du 17 avril 1879, qui en prescrit l'achat.

17 avril 1879.

**Adoption d'une brosse à dents
pour les Corps de la Marine.**

———

*Le Vice-Amiral, Ministre de la Marine et des Colonies,
à MM. les Vice-Amiraux, etc.*

« Messieurs, j'ai décidé que les militaires d'infanterie et d'artillerie de la Marine devront être pourvus désormais d'une brosse à
dents qui fera partie du sac de petite monture du soldat au même
titre que les autres objets de toilette ou de propreté. J'autorise en
conséquence les Conseils d'Administration des troupes à passer
des marchés pour la fourniture de ces brosses, etc , etc.

Le Vice-Amiral, Ministre de la Marine et des Colonies,
JAURÉGUIBERRY. »

Le brossage des dents devrait être pratiqué sinon après
le repas de 10 heures du matin, au moins après celui de
5 heures de l'après-midi. Mais il est à craindre que les
soldats, impatients de sortir en ville après toute une
journée de labeur, ne remettent au lendemain matin
les soins de propreté buccale.

Le soir serait préférable au matin, mais enfin cela est
encore préférable au manque absolu d'hygiène buccale.

Les hommes doivent donc se nettoyer les dents avec
leur brosse.

Quelques-uns emploieront simplement l'eau. C'est
déjà un point acquis, puisque l'important consiste dans
le balayage mécanique des particules alimentaires. Mais
les graisses ne sont pas dissoutes. Il faudra donc que les
soldats, à défaut de poudre dentifrice qu'ils pourront se
procurer facilement et à bon marché, emploient au moins
du savon, que nous pourrons appeler le dentifrice
démocratique par excellence parce qu'il ne coûte rien,
parce qu'il nettoie parfaitement et dissout les particules
graisseuses, parce qu'il est lui-même soluble dans la
salive, avantage énorme sur une foule de dentifrices
insolubles et dont les parties constituantes restent ainsi

dans les interstices dentaires, faisant ainsi œuvre nocive. Le seul reproche que l'on puisse adresser au savon est son mauvais goût. Nous avons répondu à cette objection. (Voy. page 63).

Le dentiste, dans ses théories pratiques, devra enseigner aux hommes comment il faut se nettoyer les dents, c'est-à-dire lentement, doucement, sur toutes les faces et surtout de haut en bas.

Il pourra de même préconiser le grattage de la langue, en faisant remarquer aux hommes que ses papilles sont d'autant plus couvertes de microbes que cet organe forme la base de la cavité buccale.

Antiseptique. — Une condition importante de la réalisation de l'hygiène buccale consiste dans les bains de bouche antiseptiques qui doivent suivre le nettoyage des dents.

Le dentiste devra, de même, expliquer aux hommes qu'ils ne doivent pas se contenter de l'usage de l'antiseptique sans le brossage, mais qu'il faut nettoyer la bouche avant de la désinfecter, de même que l'on balaie une chambre avant de la désinfecter, de façon à ce que le pouvoir bactéricide puisse s'exercer efficacement, et non s'épuiser en vain sur les impuretés buccales.

Il est donc indispensable que les hommes puissent prendre un bain de bouche antiseptique, et on y arrivera facilement et sans frais en plaçant en évidence dans les lavabos de compagnies un tonnelet dont le liquide antiseptique pourra varier à l'infini. Nous nous permettons néanmoins d'indiquer le permanganate de potasse additionné de quelques gouttes d'essence de menthe. Ceci ne coûte presque rien et suffirait à stériliser un nombre considérable de microbes qui, désormais ne viendraient plus infecter l'organisme du soldat.

Pour parachever cette œuvre éminemment utile de l'hygiène buccale et de la lutte contre la carie, il serait indispensable de placer dans les lavabos une pancarte écrite en termes simples, précis, à la portée de tous, insistant sur les avantages considérables de l'hygiène buccale, et en résumant les règles principales.

Cette affiche, que nous avons composée et que nous tenons à la disposition des Chefs de Corps pourrait être également placardée dans les chambrées.

Rôle des officiers et des sous-officiers.

Rôle des officiers. — Du reste, et sans qu'il soit besoin pour cela de la présence du dentiste, les officiers pourraient, de temps en temps, au moment de la revue du samedi, par exemple, s'assurer que les soldats prennent des soins de propreté buccale.

Sans les punir pour ce motif, ils pourraient devant leurs camarades, expliquer au soldat pourquoi il aurait dû se nettoyer la bouche, et lui montrer qu'à part une question de propreté élémentaire il retire de cette pratique un bénéfice immense au point de vue de la préservation des maladies générales.

Quelques esprits superficiels penseront peut-être que ce rôle n'entre pas dans les attributions des officiers. Je crois au contraire que rien de ce qui regarde le soldat ne doit être étranger à l'officier et encore moins indigne de lui.

En effet, le principal rôle des officiers consiste incontestablement dans la préparation à la guerre. Ils ont également à remplir, au point de vue social, un autre rôle, admirable lorsqu'il est bien compris. Ils reçoivent de la nation des jeunes gens qui sont presque des enfants, ils doivent lui rendre des hommes rompus à toutes les épreuves physiques et morales.

N'est-il pas, dès lors, absolument juste de dire qu'ils sont les éducateurs de cette jeunesse qui leur est confiée ? Or, l'hygiène étant un facteur important de l'éducation physique, les officiers ne sortent pas de leurs attributions en surveillant l'application des mesures hygiéniques. Du reste, à défaut d'autre indication, les officiers vraiment clairvoyants et qui aiment leur patrie devraient se souvenir qu'une armée n'est vraiment forte que lorsqu'elle est bien portante. Pour que les hommes soient bien portants, en pleine possession de leur résistance physique, ne faut-il pas en vérité que l'assimilation et la digestion soient bonnes ? Ne faut-il pas dès lors que la mastication soit bonne ?

Il y a là relation de cause à effet. Cela est simple, naturel, logique, tombe sous le bon sens le plus élémentaire. Quelle chose étrange et inconcevable qu'il faille tant d'efforts, pour que l'opinion publique ouvre enfin les yeux !

En ce qui concerne les officiers, les instructions nécessaires leur seraient données dans des conférences faites par les dentistes militaires. Ces conférences pourraient revêtir une certaine allure scientifique que permet l'éducation préalable des officiers. Ces messieurs seront, du reste, les premiers à comprendre qu'on ne vient pas leur donner un surcroît de besogne, mais réclamer leur concours pour une œuvre dont ils seront à même d'apprécier l'utilité.

Sous-officiers.— Cette sorte de surveillance hygiénique sera encore plus effective de la part des sous-officiers qui sont en contact plus direct et plus permanent avec la troupe.

Un sergent doit connaître tous ses hommes. Aussitôt qu'il s'aperçoit qu'un bon soldat paraît souffrant, il devrait lui demander des explications et au besoin les provoquer. Il rendrait, dans certains cas, un grand service à ce soldat qui par crainte ou par amour-propre mal entendu, ne veut pas aller à la visite.

En résumé, des discrets conseils d'hygiène donnés par leurs sous-officiers seraient sûrement bien accueillis par les hommes, surtout, si dans des causeries ou des théories pratiques, on a eu soin de bien leur montrer l'importance de l'hygiène buccale. Ils comprendront alors qu'on n'a pas l'intention de les ennuyer, mais qu'on **agit** dans leur propre intérêt.

Conférences et Théories pratiques. — Mais, pour arriver à ce résultat, il faut faire l'éducation au moyen de conférences, ou plutôt, pour employer un terme qui effarouche moins les hésitants, au moyen des causeries.

Nous avons, personnellement, fait un grand nombre de ces conférences dans l'armée, et bien que puissent en penser ceux qui croient qu'elles ne sont pas accessibles au soldat, je peux affirmer, par expérience qu'une conférence faite aussi rapidement que possible, en insistant, en employant un langage net, précis, persuasif, est écoutée avec plaisir, et qu'elle est féconde en résultat.

Un capitaine me disait un jour, qu'après une conférence dans sa compagnie, une vingtaine d'hommes se servaient de brosses à dents.

Je prie de remarquer ceci. Non seulement ils avaient acheté des brosses à dents, mais ils s'en servaient journellement sans que personne les y engageat. Ceci n'est-il pas la preuve qu'ils avaient compris l'importance de ce que le dentiste leur **avait** expliqué ?

Ceci ne prouve-t-il pas, du même coup, l'utilité des conférences.

Le chirurgien-dentiste militaire devra également faire aux hommes un certain nombre de théories pratiques sur les soins journaliers de la bouche. Il leur fera comprendre que cette précaution si simple, si naturelle qui consiste à se brosser les dents, arrête les caries en cours d'évolution, empêche de nouvelles caries.

Il leur montrera surtout les complications graves et multiples qu'ils éviteront ainsi, sans compter toutes les maladies générales dont les microbes sont dans la bouche à l'état latent, et que l'hygiène buccale balaie et détruit avant qu'ils n'aient eu le temps de l'envahir, profitant d'un état de moindre résistance de l'organisme.

Il est inutile d'insister sur l'importance énorme de ces

conférences et de ces théories pratiques, au point de vue
des résultats, c'est-à-dire au point de vue de la santé du
soldat.

CONCLUSIONS

Nous croyons que la solution parfaite consisterait dans
la création d'un corps de chirurgiens-dentistes militaires,
comme cela a lieu dans certaines armées étrangères.
Nous avons énuméré longuement les avantages qui résulteraient de cette organisation. Nous demandons nettement que, dans l'armée française, on ne soit pas en retard sur les armées étrangères.

Cependant, comme en rien, il ne faut être intransigeant:
comme d'autre part, c'est une organisation qui, quoique
simple, est néanmoins nouvelle, et exige certains essais,
il nous semble qu'il y aurait lieu d'adopter immédiatement à titre provisoire tout au moins, les dispositions
suivantes :

Nous insistons sur ce point qu'il faudrait les instituer
sans tarder; car les souffrances humaines, même chez
les soldats, n'attendent pas l'autorisation ministérielle.

Nous demandons :

En ce qui concerne l'hygiène,

1° Qu'une circulaire ministérielle vienne appeler
l'attention des Chefs de corps sur l'importance de
l'hygiène buccale au point de vue de la santé générale
des troupes.

2° Leur donner toute latitude pour l'achat de brosses
à dents et de dentifrices bon marché, réunissant toutes les
conditions indispensables, pour l'achat de tonnelets
contenant une solution antiseptique pour le lavage de la
bouche, et destinés à être placés dans les lavabos.

3° Prescrire l'apposition dans les lavabos de compagnies de l'affiche contre la carie dentaire.

4° Charger officiellement un chirurgien-dentiste par garnison, des conférences sur l'hygiène buccale.

Cette dernière disposition serait nulle en cas de nomination de chirurgiens-dentistes militaires;

Au point de vue des soins dentaires nous demandons :

1° Le principe de l'obligation de ces soins;

2° Que d'une façon générale, alors même que des circonstances regrettables empêcheraient la lutte directe contre la carie dentaire, les corps de troupes soient autorisés à traiter avec certains dentistes civils pour les soins à donner aux soldats.

3° La nomination de chirurgiens-dentistes militaires.

Il serait nécessaire d'en nommer au moins un par garnison importante.

Cet officier aurait la direction de la clinique dentaire militaire. Il participerait aux conseils de révision ou de réforme, il passerait la visite dentaire des recrues, dresserait des fiches individuelles portant shéma des soins à donner aux dents, s'assurerait de leur exécution. Il serait chargé de l'hygiène buccale de la troupe, il ferait dans les différents corps de troupes de sa garnison et des dépendances, des causeries-conférences sur l'importance de l'hygiène buccale au point de vue de la santé générale du soldat.

En outre, les chirurgiens-dentistes militaires seraient chargés, avec l'aide de mécaniciens spéciaux, et des étudiants, de poursuivre l'étude de la prothèse militaire de guerre, (appareils de fracture, appareils de prothèse osseuse des membres.)

On voit que ce ne serait pas précisément une sinécure, et nous pouvons affirmer que l'on ne tarderait pas à juger favorablement l'œuvre par ses résultats.

J'estime que pour pouvoir avoir l'autorité nécessaire à

sa mission, pour faire de la bonne besogne, le chirurgien-dentiste doit être forcément *militaire*, porter l'uniforme, ne pas être un intrus ni un inférieur, mais être le collègue, le camarade du médecin militaire, du vétérinaire, du pharmacien, il doit en outre avoir un grade suffisamment élevé pour avoir ses coudées franches.

Nous demandons donc que Monsieur le Ministre de la Guerre, dont la sollicitude envers l'Armée est si connue, se rende compte du devoir véritable qui lui incombe. Il y a des moments où il faut savoir prendre une initiative généreuse. S'il y a des obstacles, on les tourne ou on les franchit, car il n'en existe aucun pour celui qui n'est guidé que par sa conscience et son souci de faire le bien.

Que Monsieur le Ministre ne prenne donc avis que de sa conscience, et il aura raison contre toutes les impossibilités de la terre.

Un essai n'entraînerait pas de dépenses et éclairerait la question d'un jour définitif. Nous avons confiance dans l'esprit de sollicitude du Ministre. Nous lui demandons instamment cet essai au nom de l'Armée française, au nom de la France.

MUNICIPALITÉS

HOPITAUX

Les villes, les municipalités peuvent contribuer à la lutte contre la carie dentaire de plusieurs façons. Non seulement elles peuvent le faire, mais elles en ont le devoir strict, absolu, à moins que les indigents ne soient faits pour souffrir sans pouvoir être soulagés, ce qui est contraire aux principes les plus rudimentaires de l'humanité.

Actuellement, dans les hôpitaux de province, sauf quelques rares exceptions, il n'en est pas ainsi. Voici un article, tiré de la presse quotidienne, qui, sous une forme humoristique, dénonce hardiment ce triste état de choses.

Entrez dans l'hôpital d'une grande ville de province, et il y en a de magnifiques, de somptueux même. Vous y verrez des salles d'opération admirablement aménagées, construites suivant toutes les conditions propres à assurer une scrupuleuse antisepsie. Faites-vous ouvrir l'armoire aux instruments de chirurgie, c'est un arsenal à faire frémir. Il y a tout ce qu'il faut pour ouvrir des ventres, tarauder des crânes, broyer des pierres, réséquer des cartilages, scier des os. Demandez s'il y a un instrument pour arracher les dents : chacun se regarde. Pas le moindre davier, pas la plus mince des langues de carpe, rien ! On a tout prévu pour mettre en morceaux le corps d'un honnête homme, tout, sauf ce qu'il faut pour enlever une dent cariée.

Et alors que se passe-t-il ? Le malade, le vieillard, la pauvre femme s'adressent à qui ils peuvent pour les délivrer de l'atroce douleur. Presque toujours c'est une religieuse de l'hôpital, sans aucune habileté, qui procède à l'extraction et Dieu sait au prix de quels tournements de poignets, de quels grincements d'acier, de quelles meurtrissures sanglantes elle finit par arracher la dent, cassée le plus souvent par tant de secousses.

Comme me le répétait un malade qui avait passé par cette odieuse torture, la sœur faisait tant d'efforts superflus, que, lasse, épuisée, la sueur au front, elle s'écria : « Je vais chercher le jardinier ; c'est un ancien gendarme, il a une bonne poigne, vous allez voir comme ça va venir. Moi je n'en peux plus ! »

Un de mes amis, qui est membre du conseil supérieur de l'Assistance publique et qui visitait ces temps derniers des hôpitaux de province, s'est amusé à poser cette « colle » dans tous les grands établissements qu'il parcourait Les médecins en chef, les médecins adjoints, les chirurgiens de toutes les espèces, j'entends par là de toutes les spécialités, après lui avoir exposé leurs innombrables bienfaits, leurs plus originales inventions, recevaient de lui cette interrogation narquoise : « Et les dents, qui les arrache ? » Chacun des Esculapes pirouettait sur ses talons. Les dents ? on ne les arrache pas. »

Cependant, un beau jour, un des médecins, indulgent pour tant de curiosité, ou peut-être mieux renseigné, répondit à mon ami :

« Qui arrache les dents ? C'est le concierge de l'hôpital. »

— Je veux voir cet homme rare. Allons de ce pas à sa loge. »

Le concierge, fort surpris de cette visite et fort honoré, au surplus, déclara qu'effectivement il « tirait » les dents.

« Avec quel instruments ?

— Ma foi, je ne sais pas comment ça s'appelle ; le voilà. »

Et notre homme, en fouillant dans un tiroir où il avait de vieux bouchons, de la ficelle, des oignons, une pipe, ramena une clé de Garengeot toute rouillée, dont les mors étaient souillés de sang et le manche tout visqueux de mousse sanguinolente.

« Ah ! c'est avec cela que vous arrachez les dents ? Et vous savez manier cet instrument comme il faut ?

— Ma foi ! c'est pas bien difficile, vous prenez comme ça la dent entre les pinces et le talon du manche, vous serrez fort, vous tournez sec et vous tirez un bon coup. Ça vient ou ça casse, mais vous ne restez pas bredouille. C'est épatant, cet outil là ! » (1).

Nous n'ajouterons rien à cet article. Mais, puisque nous avons constaté le mal, recherchons plutôt les différentes solutions que les municipalités pourraient adopter pour lutter contre lui.

Cliniques dentaires. — Tout d'abord, la municipalité peut demander aux dentistes de la ville de bien vouloir concourir au service d'une clinique dentaire municipale

---

(1) Louis MANINI. *Le Français*, 2 décembre 1901.

à créer. Aucun confrère ne refusera, certainement, de payer ainsi un tribut aux pauvres.

Au cas où la ville est le siège d'un syndicat dentaire et cette organisation tend à se généraliser — il est rare que le président du syndicat n'aille pas faire les premières avances à la municipalité. Tout est donc pour le mieux, la clinique fonctionne tous les jours pour le plus grand soulagement des malheureux, et ceci sans dérangement exagéré pour le confrère qui est de service, puisque son tour ne vient que tous les huit ou dix jours.

Quelques villes ont eu la bonne idée de provoquer ce mouvement, d'autres se sont empressé d'accepter les propositions des syndicats. Elles évitent de ce fait une dépense qui, théoriquement minime, est en réalité une grosse charge pour les contribuables. Le service est en même temps assuré d'une façon extrêmement régulière, et peut-être plus entendue, plus parfaite.

Il est, en effet, certains cas particulièrement délicats où un seul praticien peut être embarrassé, tandis, qu'au besoin, une consultation entre les syndiqués offre plus de garanties de succès. Il y a donc tout avantage pour la ville à se décharger entièrement du service de la clinique dentaire sur un syndicat qui offre toutes garanties, qui ne demande pas un centime pour sa peine et qui remplit ainsi un rôle humanitaire qui n'est pas sans noblesse, sans grandeur, au point de vue social.

Dans bien des cas, néanmoins, il ne peut en être ainsi. Dans certaines villes, des considérations personnelles ou des influences regrettables font échouer de semblables projets.

Il se peut, en effet, que l'Assistance publique soit réservée à une commission, laquelle est naturellement dirigée par un homme, comme les moutons de Panurge étaient dirigés par Panurge, malgré qu'il ne fût pas un grand homme. Cette commission ou plutôt ce grand homme décide que les chirurgiens-dentistes ne seront pas admis à concourir, que la place sera donnée à des Docteurs en médecine.

Qu'arrive-t-il, en somme ? qu'un jury est nommé pour donner à deux seuls candidats les deux places de titulaire et d'adjoint — admirable concours, lutte digne des héros de l'Antiquité. Il eut mieux valu les nommer directement.

En résumé, grâce à cette tactique savante, les bons contribuables paient les dépenses de la clinique qui aurait pû ne pas coûter un centime d'honoraires, si le service avait été assuré par le Syndicat des Dentistes.

Voici ce qui se passe dans bien des villes de France. Il est bon que le public soit au courant de cela ; car enfin, c'est sur son dos et à ses dépens que ces gros personnages battent la grosse caisse.

C'est, qu'en effet, il y a lutte entre les Docteurs-dentistes et les Chirurgiens-dentistes, les premiers étant les envahisseurs d'une profession qu'ils ont décrété tout à coup leur appartenir, les seconds défendant leur bon droit acquis par des siècles d'exercice ininterrompu, par des études médicales qui, légalement, leur donnent au point de vue spécial, les mêmes droits que le docteur en médecine. Or, il se trouve qu'on refuse aux chirurgiens-dentistes le droit de concourir avec les docteurs en médecine dentistes. Serait-ce parce que l'on craindrait des concurrents trop sérieux ? je le crois pour ma part, mais ce ne serait pas une raison, car rien n'empêcherait d'affecter au titre de docteur un certain nombre de points. Le prestige du doctorat serait sauvé et la justice la plus élémentaire serait sauvegardée.

Les Chirurgiens-dentistes et les places des hôpitaux. — La situation est très nette. Elle peut être résumée ainsi. Les Chirurgiens-dentistes possèdent un diplôme qui leur a été délivré à la suite d'études spéciales prévues par la loi de 1892. Ce titre est un titre officiel, un titre d'État, leur donnant droit de pratiquer la chirurgie dentaire sur tout le territoire de la République Française, de l'Algérie et des Colonies.

Or, les hôpitaux ne sont pas, que je sache, situés en dehors du territoire Français. Nul n'a donc le droit d'exclure un Chirurgien-dentiste d'un concours destiné à la nomination d'un dentiste. C'est une violation nette et absolue de la loi.

Et cependant, il en est ainsi, principalement en ce qui concerne les hôpitaux de Paris. Cette situation est absurde, au vrai sens du mot; car elle viole les règles les plus élémentaires de la logique et de la justice. Elle a donné lieu, à différentes reprises, à des protestations énergiques émanant du Syndicat des Chirurgiens-dentistes de France. Ces protestations n'ont eu aucun résultat.

Qu'arrivera-t-il, en fin de compte ? On tire tant sur la corde qu'elle finit par se casser. Les dentistes voient parfaitement qu'on les prend pour les dindons de la farce. Non seulement on foule aux pieds la justice la plus élémentaire, non seulement on se pare des plumes du paon, mais encore en entre chez eux en pays conquis et, par dessus le marché, on les paie d'un sourire protecteur, en pensant à part soi qu'ils sont de rudes gogos.

Je crois qu'il n'est pas inutile que le public soit initié à ces questions. L'opinion publique ne peut être qu'avec la raison contre l'injustice.

Nous nous résumons donc en disant que les Municipalités auront toujours avantage à s'adresser aux Syndicats de Chirurgiens-dentistes pour organiser des soins dentaires dans les Hôpitaux ou dans les Ecoles avec le minimum de dépenses possible. Du reste, à Paris où l'Assistance publique avait nommé des médecins, comme Dentistes des Hôpitaux, il vient de se produire un fait qui est en même temps une leçon et un enseignement pour les Municipalités. L'Assistance publique, vient de se décider à faire appel aux écoles dentaires, *aux dentistes*. Voici les parties essentielles d'un rapport de M. Walther, au Conseil de surveillance de l'Assistance publique. (1)

Le nombre des Consultants augmente chaque jour. L'éducation de la classe ouvrière se fait peu à peu et tous, médecins et chirurgiens, nous nous efforçons de faire comprendre à nos malades l'importance capitale des soins de la bouche ; c'est là de la prophylaxie et de la meilleure, si l'on songe au nombre d'affections chirurgicales ou médicales qui peuvent résulter des infections d'origine dentaire ; et, en nous plaçant au point de vue purement administratif, nous pourrions dire qu'en tenant compte du nombre de journées d'hospitalisation qui pourraient être évitées par l'organisation régulière et suffisante des consultations dentaires, toute dépense dans ce sens constituerait une économie beaucoup plus importante.

Après avoir parlé des écoles dentaires, M. Walther ajoute ceci :

Votre Commission a reconnu le grand avantage que trouverait l'Assistance à accepter ce concours des Ecoles dentaires. On pourrait envoyer dans ces Ecoles les malades dont l'affection nécessite des soins spéciaux répétés, qu'il est bien difficile de leur donner d'une façon suivie dans les consultations des hôpitaux, à cause de l'absence d'aides, du nombre de malades et souvent de l'insuffisance de l'installation ; on les y envoie du reste déjà, on y enverrait tous ceux dont le traitement exige une instrumentation spéciale, compliquée, tous ceux surtout qui ont besoin d'appareils prothétiques. La prothèse, en effet, n'existe qu'à l'état rudimentaire dans les hôpitaux. Sur bon spécial du Directeur, on délivre chaque année quelques appareils prothétiques, que les dentistes des hôpitaux obtiennent de faire faire par des mécaniciens de la ville. Mais cela est bien peu. Depuis longtemps, déjà, les dentistes des hôpitaux, justement préoccupés de cette insuffisance, ou, pour mieux dire, de cette absence d'organisation, ont demandé la création d'un laboratoire central de prothèse. Les frais que nécessiterait cette création si utile ont toujours fait reculer l'Administration.

La Commission estime que les Ecoles dont je vous ai parlé offrent toutes les garanties que nous sommes en droit d'exiger, et

(1) *L'Odontologie*, 1905.

elle demande qu'un chirurgien des hôpitaux, spécialement désigné, y surveille le traitement des malades de l'Assistance publique.

Il est bien entendu que l'accord de l'Administration avec les Ecoles dentaires ne devra en rien modifier les services dentaires des hôpitaux, qu'il est indispensable de les développer et de les installer dans de meilleures conditions.

En résumé, le concours qui nous est offert nous permet de soulager immédiatement, sans frais, un nombre considérable de malades indigents et nous n'avons vraiment pas le droit de refuser ce concours.

La Commission vous propose, Messieurs, d'adopter les conclusions suivantes :

1º L'Administration est autorisée à accepter le concours des Ecoles dentaires reconnues d'utilité publique pour les soins dentaires à donner aux malades indigents ; une subvention annuelle de mille francs pourra être attribuée à chaque École dentaire ;

2º Les malades seront admis au dispensaire des Ecoles dentaires pour y recevoir le traitement complet (dentisterie opératoire et prothèse dentaire) que nécessite leur état, sur la présentation d'un bon délivré par les dentistes des hôpitaux ou par les différents chefs de service de chirurgie ou par les médecins de l'assistance à domicile ;

3º L'administration est invitée à améliorer l'installation des consultations dentaires des hôpitaux et à multiplier le nombre de ces consultations.

USINES. — ATELIERS

Y a-t-il lieu de lutter contre la carie dentaire dans les usines ? Y a-t-il lieu de faire appliquer par les ouvriers les règles élémentaires de l'hygiène buccale ?

En théorie, la réponse est simple : l'intérêt du patron est évidemment que l'ouvrier soit bien portant ; mais on pourrait nous répondre que la santé de l'ouvrier importe peu au patron. Si le travail ne se fait pas convenablement avec tel ouvrier, on en prend un autre, voilà tout.

D'une façon générale, nous ne pourrions donc demander aux chefs d'usines ou d'ateliers qu'une collaboration limitée à l'affichage des principes d'hygiène buccale.

Mais il y a, par contre, certaines professions où le patron a tout avantage à enseigner à l'ouvrier l'hygiène buccale et dentaire, parce que ces professions amènent des intoxications spéciales qui pourraient parfaitement être évitées par des précautions se résumant dans l'hygiène buccale.

Dans ce cas, les chefs d'usines ou d'ateliers ont deux raisons pour apprendre et surveiller l'application de ces mesures, la première, purement théorique, est la satisfaction résultant d'avoir accompli une bonne action, la seconde, qu'ils apprécieront sûrement beaucoup plus, est la possibilité d'éviter des accidents professionnels pour lesquels les ouvriers peuvent leur demander des dommages et intérêts, la certitude de limiter considérablement tout au moins ces accidents.

Passons rapidement en revue les diverses professions qui produisent des altérations des dents, des gencives ou même des mâchoires. Décrivons succinctement ces accidents. Nous verrons ensuite comment il faudra établir, dans les usines ou ateliers, la lutte contre ces accidents.

Accidents mécaniques. — Les accidents mécaniques sont ceux qui résultent d'une usure ou d'un choc. Nous avons déjà signalé l'usure des dents de devant chez les couturières, qui ont la mauvaise habitude de couper le fil avec leurs dents au lieu de se servir des ciseaux.

Nous pouvons rapprocher de la couturière, le cordonnier qui, avec ses dents, tire sur le ligneul et même le menuisier, l'ébéniste, l'emballeur, le tapissier qui tiennent des clous entre leurs dents. Au point de vue des fractures professionnelles, les souffleurs de verre, en portant à la bouche la canne à souffler, se fracturent des dents. Quelquefois un choc, même léger, sectionne plus ou moins le faisceau radiculaire reliant la dent aux vaisseaux du maxillaire. Il en résulte à plus ou moins longue échéance un abcès ou une nécrose du maxillaire, lorsque l'abcès n'a pas donné lieu à des manifestations intenses.

Il serait facile d'éviter ces accidents. Il suffirait de défendre aux ouvrières ou aux ouvriers de couper le fil ou de tirer le ligneul avec leurs dents. Il faudrait que les cannes à souffler le verre fussent garnies d'une extrémité en caoutchouc qui, dans la plupart des cas, suffirait à éviter les fractures ou la sidération de la dent et les accidents consécutifs. Les maîtres verriers devraient, en outre, exiger que chaque ouvrier possède son embouchure en caoutchouc, et qu'il se serve uniquement de la sienne. On a constaté, en effet, un grand nombre de contaminations syphilitiques qui n'ont d'autre origine que l'usage commun de la canne des souffleurs de verre.

Les accidents mécaniques sont l'exception au point de vue des accidents dentaires d'origine professionnelle. Les plus nombreux sont ceux qui résultent d'une véritable intoxication chimique.

Phosphore. — Dans l'intoxication par le phosphore, (fabriques de phosphore et surtout fabriques d'allumettes), les accidents peuvent être très graves.

Les ouvriers allumettiers le plus souvent atteints sont ceux des ateliers de trempage, de triage, de l'étuve et du séchoir, de démontage des presses, de la mise en paquets ou en boîtes, où les vapeurs de phosphore sont les plus intenses.

Nous résumons ci-dessous les accidents professionnels du phosphore.

Intoxication professionnelle. — En principe, le phosphore tue en détruisant partiellement l'oxygène des globules rouges de sang, et en s'opposant à leur nouvelle oxygénation.

Causes prédisposantes. — Carie dentaire. Alcoolisme. Manque d'hygiène. Ateliers mal aérés.

Symptômes. — Douleurs d'estomac, soif vive, amaigrissement, albuminurie, chute des cheveux, couleur jaunâtre de la peau, dégénérescence graisseuse du foie.

Nécrose phosphorée des maxillaires, atteint surtout le maxillaire inférieur.

Symptômes. — Début par une carie dentaire pénétrante, Gingivite plus ou moins prononcée, les dents se déchaussent, tombent.

Pendant ce temps, la nécrose du maxillaire indique sa présence par des fistules. La sonde peut percevoir des séquestres plus ou moins mobiles. La suppuration est continuelle.

La nécrose laissée à elle-même amène la cachexie. Elle peut se propager aux os de la face et amener la mort dans la moitié des cas.

Prophylaxie des accidents. — Aucun ouvrier ne doit être admis sans que sa bouche ait été minutieusement examinée et les caries obturées, puisque l'entrée du poison se fait par les caries pénétrantes. On doit faire comprendre aux ouvriers que l'hygiène buccale est, chez eux, une question de vie ou de mort, le brossage minutieux des dents ayant pour effet d'empêcher de nouvelles caries.

En outre, il doit être défendu, sous les peines les plus sévères, de manger dans les ateliers. De toutes façons l'ouvrier doit pratiquer l'hygiène buccale *avant* et après chaque repas.

Plomb. — L'intoxication par le plomb (*saturnisme*) atteint les ouvriers qui travaillent dans les mines de galène, ceux qui emploient le plomb ou les diverses préparations à base de plomb. Nous allons d'abord décrire les accidents. Nous passerons ensuite en revue toutes les professions dans lesquelles l'hygiène dentaire et buccale suffirait, le plus souvent à empêcher les accidents.

Intoxication professionnelle. — Symptômes, anémie, tremblement, paralysie limitée aux muscles extenseurs (mains et doigts), albuminurie, néphrite, goutte saturnine.

Liseré saturnin ou de Burton provenant soit du dépôt de poussière métallique, soit de l'élimination par les glandes salivaires. Ce liseré bleuâtre ardoisé est généralement localisé aux incisives et aux canines inférieures. On a signalé des plaques ardoisées des joues et des lèvres, on a noté de l'inflammation des parotides. De toute façon, l'haleine est très fétide, repoussante.

Coliques de plomb. — Ces douleurs peuvent occuper les régions de l'abdomen des lombes et des testicules. Elles sont continues ou surviennent par accès, la pression profonde les soulage. Le ventre est dur, retracté. Il y a de la constipation et des vomissements, de l'abaissement de la température. Le pouls est lent. Ces coliques de plomb sont dues soit à une névralgie du plexus lombaire, soit aux spasmes douloureux des plans musculaires de l'intestin.

Symptômes nerveux. — La sensibilité générale est fréquemment altérée : analgésie, hyperesthésie, retard dans la perception des sensations. L'anesthésie peut s'observer soit en plaques disséminées sur toute la surface du corps, soit, au contraire, localisée à l'un des côtés du corps. On observe fréquemment, pendant les coliques de plomb, de l'hyperesthésie cutanée.

Accidents cérébraux. — Parfois très graves, ils sont annoncés par de la céphalalgie. Vertige, strabisme, insomnies, hallucinations. Les accidents cérébraux sont désignés sous le nom d'encéphalopathie saturnine comateuse ou apoplectiforme (1).

Malgré la brièveté voulue de cette description, on voit les dangers terribles auxquels sont exposés les ouvriers ; on voit, par contre l'importance énorme de l'hygiène buccale, pusqu'elle suffit, dans bien des cas, à préserver des accidents.

Professions qui exposent les ouvriers au saturnisme. — Avant de passer en revue toutes ces professions, nous tenons à faire remarquer, d'une façon générale, que les Chefs d'usines ou d'ateliers auraient tout avantage à exiger de leurs ouvriers l'hygiène buccale, puisque la porte d'entrée de la poussière de plomb est la bouche. Nous indiquerons, en outre, très brièvement les précautions qu'ils devraient prendre au point de vue de la fabrication :

Ouvriers des mines de plomb. Aération, repas en dehors de la mine.

Ouvriers étameurs, des fabriques de fer blanc. Les patrons ne devraient se servir que de l'étamage à l'étain fin.

Ouvriers lapidaires, en camées, en tissage sur métier à la Jacquart.

Ouvriers en plomb de chasse.

Ouvriers fondeurs de caractères d'imprimerie, imprimeurs, ouvrières polisseuses de caractères. Exiger que

---

(1) Jean CHATEAU, *Dictionnaire Dentaire*. J.-B. Baillière et fils, Paris, 1903.

les ouvriers ne mettent jamais les caractères dans leur bouche.

Ouvriers des fabriques de minium et de mine orange, des cristalleries.

Ouvriers des fabriques de céruse ou blanc de plomb.

Ouvriers peintres, surtout lorsqu'ils grattent le bois recouvert de peinture ancienne.

Arsenic. — Les professions où l'on emploie, l'arsenic ou ses dérivés expose à des accidents qui se traduisent par de la diarrhée, des vomissements. La digestion devient très douloureuse, il y a des coliques épouvantables et des crampes musculaires. La mort arrive par dégénérescence graisseuse du foie.

Il y a, en outre, une inflammation des gencives si intense qu'elle peut déterminer une périodontite épouvantable qui, souvent, amène de la nécrose des maxillaires.

Or on a remarqué que l'entrée du poison se fait au niveau *des caries dentaires* pénétrantes. Dans ce cas, outre l'hygiène dentaire et buccale, il serait bon de faire visiter la bouche des ouvriers et de faire obturer les caries.

Les ouvriers exposés sont ceux qui travaillent dans les mines de minerais d'arsenic et surtout de mispikel, dans les fabriques d'arsenic, dans les fabriques de vert de Schweinfurt (tamiseurs et empaqueteurs), ceux qui apprêtent les toiles destinées à la fabrication des feuilles artificielles, de même que les ouvrières qui fabriquent les fleurs artificielles. Les ouvriers tanneurs et corroyeurs sont également exposés à ces accidents lorsqu'ils emploient l'arsenic pour débourrer les peaux.

Mercure. — Les accidents toxiques du mercure, lorsqu'ils sont d'origine professionnelle sont caractérisés par des symptômes nerveux, une perte des forces, une irritabilité physique très grande, des vertiges et surtout la stomatite mercurielle ou inflammation spéciale de la bouche due à l'élimination du mercure par la salive.

Cette stomatique débute par une inflammation de la gencive localisée autour d'une dent cariée, ou en arrière de la deuxième grosse molaire ou des incisives centrales inférieures. Sécheresse de la bouche, cuisson. Saveur métallique. Les lésions s'agrandissent, prédominant généralement du côté où le malade se couche, à cause de la salive, ou du côté où le malade ne mange pas, à cause de l'irritation causée par le tartre ou les chicots.

Puis la gingivite, et la périodontite deviennent intenses, les gencives sont rouges, tuméfiées, décollées, les dents sont recouvertes d'un enduit sale, purulent, et laissent leur empreinte sur les joues, et la langue qui, elle-même, est tuméfiée, blanchâtre. La salivation est très abondante et surtout extrêmement fétide. La nuit, la salive inonde l'oreiller. Il y a de l'engorgement ganglionnaire. La mastication est presque impossible. Le malade est très affaibli.

Les mineurs qui recherchent le cinabre ou minerai de mercure sont très exposés.

Les doreurs, les ouvriers en chapeaux de feutre peuven également être atteints.

Or il est prouvé que l'état de la bouche joue le plus grand rôle dans l'apparition de la stomatite mercurielle. Une bouche qui est déjà enflammée par du tartre ou des chicots, une bouche malpropre est un terrain tout préparé, la stomatite est fatale. Tandis que si l'ouvrier prend des soins d'hygiène buccale, il a de grandes chances d'échapper à la stomatite.

En résumé, si nous envisageons rapidement toute la série des accidents professionnels, nous voyons que, dans la plupart des cas, le brossage des dents suivi de bains de bouche antiseptiques suffit, sinon à empêcher tous les accidents, du moins à les limiter considérablement.

Les Chefs d'usine ou d'ateliers, les directeurs des mines feront donc bien d'exiger que les ouvriers aient des costumes spéciaux qu'ils quitteront ensuite. Ils devront exiger que les ouvriers pratiquent l'hygiène buccale, qu'ils ne mangent pas dans l'atelier et sans s'être nettoyé la bouche. Ces précautions peuvent paraître draconniennes, mais il faut bien comprendre qu'elles sont aussi bien dans l'intérêt de l'ouvrier qui ne sera pas malade que dans celui du patron qui n'aura pas d'indemnités à donner. Mais, à cet égard, le patron devra se souvenir qu'il ne s'agit pas tant de forcer l'ouvrier à se brosser les dents, que de lui expliquer pourquoi il doit le faire. Lorsque l'ouvrier aura compris que l'hygiène dentaire et buccale peut, dans bien des cas *lui sauver véritablement la vie*, il prendra, de lui même ces soins hygiéniques. Or, on ne peut faire comprendre ces vérités que par l'affichage dans les ateliers ou mieux encore par une causerie-conférence qu'un chirurgien-dentiste sera toujours heureux de faire, non seulement par ce qu'il rendra service aux ouvriers, mais aussi parce que, ce faisant, il contribuera à répandre les principes si précieux de l'hygiène.

SOCIÉTÉS DIVERSES

Secours mutuels. — Compagnies de chemins de fer. Œuvres de bienfaisance. — Nous avons insisté sur l'utilité des *collectivités* au point de vue de la lutte sociale contre la carie dentaire et ses déplorables conséquences. Or, nous pensons qu'après les Ecoles et l'Armée, il n'est pas de collectivité plus indiquée que celles qui résultent de la Mutualité.

Pour un individu, le seul fait donner son adhésion à une Société de Secours mutuels indique qu'il est accessible aux idées saines et morales, car un des bienfaits de la Mutualité consiste à forcer l'individu à mettre de côté, tous les mois, une somme qu'il dépenserait au cabaret ou ailleurs, et qu'il consacre ainsi sans s'en douter à amasser un petit pécule pour sa vieillesse.

Dans les réunions de la Mutualité, il se trouve en contact avec certains sociétaires qui peuvent lui faire comprendre tout le mal que fait en France l'alcoolisme, par exemple. En résumé, la Société de secours mutuels peut parfaitement constituer jusqu'à un certain point, une école de morale, d'hygiène publique.

Dans ces conditions, pourquoi les dentistes, conscients du service énorme qu'ils rendraient ainsi à la santé publique, ne feraient-ils pas tous leurs efforts pour s'emparer de ces collectivités afin de semer la bonne semence? Une démarche auprès du Président est vite faite. Une conférence, dans ce milieux sérieux, bien préparé, aurait les meilleurs résultats. Voici un premier point.

En second lieu, il faudrait amener les Sociétés de Secours mutuels à assurer à leurs adhérents les soins dentaires, comme elles assurent les soins médicaux. Or, actuellement, dans la plupart des sociétés, ces soins ne sont pas assurés en vertu d'un article des statuts indiquant que les opérations chirurgicales ne sont pas comprises. Il y a là une sorte de malentendu. En principe, on veut dire que les sociétés de secours mutuels n'assurent pas les véritables opérations de chirurgie comme celles qui sont nécessitées par des fractures de membres, ou l'appendicite, par exemple. En pratique les extractions dentaires et les soins devraient être mis à part. La chose tombe tellement sous le sens que plusieurs sociétés admettent les extractions. Elles devraient admettre également les soins dentaires.

Dans les Sociétés importantes, comme les Sociétés coopératives de Chemin de fer, il y aurait même avantage à organiser à jour fixe, dans un local spécialement affecté à cet usage, une clinique où serait soignés les sociétaires, leurs femmes et leurs enfants. Les honoraires pourraient êtres calculés sur le principe de l'abonnement ou sur celui de la progression des soins.

En résumé les Sociétés de secours mutuels peuvent constituer, soit théoriquement par les conférences, soit pratiquement par les soins, de puissants moyens d'action pour la lutte contre la carie dentaire et la propagande de l'hygiène buccale.

Il en est de même des diverses œuvres de bienfaisance, qu'elles dépendent de la municipalité ou de l'initiative privée.

Les dames visiteuses qui, avec un dévouement louable, vont porter un peu d'espoir, un peu de pain dans les familles déshéritées, ont trop souvent sous les yeux des spectacles lamentables.

Si la mansarde est trop étroite, si le cube d'air est insuffisant, il n'y a rien à faire, mais si les règles les plus élémentaires de l'hygiène font défaut, la visiteuse peut faire beaucoup de bien autour d'elle en répandant, avec un peu d'argent qui passe vite, quelques conseils qui restent et fructifient,

Pour prendre un exemple tiré de notre pratique personnelle, nous voyons souvent des dames qui viennent nous dire : « Je fais partie de telle société de bienfaisance. Je viens de voir dans une de mes visites, des petits enfants qui souffrent constamment des dents. Les pauvres petits ne dorment pas et ne mangent guère. La mère, obligée de se tuer de travail, n'a pas le temps de les écouter, encore moins celui de les mener chez le dentiste, d'autant plus qu'elle est tout à fait indigente. J'ai pensé que vous auriez peut-être pitié de ces enfants, que je pourrais vous les amener et que vous pratiqueriez, du moins, les opérations indispensables pour qu'ils ne passent pas leur temps à pleurer. »

Dans ces conditions, je le proclame hautement au nom de tous mes confrères, aucun de nous ne songera à marchander sa peine devant la souffrance et surtout devant la souffrance des petits. Mais néanmoins, il est certain que dans toutes les villes de France, l'Assistance publique devrait être organisée de façon à assurer les soins dentaires aux indigents, à soulager une des plus terribles souffrances qui soit connue.

Lorsqu'une pareille requête m'est adressée, je vais même plus loin. J'ai bien soin de faire venir la mère, de lui donner une brosse à dents pour son enfant, de lui expliquer que ces soins de bouche si simples, si peu dispendieux, pourront éviter, à elle bien des tracas, à son enfant bien des souffrances. Je profite de l'occasion pour lui tenir le même raisonnement à son point de vue personnel. J'estime que c'est une graine semée en bonne terre ; un jalon planté en vue de la lutte sociale contre un mal redoutable et je crois que je n'ai pas perdu ma journée.

J'ajouterai ceci : J'ai eu souvent l'occasion — après l'avoir sollicitée — de faire des conférences aux dames patronnesses et visiteuses de diverses œuvres de bienfaisance. Mon but était précisément de leur montrer les dangers méconnus de la carie dentaire et de ses complications, de leur indiquer les bienfaits de l'hygiène buccale, et ceci, non pas simplement pour elles-mêmes, ce qui eût été déjà un résultat appréciable, mais surtout pour que, bien convaincues de la réalité du danger, elles fussent à même de répandre à leur tour la bonne parole.

Ne pouvant agir par nous mêmes dans toutes les classes de la Société, il nous faut saisir avec empressement tous les moyens d'action, de propagande. La vulgarisation par les œuvres de bienfaisance est précieuse entre toutes puisqu'elle nous permet de proclamer à distance les vérités de l'hygiène, puisque, grâce à elles, nous pouvons, pour ainsi dire, nous prolonger nous mêmes au moyen de prosélytes qui, je peux l'affirmer par expérience, deviennent des apôtres ardents et convaincus, pour le plus grand bien de la Société.

LA PRESSE

Les journaux, les revues, seraient des moyens de propagande merveilleux. Je ne veux pas parler de la presse médicale qui s'adresse à un public spécial ; mais des revues purement littéraires comme des revues illustrées, des magazines qui sont entre les mains de la mère de famille ou de ses enfants, de celles qui se lisent en famille sous la lampe pendant les longues soirées d'hiver, de celles qui traînent dans les salons d'attente de l'avocat ou du médecin.

Je veux parler aussi de la presse quotidienne, des journaux que l'ouvrier achète le matin, qu'il lit en s'en allant au travail ou après avoir cassé la croûte. Dans chaque journal il y a ordinairement une chronique médicale, une causerie du docteur. Pourquoi, de temps en temps, ne se servirait-on pas de cette chronique pour faire comprendre au peuple la nécessité des soins de la bouche et leur influence sur l'état général ? Voici un moyen de propagande qu'il ne faudrait pas négliger. Il ne faut pas oublier que le journal pénètre chaque jour dans toutes les maisons, dans tous les milieux sociaux, riches ou pauvres.

Ceci est si vrai, ceci est si connu que, trop souvent, le journal contribue à répandre le nom d'un remède trompeur ou quelquefois pernicieux pour le plus grand profit d'un charlatan ou d'un escroc de la santé publique. On voit sur les journaux des réclames ayant une allure médicale qui sont une tromperie si manifeste et si scandaleuse que nous appelons de tous nos vœux le moment où une loi permettra de punir sévèrement de pareils scandales.

Pourquoi les dentistes, pénétrés de la noblesse et de l'utilité du but qu'ils poursuivent, ne feraient-ils pas des démarches auprès des journaux pour avoir la possibilité de renseigner le public sur ses véritables intérêts ? Une rubrique claire, marquée au coin du bon sens et de la science moderne pourrait avoir une grosse influence sinon sur tous les lecteurs du journal, au moins sur un certain nombre d'entre eux. Ce serait accomplir un acte important de propagande sanitaire ; et je suis persuadé que les directeurs des journaux ou revues seraient heureux, en nous ouvrant leurs colonnes, de contribuer, eux aussi, à lutter contre les préjugés et à faire une œuvre utile pour toute la Société.

D'autre part, il y a dans la presse parisienne, dans celle des départements, des chroniqueurs, hommes fort intelligents, esprits cultivés, dont la plume est une véritable puissance.

Je sais que ces Messieurs sont sollicités, assiégés, qu'ils s'agitent au milieu d'intrigues, d'espoirs divers. Aussi je n'ose aller les solliciter pour la cause que je défends. Du reste je n'en aurais pas le temps matériel. Mais ce que je ne puis leur demander, ce livre ne pourrait-il pas l'obtenir ? S'il en était ainsi, je serais payé de mes peines, de mes efforts.

Allons, Messieurs ! vous faites les impénétrables, vous vous drapez dans vos occupations professionnelles. Tout ceci est de la surface, c'est de l'étiquette. Or, peu m'importe la surface, Messieurs, je viens parler à votre cœur, à votre conscience, à votre âme. Sous vos apparences peut être sévères, vous êtes bons, vous êtes compatissants. Vous avez probablement des enfants. De toute façon vous aimez les petites têtes blondes qui sourient, les petits bras roses qui caressent. Vous aimez aussi les hommes, vos frères. Vous aimez surtout votre patrie la France.

Eh bien, Messieurs, faites à ceux qui souffrent l'aumône de quelques lignes. Montrez aux mères le péril qui menace leurs enfants, montrez au peuple le péril qui menace la santé publique. Montrez le remède si simple.

Vous qui êtes à la tête du mouvement intellectuel moderne, dictez leur devoir à nos législateurs.

Montrez que vous êtes des gens de cœur et que vous savez mener le bon combat, toutes les fois qu'il s'agit d'une œuvre de défense patriotique, de défense sociale.

Contre la tuberculose, on veut lutter à grand renfort de millions. C'est très bien. Mais ne ferait-on pas mieux de commencer par empêcher les enfants de devenir tuberculeux ? On s'est engagé dans cette voie par la création des colonies scolaires de vacances. Mais ne faut-il pas avant tout que les enfants puissent manger, se nourrir, être en état de résistance physique pour vaincre la maladie ?

Poussez l'opinion publique à la lutte sociale contre la carie dentaire dans les Ecoles, dans l'Armée. Pensez à l'infimité du remède qui suffit pour écraser l'énormité du mal. Pensez que, grâce à vous, l'hygiène publique peut avoir fait demain un immense pas en avant.

Montrez, Messieurs, que vous êtes de bons Français et que ce n'est jamais en vain que l'on fait appel à votre cœur pour défendre la santé publique.

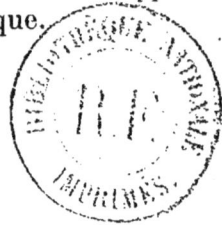

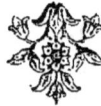

TABLE DES MATIÈRES

CHAPITRE II

LE REMÈDE

CHAPITRE III

LES ERREURS POPULAIRES

CHAPITRE IV

LA LUTTE CONTRE LA CARIE DENTAIRE DANS LES DIVERSES COLLECTIVITÉS SOCIALES

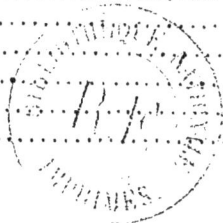

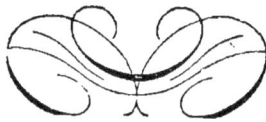

GRENOBLE

TYPOGRAPHIE ET LITHOGRAPHIE GABRIEL DUPONT

Rue des Remparts

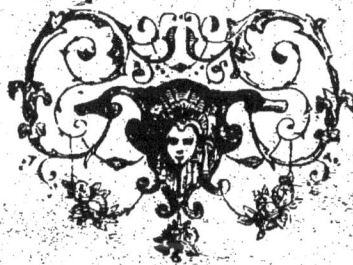

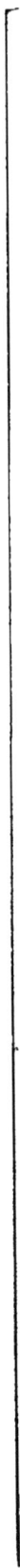

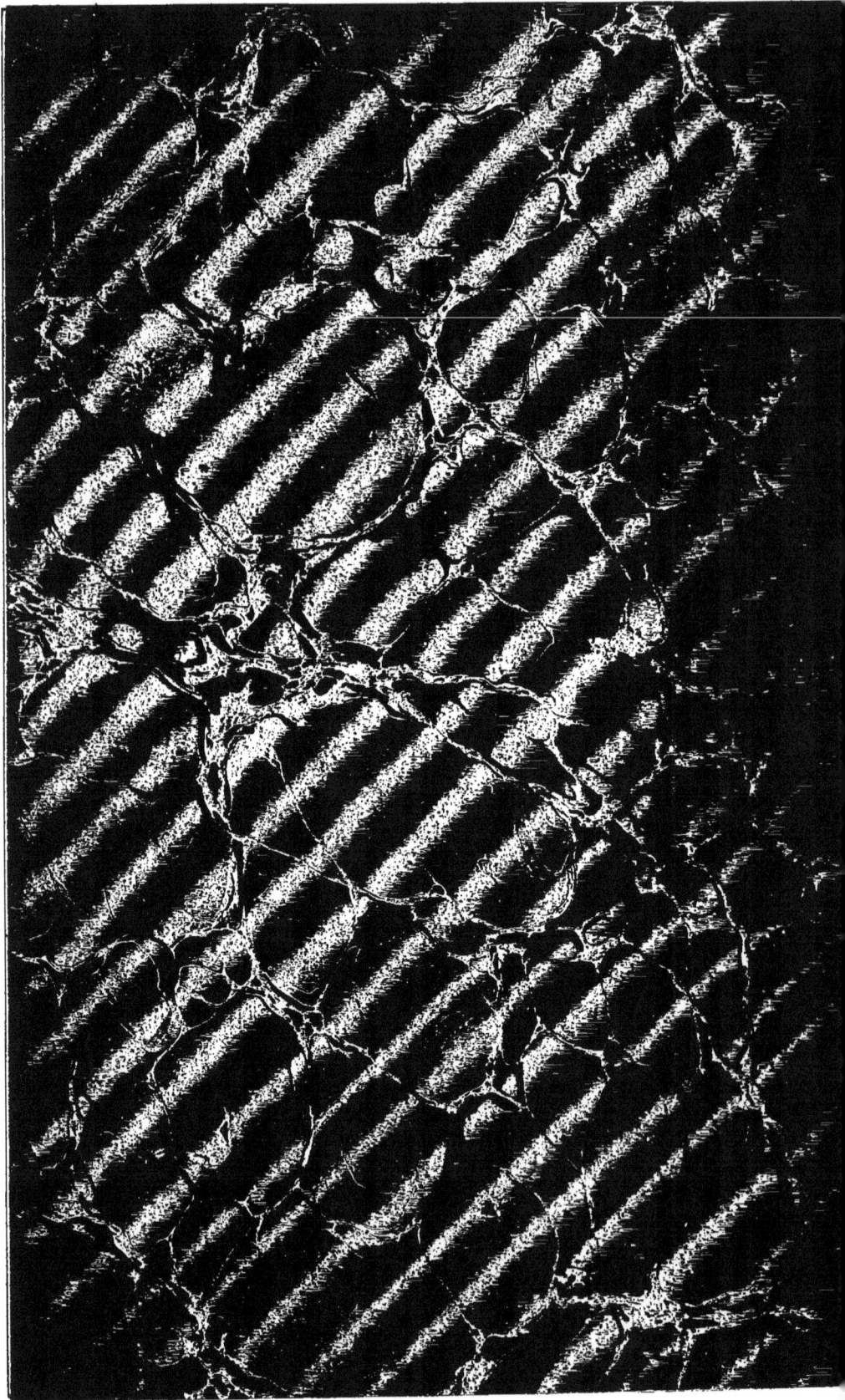

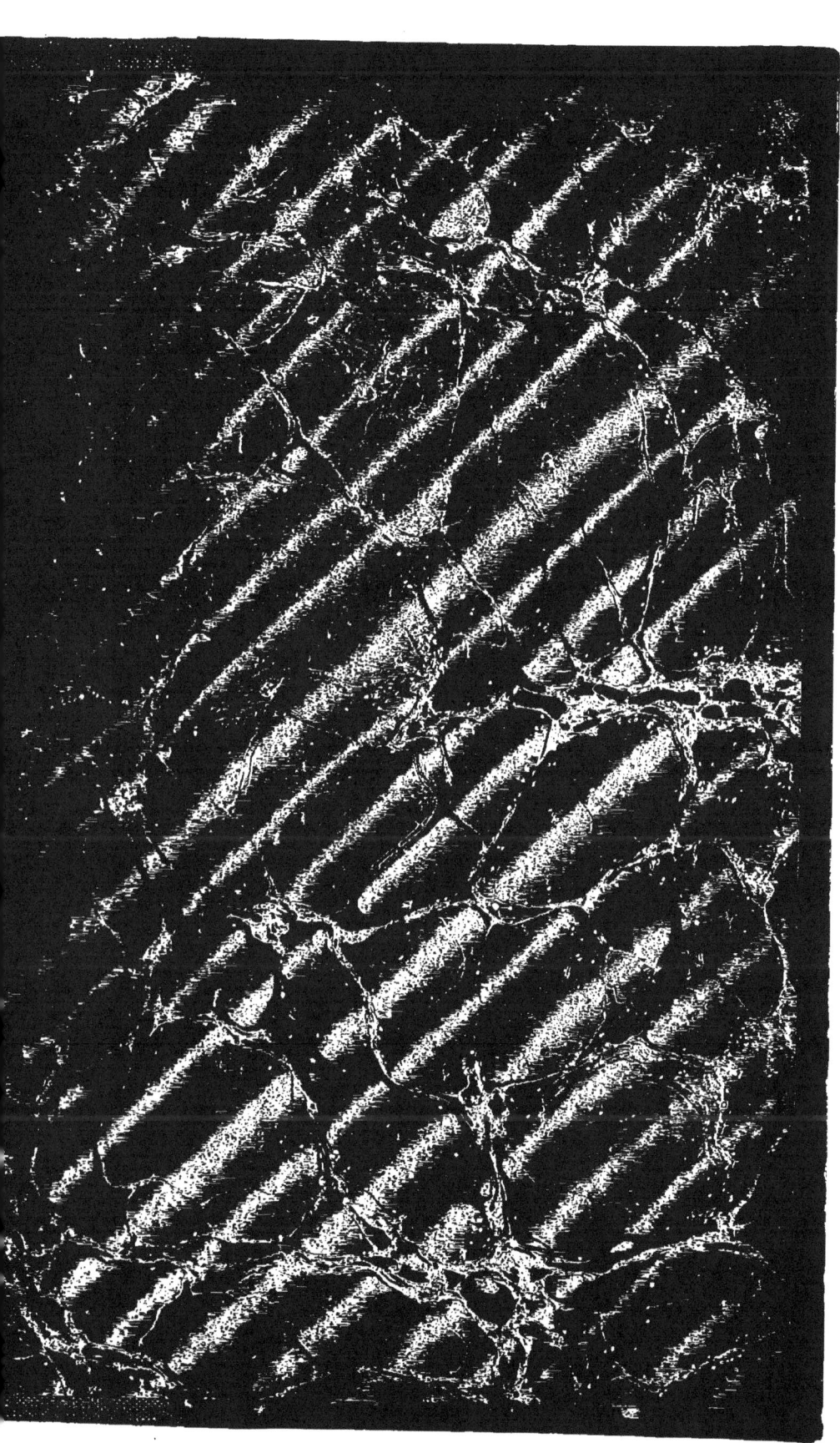

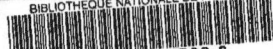

www.ingramcontent.com/pod-product-compliance
Lightning Source LLC
Chambersburg PA
CBHW032327210326
41518CB00041B/1398